全国职业院校教育规划教材
全国高等职业教育新形态规划教材

供中医学、中医骨伤、针灸推拿、中医养生保健等相关专业用

生　理　学

主　编　马丽华

全国百佳图书出版单位
中国中医药出版社
·北　京·

图书在版编目（CIP）数据

生理学 / 马丽华主编 . -- 北京 : 中国中医药出版社 , 2025. 9. -- (全国职业院校教育规划教材) (全国高等职业教育新形态规划教材).

ISBN 978-7-5132-9814-8

Ⅰ. R33

中国国家版本馆 CIP 数据核字第 2025HP9482 号

中国中医药出版社出版

北京经济技术开发区科创十三街 31 号院二区 8 号楼

邮政编码　100176

传真　010-64405721

山东华立印务有限公司印刷

各地新华书店经销

开本 850×1168　1/16　印张 13.75　字数 436 千字

2025 年 9 月第 1 版　2025 年 9 月第 1 次印刷

书号　ISBN 978 - 7 - 5132 - 9814 - 8

定价　55.00 元

网址　www.cptcm.com

服 务 热 线　010-64405510

购 书 热 线　010-89535836

维 权 打 假　010-64405753

微信服务号　zgzyycbs

微商城网址　https://kdt.im/LIdUGr

官 方 微 博　http://e.weibo.com/cptcm

天猫旗舰店网址　https://zgzyycbs.tmall.com

全国职业院校教育规划教材

全国高等职业教育新形态规划教材

《生理学》
编委会

主　　编　马丽华

副主编　陈亚奇　刘慧霞

编　　者　（以姓氏笔画为序）

马丽华（重庆三峡医药高等专科学校）

龙　云（重庆三峡医药高等专科学校）

刘慧霞（菏泽医学专科学校）

陈亚奇（南阳医学高等专科学校）

段二丹（保山中医药高等专科学校）

前　言

"全国高等职业教育新形态规划教材"是为贯彻党的二十大精神和习近平总书记关于职业教育工作和教材工作的重要指示批示精神，落实《关于深化现代职业教育体系建设改革的意见》《国家职业教育改革实施方案》《关于推动现代职业教育高质量发展的意见》等文件精神，由中国中医药出版社联合全国多所高职高专院校及行业专家统一规划建设的，旨在提升医药职业教育对全民健康和地方经济的贡献度，实现职业教育与产业需求、岗位胜任能力的紧密对接，突出新时代中医药职业教育的特色。

中国中医药出版社直属于国家中医药管理局，中央一级文化企业。中国中医药出版社是全国中医药行业规划教材出版基地，国家中医、中西医结合执业（助理）医师资格考试大纲和细则及实践技能指导用书授权出版单位，全国中医药专业技术资格考试大纲和细则授权出版单位，与国家中医药管理局中医师资格认证中心建立了良好的战略合作伙伴关系。目前，全国中医药行业高等职业教育规划教材已延续至第 6 版，覆盖了中医学、中药学、针灸推拿、中医骨伤、康复治疗技术、中医养生保健等多专业，已构建起从基础理论到实践应用的较为完整的教学体系。

本套教材可供中医学、中医骨伤、针灸推拿、中医养生保健等专业学生使用，具有以下特点：

1. 坚持立德树人，融入课程思政内容和党的二十大精神。把立德树人贯穿教材建设全过程、各方面，体现课程思政建设新要求，推进课程思政与医药人文的融合，大力培育和践行社会主义核心价值观，健全德技并修、工学结合的育人机制，努力培养德智体美劳全面发展的社会主义建设者和接班人。

2. 加强教材编写顶层设计，科学构建教材的主体框架，打造职业行动能力导向明确的金教材。教材编写落实"三个面向"，始终围绕医药职业教育技术技能型、应用型人才培养目标，以学生为中心，以岗位胜任力、产业需求为导向，内容设计符合职业院校学生认知特点和职业教育教学实际，体现了先进的职业教育理念。

3. 与岗位需求对接，加强产教融合。教材突出理论与实践相结合，强调动手能力、实践能力的培养。鼓励专业课程教材融入产业发展的新技术、新工艺、新规范、新标准，满足学生适应项目学习、案例学习、模块化学习等不同学习方式的要求，注重以典型案例为载体组织教学单元、有效激发学生的学习兴趣和创新潜能。

4.强调质量意识，打造精品示范教材。将质量意识、精品意识贯穿教材编写全过程。围绕现行教材出现的问题，以问题为导向，有针对性地对教材内容进行修订完善，力求打造适应职业教育人才培养需求的精品示范教材。

5.加强教材数字化建设。打造精品融合教材，探索新型数字教材。将新技术融入教材建设，丰富数字化教学资源，满足职业教育教学需求。

6.与考试大纲接轨。编写内容科学、规范，突出职业教育技术技能人才培养目标，与中医执业（助理）医师资格考试大纲一致，提高学生的执业考试通过率。

本套教材由 50 余所高等职业教育院校及三甲医院的资深教学专家和行业专家结合教学要求及行业需求精心编撰，体现了全国中医行业齐心协力、求真务实的工作作风，谨此向有关单位和个人致以衷心的感谢。

尽管所有组织者与编写者竭尽心智，精益求精，本套教材仍有一定的提升空间，敬请各教学单位、教学人员及广大学生多提宝贵意见和建议，以便修订时进一步提高。

中国中医药出版社

2025 年 5 月

编写说明

生理学是临床医学类专业必修的专业基础课程，是研究人体功能活动及其规律的科学。临床医学类专业的医学生只有在掌握了人体正常功能活动规律的基础上，才能理解和掌握各种疾病状态下机体功能的改变，以及疾病诊断和治疗的原理。

本教材以人体正常功能的基本知识、基本理论、基本技能为基础，将"医学－人文、基础－临床、纸－数"有机融合，同时吸收优秀教材编写的成功经验，致力于临床医学类高素质技术技能人才培养。

本教材每章设有"医者仁心"，结合教材内容讲述医学工作者的故事，培养医学生的科研精神、提升其职业素养。注重联系临床应用，以临床异常变化加深对正常组织生理学内容的理解，引导学生将知识应用于解释临床现象、解决临床问题。通过"案例"引入临床实践，"知识链接"了解理论知识的应用，与临床结合的"思考题"则启发学生对临床现象的思考。按照教材立体化建设的要求，教材采用纸质＋数字资源融合的新形态教材形式，纸质教材每章章末以二维码链接相关数字资源。

本教材由具有丰富教学经验的教师共同编写完成。全书共12章，第一章、第五章、第六章由马丽华编写；第二章、第三章由段二丹编写；第四章由刘慧霞编写；第七章、第八章、第九章、第十二章由龙云编写；第十章、第十一章由陈亚奇编写。

本教材在编写过程中，得到了各参编院校的大力支持，在此深表谢意。为保证教材质量，编者均竭尽全力，若存在不足之处，敬请广大读者提出宝贵意见，以便再版时修订完善，不胜感激。

编　者
2025 年 5 月

目　录

第一章 绪 论

📋 案例

患者，女，48岁。因"体检测得空腹血糖8.59mmol/L，尿蛋白（＋），空腹胰岛素46.4pmol/L"就诊。自诉有口干、多饮、多尿病史。临床诊断：2型糖尿病。

问题：机体是如何调节血糖的？

第一节 生理学概述

一、研究对象

生理学是生物科学的一个重要分支，是一门研究机体生命活动中的各种现象及其功能活动规律的科学。所谓机体，指的是有机体，即生物体，是自然界中有生命的物体的总称，包括动物、植物和人体。医学中的生理学通常指的是人体生理学。

二、研究任务

人体生理学是研究人体功能活动及其规律的科学，不仅要研究人体不同细胞、器官、系统的正常功能活动现象和规律，并阐明其内在机制，而且要研究各系统、器官、细胞乃至分子之间在整体水平上的联系，因为生命活动实际上是机体各个细胞乃至生物分子、器官、系统所有功能活动互相作用、统一整合的总和。

随着医学研究的发展，生理学从研究正常的生命活动规律和功能活动的内在机制，跨越到研究这种活动与疾病发生发展、治疗干预效果的内在关系，成为各临床学科开展预防、诊断、治疗、康复和临床科学研究的重要基石，是连接基础和临床学科的重要桥梁学科。

三、认识层次

细胞是构成人体最基本的结构和功能单位，细胞与细胞间质共同构成组织，不同组织有机结合形成器官，功能相关的器官组合成系统，它们各司其职，互相联系，密切配合，构成了机体生命活动的有机整体。

（一）器官和系统层面

阐明机体的生命活动规律，首先需要认识器官、系统的功能。早期的生理学研究主要对机体器官和系统的功能活动进行研究，这为临床疾病的诊断和治疗提供了具有重要参考价值的正常对照。然而，对人体功能更深一层的认识，需要到细胞和分子的水平。

（二）细胞和分子层面

由于各器官的功能是由构成该器官的各种细胞的生理特性所决定的，因此，从细胞水平着手研究有助于更深入理解器官的功能。又由于细胞的特性是由构成细胞的生物大分子的理化特性及其编码基因所决定的，所以，对生理机制的研究需深入到基因组的结构功能与染色体遗传信息构建的水平。

值得注意的是，细胞和分子水平的研究多采用离体的方法，故研究结果往往不能代表其在完整机体内的功能。因此，细胞和分子水平的研究始终要与器官、系统乃至整体水平的研究结合，才能更全面、更深入地阐明生命活动的本质。

（三）整体层面

个体的生命活动必然是整体活动。人们从器官、系统以及细胞、分子层面所获得的关于机体功能的认识，最终要在整体层面综合验证。整体水平研究是以完整的机体为研究对象，分析在各种生理条件下不同器官、系统之间相互联系和协调的规律。

另外，还要注意到整体水平的研究不能只局限于生物体本身。在现代生物－心理－社会医学模式中，生理学研究也不应只局限于某些生理变量的变化，而应从心理、社会等多方面认识某个生物变量所发生的变化及其意义。

四、生理学与医学的关系

生理学与医学有着密切的联系。正常的生理功能活动是理解疾病状态下机体功能异常变化的基础，病理学、病理生理学、药理学这些基础医学的研究都建立在生理学研究的基础上。

在临床医学中，人们积累了很多关于人体正常功能的知识。而生理学为临床生理活动的观察指标，如体温、心率、呼吸和血压等，提供正常的参考值范围，所以临床诊断、治疗、康复等都离不开生理学知识。充分认识人体正常生理功能，可以更好地认识疾病发展的规律和病理变化特点，从而促进临床诊疗水平的进步。

医者仁心

诺贝尔生理学或医学奖

生理学和医学的密切联系已被社会广泛认可，诺贝尔基金会也专门为此设立了诺贝尔生理学或医学奖。

诺贝尔生理学或医学奖是根据瑞典化学家阿尔弗雷德·贝恩哈德·诺贝尔的遗嘱而设立的五个诺贝尔奖之一。其奖章的图案是一位医学守护神，他手持一本打开的书，从岩石中收集泉水，为生病的少女解渴。

第二节　生命活动的基本特征

各种生物体具有一些共同的基本生命特征，包括新陈代谢、兴奋性、适应性和生殖等。

一、新陈代谢

新陈代谢是指机体与环境之间不断进行物质和能量交换，以实现自我更新的过程。故新陈代谢包括物质代谢和能量代谢两个方面。新陈代谢一旦停止，生命也随之终止，因此新陈代谢是机体生命活动中最基本的特征。

二、兴 奋 性

组织细胞接受刺激产生反应的能力或特性，称为兴奋性。

（一）刺激与反应

1. 刺激 能被机体感受到的环境变化，称为刺激。按其性质可分为：①物理性刺激，如声、光、电、射线、机械、温度等；②化学性刺激，如酸、碱、离子、盐、药物等；③生物性刺激，如细菌、病毒、寄生虫、抗体等；④社会心理刺激，如社会因素、情绪、思维等。

2. 反应 机体受到刺激后所产生的变化，称为反应。不同组织细胞对刺激所产生的反应表现出不同的形式，比如神经细胞是产生和传导动作电位，骨骼肌、心肌、平滑肌是收缩和舒张，而腺体是分泌。反应主要有兴奋和抑制两种，兴奋是指机体受到刺激后，由相对静止变为活动状态，或活动由弱变强；抑制是指机体受到刺激后，由活动变为相对静止状态，或活动由强变弱。

（二）衡量兴奋性的指标

刺激引起机体产生反应通常需要具备 3 个条件，即足够的刺激强度、足够的刺激作用时间和一定的刺激强度–时间变化率。当刺激作用时间和刺激强度–时间变化率固定时，能引起组织细胞产生反应的最小刺激强度称为阈强度，简称阈值。刺激强度等于阈值的刺激称为阈刺激，刺激强度低于阈值的刺激称为阈下刺激，刺激强度大于阈值的刺激称为阈上刺激。阈刺激和阈上刺激都能引起组织细胞产生反应，所以是有效刺激，而单个阈下刺激不能引起组织细胞产生反应，所以是无效刺激。

不同组织细胞的兴奋性并不相同，通常可以采用阈值的大小衡量兴奋性的高低。对于兴奋性高的组织细胞，用较小的刺激便能使其产生兴奋，即其阈值较低；对于兴奋性较低的组织细胞，须用较强的刺激才能让其产生兴奋，即其阈值较高。因此，阈值的大小可反映组织细胞兴奋性的高低，两者呈反比关系。在机体的各种组织中，神经、肌肉和腺体组织兴奋性比较高，故称为可兴奋组织。

考点与重点 兴奋性和阈值

三、适 应 性

机体根据内、外环境的变化调整体内各种活动，以适应变化的能力称为适应性。机体根据环境变化调整自身生理功能的过程称为适应。适应可分为生理性适应和行为性适应两种，如长期居住高原地区的人，其血液中的红细胞数量和血红蛋白含量比居住在平原地区的人要高，以适应高原缺氧的生存需要，这属于生理性适应；寒冷时人们通过添衣和取暖活动来抵御严寒，而在炎热的季节，人们利用通风和对流来降低环境温度，这是行为性适应。

四、生 殖

生殖是指生物体产生与自己相似子代个体的功能。生殖是传递遗传信息、维持种族繁衍的重要生命活动。生命从产生、生长发育、成熟、衰老至死亡的过程也是生物体的共性。

第三节 机体的内环境及其稳态

一、机体内环境

机体生存的外界环境称为外环境，包括自然环境和社会环境。体内各种组织细胞直接接触并赖以生存的环境称为内环境。人体内的液体总称为体液，约占体重的 60%。体液分为两部分：分布在细胞内的，称为细胞内液；分布在细胞外的，称为细胞外液（图1-1）。由于体内细胞直接接触和生存的环境就是细胞外液，所以通常将细胞外液称为内环境。体内有些液体与外环境连通，不属于内环境，如胃、肠道、汗腺、尿道、膀胱内的液体。细胞通过细胞膜进行细胞内液和细胞外液之间的物质交换，以维持细胞生命活动的进行。

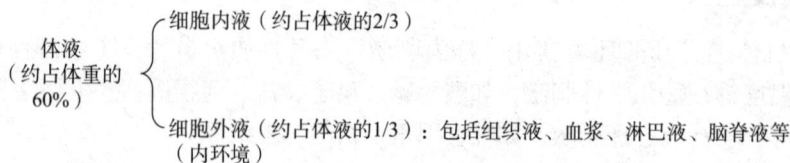

体液
（约占体重的 60%）
　细胞内液（约占体液的2/3）
　细胞外液（约占体液的1/3）：包括组织液、血浆、淋巴液、脑脊液等
　（内环境）

图1-1　体液分布

（考点与重点）　体液及其分布、内环境

二、内环境的稳态

内环境的稳态是指内环境的理化性质和各种液体成分的相对恒定状态。内环境的稳态并不是静止不变的固定状态，而是各种理化因素在生理活动的调节下局限于一定范围内变动，达到动态平衡的一种相对恒定的状态。

稳态的维持是机体自我调节的结果。如果内环境的理化条件发生重大变化或急骤变化，超过机体本身调节与维持稳态的能力，则机体的正常功能会受到严重影响。因此，维持稳态是保证机体正常生命活动的必要条件。

（考点与重点）　内环境稳态

第四节　机体生理功能的调节

当内、外环境发生改变时，为保证机体能够适应这种改变，维持内环境的相对稳定，机体内部必须进行一系列的调节活动维持这种稳态，称为生理功能的调节。

一、调　节　方　式

（一）神经调节

神经调节是指在神经系统的参与下，通过神经反射调节机体生理功能的一种方式，是人体生理功能最重要的调节方式。反射是指机体在中枢神经系统的参与下，对内、外环境刺激做出的规律性应答。如当手无意中触及火焰时，引起的反射性缩手的过程，就是反射，是神经调节的基本方式。反射活动的结构基础为反射弧，由5个基本成分组成：感受器、传入神经、中枢、传出神经和效应器（图1-2）。感受器接受刺激并转变为电信号，通过传入神经传至神经中枢，神经中枢对传入信号进行分析处理后发出指令，通过传出神经传至效应器，改变其活动。反射的完成依赖于反射弧的完整性，其中任何一个部分受损，反射活动将不能完成。

反射分为非条件反射和条件反射。非条件反射是指生来就有、数量有限、比较固定和形式低级的反射活动，如吸吮反射、瞬目反射、性反射等，它使人和动物能够初步适应环境，对于个体生存和种系生存具有重要意义。条件反射是在非条件反射的基础上，通过后天学习和训练而形成的反射，是反射活动的高级形式，如谈虎色变、望梅止渴、画饼充饥等，其类型和数量并无定数，可以建立，也能消退，使人和高等动物对环境具有更加完善的适应性。

神经调节具有反应迅速、持续时间短、调节精确的特点。

考点与重点　*神经调节*

（二）体液调节

体液调节是指体内的化学物质，通过体液的运输到达并作用于靶细胞而调节机体生理功能的一种方式。这些化学物质可以是内分泌细胞或内分泌腺分泌的激素，如甲状腺激素、胰岛素、糖皮质激素；也可以是某些组织细胞产生的特殊化学物质，如生长因子、趋化因子、组胺；还可以是组织细胞代谢过程中产生的某些代谢产物，如 CO_2、NO、H^+ 等。体液调节具有作用缓慢、持久、范围广的特点。

人体内有很多内分泌腺的活动接受来自神经的调节。内分泌腺的活动相当于神经调节反射弧的传出部分，这种调节称为神经 – 体液调节（图 1–2）。

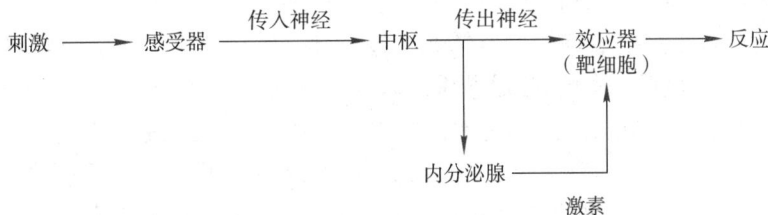

刺激 ⟶ 感受器 —传入神经→ 中枢 —传出神经→ 效应器（靶细胞） ⟶ 反应

内分泌腺　　激素

图 1–2　神经调节与神经 – 体液调节

考点与重点　*体液调节*

（三）自身调节

自身调节是指细胞或组织器官不依赖神经和体液调节，凭借自身内在特性对刺激产生适应性反应的过程。如肾脏入球小动脉内压力增高，触发入球小动脉平滑肌收缩，使入球小动脉管径变小，血流阻力增加，从而维持肾血流量的相对稳定。

自身调节的调节强度较弱，影响范围小，且灵敏度较低，调节常局限于某些器官或组织细胞内，但对于该器官或组织细胞生理活动的功能调节仍然具有重要意义。

二、功能调节的控制系统

人体内存在复杂的控制系统，精密地调节着人体生命活动。控制系统由控制部分和受控部分组成。根据控制部分和受控部分之间的关系，控制系统可分为非自动控制系统、反馈控制系统和前馈控制系统。

（一）非自动控制系统

非自动控制系统是一个开环系统，控制部分发出指令使受控部分发生活动，受控部分的活动对控制部分的活动没有影响，在体内并不多见。

（二）反馈控制系统

反馈控制系统是一个闭环系统，控制部分发出指令使受控部分发生活动，受控部分发出反馈信息到控制部分，控制部分经过整合分析发出控制信息对受控部分的活动进行调整（图 1–3）。受控部分通过反馈信息反过来影响控制部分的活动称为反馈。根据反馈信息对控制部分活动的影响，将反馈分为负反馈和正反馈。

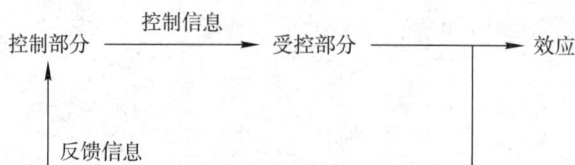

图1-3　反馈控制系统

1. 负反馈　来自受控部分的反馈信息反馈调整控制部分的活动，使受控部分的活动向与原先相反的方向改变，称为负反馈。例如，人的正常体温调定点为37℃，当机体运动时产热增多，体温升高、高于37℃，反馈到体温调节中枢，体温调节中枢使机体产热活动减弱，散热活动加强，使体温降到37℃；相反，当体温低于37℃时，促使机体产热活动加强，散热活动减弱，使体温恢复37℃。体内的反馈绝大多数都属于负反馈，如血糖浓度、pH、血压、循环血量、渗透压等。负反馈调节的意义是使机体处于一种稳定状态，在维持机体内环境稳态中起重要作用。

2. 正反馈　来自受控部分的反馈信息反馈调整控制部分的活动，最终使受控部分的活动向与原先相同的方向改变，称为正反馈。例如，当膀胱中的尿液充盈到一定程度时，信息传至排尿中枢，使尿液进入后尿道，信息反馈到排尿中枢，进一步加强排尿中枢的活动，使尿液不断进入后尿道，直至尿液排完。体内的正反馈远较负反馈少，但在排尿、排便、分娩、血液凝固等生理活动中，具有重要的生理意义。正反馈调节的意义在于促使某些生理功能一旦发动起来就迅速加强直至完成。

链接

正反馈调节

实际上，正常机体中的正反馈也是为了维持整体稳态。如排尿过程，通过正反馈过程使膀胱中的尿液不断进入后尿道，虽然打破了膀胱原来的充盈状态，但尿液的排出对于维持整体内环境的稳态有重要意义。在异常情况下，过强的正反馈则可能导致病理性改变。如当机体某处小血管破裂时，各种凝血因子通过正反馈相继被激活，使血液凝固，形成血凝块，将血管破口封住。若此正反馈失去调控、过度增强时，也可能因凝血过强而形成病理性血栓，甚至造成严重后果。

考点与重点　负反馈和正反馈

（三）前馈控制系统

前馈控制系统是在控制部分发出的反馈信息没有到达受控部分之前，直接向受控部分发出前馈信号调节受控部分的活动，使控制部分及早做出适应性反应，调节控制更快、更准确、更富有预见性和适应性。例如，当人们进行冬泳时，在跳入冰冷的河水之前，尽管体温尚未降低，但可因机体皮肤感受到寒冷的刺激，提前发动产热反应，无须等待跳入河水后因体温降低再通过负反馈调节启动产热反应。前馈控制有时会发生失误，如见到食物后可引起唾液和胃液的分泌，为即将到来的进食提前做好消化准备，但也可能因某种原因并没有真正吃到食物，此时唾液和胃液的提前分泌就成为失误。

❓ 思 考 题

1. 请举例说明学习生理学的意义。
2. 请举例说明什么是神经调节、体液调节和自身调节。
3. 请比较正反馈、负反馈的异同，并说明各自的生理意义。

本章数字资源

第二章 细胞的基本功能

📋 案例

患者，男，8岁。心肺复苏后持续昏迷1个月，对外界刺激无反应。脑电图：背景活动逐渐恢复，可见睡眠纺锤波，提示脑功能存在可逆损伤。

问题：脑电波是如何产生的？

细胞是构成人体最基本的结构和功能单位。人体的各种生理活动都是在细胞结构和功能完整的基础上进行的。构成人体的细胞有两百多种，每种细胞都分布于特定的部位，执行特定的功能，但不同类型的细胞功能活动是相同的。本章主要介绍细胞具有共性的基本功能：细胞膜的跨膜物质转运功能、细胞的跨膜信号转导功能、细胞的生物电现象和肌细胞的收缩功能。

第一节 细胞膜的物质转运功能

细胞膜把细胞内液和细胞外液分隔开，是细胞的天然屏障，并使细胞成为一个独立的结构和功能单位。细胞膜主要由脂质、蛋白质和少量糖类物质组成。1972年由Singer和Nicholson提出的"液态镶嵌模型"学说认为，细胞膜在体温条件下以呈液态的脂质双分子层为基架，其中镶嵌着具有不同结构和功能的膜蛋白，糖链与某些脂质分子和膜蛋白结合形成糖脂和糖蛋白（图2-1）。

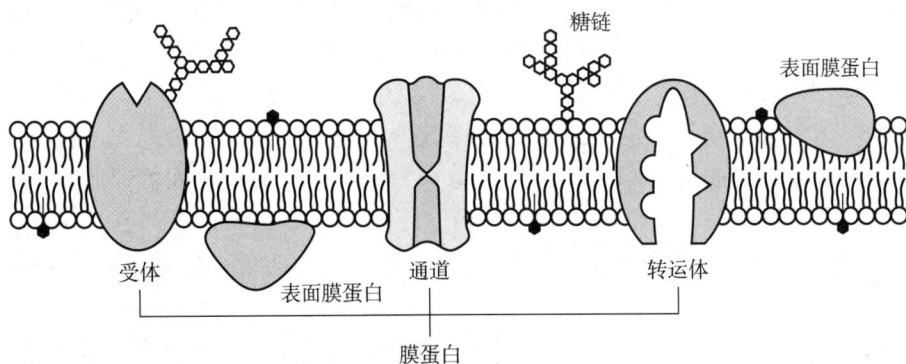

图 2-1 细胞膜液态镶嵌模型

细胞进行新陈代谢和完成其他生理功能都需要跨膜物质转运。可将细胞膜的跨膜物质转运方式分为以下几种。

一、单纯扩散

单纯扩散（simple diffusion）是指脂溶性小分子物质从细胞膜的高浓度一侧向低浓度一侧转运的方式。由于脂溶性小分子物质能迅速溶解于脂质双分子层中，可以通过脂质分子之间的间隙进行扩散。扩散的动力来自膜两侧的浓度差，扩散的方向是从膜高浓度一侧向低浓度一侧，不需要膜蛋白的帮助，也不需要消耗能量。扩散的最终结果是该物质在膜两侧的浓度差消失。影响扩散速率的因素主要有：①浓度差，作为物质扩散的动力，细胞膜两侧物质浓度差越大，扩散速率越大；②通透性，细胞膜对物质的通透性越大，物质通过细胞膜越容易，扩散速率也越大。

在人体内，能够以单纯扩散方式进出细胞的物质很少，主要有 O_2、CO_2、N_2、乙醇、尿素、甘油和脂肪酸等。水分子虽然是极性分子，但它的分子极小且不带电，也能以单纯扩散的方式转运，但细胞膜的脂质具有疏水性，对水的通透性很低，故扩散的速度较慢。水分子除了以单纯扩散透过细胞膜，还可以通过水通道跨膜转运。

考点与重点 单纯扩散

二、易化扩散

易化扩散（facilitated diffusion）是指非脂溶性或脂溶性很小的物质，在膜蛋白的帮助下，从细胞膜的高浓度一侧向低浓度一侧进行转运的方式。该方式转运的物质很难溶于脂质双分子层，所以必须借助细胞膜上特殊蛋白质的帮助才能实现跨膜转运。根据借助膜蛋白不同，将易化扩散分为通道转运（channel transport）和载体转运（carrier transport）两种类型。

（一）通道转运

通道转运为各种带电离子借助通道蛋白顺浓度差和（或）电位梯度差进行跨膜转运的方式。因通道蛋白转运的几乎都是离子，因此也称离子通道。离子通道贯穿细胞膜脂质双分子层，中央有亲水性孔道。通道开放时离子可经孔道从膜的高浓度一侧向低浓度一侧扩散；但当通道处于关闭状态时则不允许离子通过。

通道转运具有如下特点。

1. 离子选择性 每种通道通常只对一种或几种离子有较高通透性，对其他离子则通透性极小或不通透。根据通道对离子的选择性不同，可将通道分为 Na^+ 通道、K^+ 通道、Ca^{2+} 通道、Cl^- 通道等。

2. 门控性 通道蛋白类似"闸门"样结构，控制离子通道的开放和关闭，故通道又被称为门控通道。开放时，离子可顺电－化学浓度梯度进行转运；关闭时，即使膜两侧存在电－化学浓度梯度，离子也不能通过。根据引起通道开关的机制不同，将其分为化学门控通道、电压门控通道和机械门控通道。受环境中某些化学物质的影响而开闭的通道称为化学门控通道，如骨骼肌终板膜上乙酰胆碱（ACh）的 N_2 型受体离子通道；由细胞膜两侧的电位差变化引起开闭的通道称为电压门控通道，如神经元上的 Na^+ 通道；由机械刺激引起开闭的通道称为机械门控通道，如感受触觉的神经末梢、感受听觉的毛细胞等都存在这类通道。

3. 转运速度快 通道开放，每秒可允许达 $10^7 \sim 10^8$ 个离子通过，远快于载体转运的速率。离子扩散速率取决于该离子在膜两侧的电位差和浓度差，合称为电－化学梯度。电－化学梯度越大，扩散速率就越快。

（二）载体转运

载体转运为水溶性小分子物质借助于载体蛋白顺浓度差进行跨膜转运的方式。一般认为，载体蛋白贯穿脂质双分子层，其上具有结合位点，当被转运物质与载体蛋白结合位点在膜的高浓度一侧结合后，引起载体蛋白发生构象改变，从而把物质转运到膜低浓度一侧，然后与该物质分离。一些小分子亲水性物质，例如葡萄糖、氨基酸等就是依靠这种方式通过细胞膜发生转运（图 2-2）。

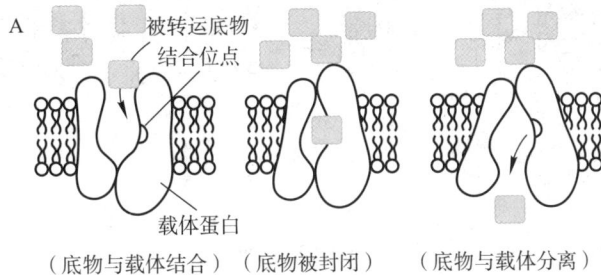

（底物与载体结合）　（底物被封闭）　（底物与载体分离）

图 2-2　经载体易化扩散

载体转运具有以下特点。

1. 高度特异性　细胞膜上载体蛋白只能选择性地与具有特定化学结构的物质结合，这是因为载体的结合位点与被转运物质之间具有严格的化学结构适配性。

2. 饱和现象　由于膜上载体蛋白及载体与被转运物质结合位点的数目都是有限的，当被转运物质占据全部载体蛋白上的结合位点时，即被转运物质的浓度增大到一定程度后，再增加被转运物质浓度，单位时间内载体蛋白转运该物质的量不再增加，即达到饱和。

3. 竞争性抑制　若一种载体蛋白上的结合位点可同时结合 A 和 B 两种结构相似的物质，由于载体蛋白及其与被转运物质结合位点的数量是有限的，化学结构相似的两种物质经同一载体转运时会出现相互竞争现象，转运 A 物质的量增多时，转运 B 物质的量就会减少。

由于单纯扩散和易化扩散转运物质时的动力都是来自膜两侧存在的浓度差（或电位差）所含的势能，不需要消耗细胞代谢产生的能量，因此这两类转运被称为被动转运（passive transport）。

考点与重点　易化扩散

三、主动转运

小分子物质或离子在膜蛋白的介导下消耗细胞代谢产生的能量而实现逆电位差或化学浓度梯度进行的跨膜转运过程，称为主动转运（active transport）。根据利用能量的方式不同，分为原发性主动转运和继发性主动转运。一般情况下，主动转运是指原发性主动转运。

（一）原发性主动转运

细胞直接利用代谢产生的能量将物质逆电位差或化学浓度梯度转运的过程称为原发性主动转运（primary active transport）。原发性主动转运的物质通常为带电离子，因此，介导这一过程的膜蛋白称为离子泵（ion pump）。由于其具有水解 ATP 的能力，故也称作 ATP 酶。离子泵种类很多，常以它们转运的物质而命名。例如转运 Na^+ 和 K^+ 的称为钠 - 钾泵，转运 Ca^{2+} 的称为钙泵。其中作用最重要的、存在最广泛、研究最充分的是钠 - 钾泵。钠 - 钾泵简称钠泵（sodium pump），具有 ATP 酶的活性（图 2-3）。

当细胞内 Na^+ 浓度升高或细胞外 K^+ 浓度升高时，钠泵就被激活，使 ATP 水解为 ADP，释放出能量。每水解 1 分子 ATP 释放的能量可以将 3 个 Na^+ 转运到细胞外，同时将 2 个 K^+ 转运到细胞内，故钠泵也称为 Na^+-K^+ 依赖式 ATP 酶。

细胞代谢所产生的能量有 20% ～ 30% 用于钠泵的转运。钠泵活动具有重要的生理意义：①钠泵活动造成的细胞内高 K^+ 状态是许多代谢反应的必要条件，如蛋白质和糖原的合成等；②钠泵活动造成的细胞膜内、外 Na^+ 和 K^+ 的浓度差，是产生细胞生物电的基础；③钠泵活动建立起的膜外高势能 Na^+ 储备是继发性主动转运的动力；④钠泵将漏入细胞内的 Na^+ 泵出到细胞外，可维持细胞内外渗透压的稳定。

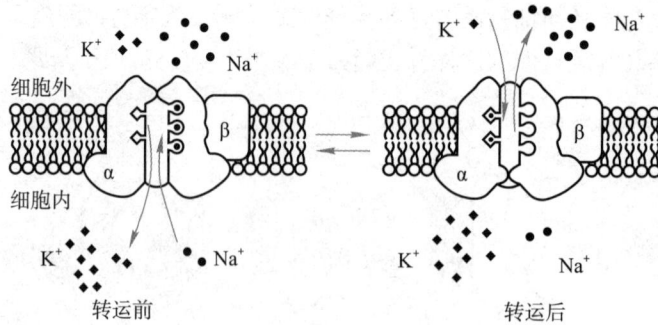

图 2-3 钠泵主动转运

（二）继发性主动转运

细胞间接利用 ATP 蕴含的能量将物质逆浓度差转运的过程，称为继发性主动转运（secondary transport），介导这一过程有特定的转运蛋白。有些物质进行主动转运时，所需的能量不是直接由 ATP 分解供能，而是来自钠泵利用分解 ATP 释放的能量建立起来的 Na^+ 在膜两侧的浓度势能储备。转运蛋白必须与 Na^+ 和被转运物质的分子同时结合，才能利用 Na^+ 在膜两侧的浓度势能，将被转运物质逆电 - 化学梯度转运。

根据被转运物质转运方向的不同，继发性主动转运分为同向转运和逆向转运。

1. 同向转运 即被转运物质与 Na^+ 向同一方向转运。如葡萄糖、氨基酸在小肠黏膜上皮细胞的吸收和在肾小管上皮细胞的重吸收，由于 Na^+ 与葡萄糖或 Na^+ 与氨基酸都是进入细胞，故为同向转运。

2. 逆向转运 即被转运物质与 Na^+ 转运的方向相反，也称交换。如心肌细胞上的 Na^+-Ca^{2+} 交换，肾小管上皮细胞上的 Na^+-H^+ 交换等。

> **考点与重点** 主动转运

四、膜泡运输

膜蛋白可以介导水溶性小分子物质通过细胞膜，却不能转运大分子物质。大分子物质和颗粒物质的转运是通过膜泡运输，以入胞和出胞方式完成，这些过程相对复杂且需要细胞代谢提供能量。

（一）入胞

大分子或颗粒物质从细胞外进入细胞内的过程称为入胞（endocytosis）。这些大分子或颗粒物质入胞时，首先与细胞膜互相识别、接触，然后引起该处的细胞膜发生内陷或伸出伪足将其包裹，经膜融合、离断后进入细胞内，形成直径较大的膜泡，称为吞噬泡。吞噬泡与溶酶体融合后，溶酶体中的蛋白水解酶将被吞入的物质消化分解。根据摄入物的不同，入胞又分为吞噬和吞饮两种类型。如果进入细胞的物质是固态，称为吞噬，吞噬只发生在一些特殊的细胞，如巨噬细胞、中性粒细胞等。如果进入细胞的物质是液态，则称为吞饮，如小肠上皮细胞对营养物质的吸收。

（二）出胞

大分子或颗粒物质从细胞内被排出到细胞外的过程称为出胞（exocytosis），主要见于细胞的分泌活动。如内分泌腺分泌激素、消化腺细胞分泌消化酶、神经末梢释放神经递质等。释放出的物质通常是在细胞内粗面内质网的核糖体上合成，再转移到高尔基复合体加工成分泌囊泡。这些囊泡逐渐向细胞膜移动，并与细胞膜发生融合、破裂，最后将囊泡内的物质排出细胞，囊泡膜则融合成为细胞膜的一部分。

> **考点与重点** 入胞和出胞

第二节　细胞的跨膜信号转导

人体是由多种细胞构成的有机整体。机体既要实现自身复杂的功能，又要适应内外环境的变化，细胞之间就必须有完善的信息联系，即具有信号转导功能。能在细胞间传递信息的物质称为信号分子或配体，如激素、细胞因子、神经递质等，也包括一些物理的信号，如光、电、机械牵张等。这些信号分子通常要与细胞的受体结合后才能发挥作用。

根据膜受体类型的不同，细胞跨膜信号转导途径可分为 G 蛋白耦联受体介导的信号转导、离子通道型受体介导的信号转导、酶联型受体介导的信号转导和核受体介导的信号转导 4 种方式。

一、G 蛋白耦联受体介导的信号转导

G 蛋白耦联受体是存在于细胞膜上的一种蛋白质，由于这类受体要通过 G 蛋白才能发挥作用而得名。G 蛋白耦联受体与信号分子结合后，可激活细胞膜上的 G 蛋白（鸟苷酸结合蛋白），进而激活 G 蛋白效应器酶（如腺苷酸环化酶），G 蛋白效应器酶再催化某些物质（如 ATP）产生第二信使（如环腺苷酸，cAMP）。第二信使在细胞内可以激活相应的蛋白激酶（如蛋白激酶 A），激活的蛋白激酶再使其底物功能蛋白（如离子通道、受体等）发生磷酸化，从而调节细胞功能，实现信号转导作用。

二、离子通道型受体介导的信号转导

有些细胞膜上的化学门控离子通道本身具有受体的作用，因此，将细胞膜上的这类离子通道称为离子通道型受体，它们的配体主要是神经递质。神经递质与这类受体结合后，可使离子通道打开或关闭，从而改变膜的通透性，实现化学信号的跨膜转导，这种途径称为离子通道型受体介导的信号转导。对这种跨膜信号转导方式的研究，最早是从对运动神经纤维末梢释放的乙酰胆碱（ACh）如何引起所支配的骨骼肌细胞兴奋开始的。

三、酶联型受体介导的信号转导

酶联型受体是细胞膜上一些既有受体作用又有酶活性的蛋白质，此类受体的膜外侧有与配体发生特异性结合的位点，膜内侧具有催化酶的作用，通过双重作用完成信号转导功能。如酪氨酸激酶受体分子的膜内侧部分本身具有酪氨酸激酶活性，当受体的膜外侧部分与配体结合后便可引起受体分子的膜内侧酪氨酸激酶的活化，继而触发各种信号蛋白沿不同路径进行信号转导。体内大部分的生长因子如表皮生长因子、肝细胞生长因子等，以及一些肽类激素（如胰岛素）就是通过这种方式完成信号转导的。

四、核受体介导的信号转导

核受体是一类位于细胞核内的受体蛋白，能够直接与 DNA 结合，调控基因的表达。核受体介导的信号转导涉及多个步骤，包括配体的识别、受体的激活、信号的传递以及基因表达的改变。首先脂溶性分子配体特异性识别核受体（配体可以是激素、药物或其他内源性分子），当配体与核受体结合后，会引起受体构象的变化，导致受体从抑制状态转变为激活状态。激活的核受体通常形成同源或异源二聚体，并与特定的 DNA 序列结合，这些序列被称为激素反应元件（HREs）。结合到 DNA 后，核受体可以作为转录因子，增强或抑制特定基因的转录。基因表达的改变最终导致细胞内蛋白质水平的变化，并最终影响细胞的功能和行为。

核受体介导的信号转导在多种生物学过程中发挥关键作用，包括发育、代谢、免疫反应和细胞增殖等。因此，核受体信号通路的异常与多种疾病，如癌症、糖尿病和心血管疾病等，有着密切的联系。

细胞的跨膜信号转导途径是目前生命科学研究的热点之一。事实上，体内信号分子种类繁多，细胞

多种多样，它们之间的信号转导也极其复杂，至今有许多问题尚不清楚，有待进一步研究。

第三节　细胞的生物电现象

细胞的生命活动过程都伴有电现象，称为生物电（bioelectricity）。生物电现象在人体很常见，用医疗诊断设备可以进行生物电的检测，如心电图、脑电图、肌电图等，都是人体生物电的综合表现，它们以细胞的生物电为基础，由大量细胞的电活动总和而成。一切活细胞无论处于静息状态还是活动状态都存在电现象，由于细胞水平的生物电发生在细胞膜两侧，故称为跨膜电位（transmembrane potential），简称膜电位（membrane potential），主要表现形式为安静状态时的静息电位和兴奋状态时的动作电位。

一、静息电位及其产生机制

（一）静息电位的概念

静息电位（resting potential，RP）是指安静状态时存在于细胞膜两侧的电位差。经实验测定，安静情况下细胞膜外电位高于细胞膜内，且对绝大多数细胞来说该电位很稳定。

测量细胞静息电位的方法：当两个测量电极都位于细胞膜外表面时，示波器荧光屏上的光点在零位线上做横向扫描，说明细胞膜外表面任意两点之间没有电流流动，即不存在电位差。当把测量电极中的一个置于细胞膜的外表面，另一个电极缓慢地刺入膜内时，示波器荧光屏上的光点突然从零电位向下移位，并停留在一个相对稳定的水平上。这表明细胞膜内外存在电位差，细胞外电位高，细胞内电位低。如规定膜外电位为 0，则膜内电位为负值，即"内负外正"，此为细胞的静息电位。

人体细胞的静息电位一般在 $-100 \sim -10\text{mV}$。例如，哺乳类动物的骨骼肌细胞静息电位为 -90mV，神经细胞为 -70mV，红细胞为 -10mV 等。这里的负值与数学上的含义不同，它只表示膜内的电位比膜外低，负值越大表示膜两侧的电位差越大，即静息电位越大。只要细胞未受到外来刺激而且保持正常的新陈代谢，静息电位就能稳定在某一相对恒定的水平。生理学中把细胞在安静状态下所保持的膜外带正电、膜内带负电的状态称为极化（polarization）。极化与静息电位都是细胞处于静息状态的标志。静息电位增大表示膜的极化状态增强，这个过程或状态称为超极化（hyperpolarization），超极化的作用是使细胞的兴奋性降低；静息电位减小表示膜的极化状态减弱，这个过程或状态称为去极化（depolarization）；去极化至零电位后若进一步变为正值，呈现膜外带负电，膜内带正电的状态，膜两侧电位与原来的极化状态相反，则称为反极化（reverse polarization），膜电位高于零电位的部分称为超射（overshoot）；细胞膜去极化或反极化后再向静息电位方向恢复的过程，称为复极化（repolarization）。

考点与重点　静息电位

（二）静息电位的产生机制

生物电的产生机制一般用离子流学说来解释。该学说认为，生物电的产生是由于带电离子进行跨膜扩散形成的。产生离子扩散的前提条件有两个：一是细胞膜内外的离子分布不均，二是在不同状态下细胞膜对不同离子的通透性不同。

正常情况下，哺乳动物骨骼肌细胞内的 K^+ 浓度高于细胞外，而细胞外的 Na^+ 浓度高于细胞内。细胞内外 Na^+ 和 K^+ 的浓度差是由钠泵活动形成并维持的。细胞外 Cl^- 的浓度高于细胞内，细胞内的负离子主要是大分子的有机负离子（A^-），大多数是蛋白质，而细胞外的有机负离子极少（表 2–1）。

表 2-1 哺乳动物骨骼肌细胞内、外离子浓度 单位：mmol/L

离子	细胞内	细胞外
K^+	155	4
Na^+	12	145
Cl^-	4	120
Ca^{2+}	10^{-4}	1

细胞处于静息状态时，细胞膜对 K^+ 的通透性较大，对 Na^+ 的通透性很小，对有机负离子（A^-）则无通透性。细胞静息时 K^+ 顺浓度差向细胞外扩散，同时由于正负电荷的相互吸引，膜内的有机负离子随 K^+ 一同向膜外移动，膜内的有机负离子不能通过细胞膜而被阻隔在细胞内。随着 K^+ 不断向膜外扩散，膜外正电荷增多而电位上升，膜内因负电荷相对增多而电位下降，这就使得细胞膜外侧带正电荷、细胞膜内侧带负电荷，膜两侧出现了电位差。外正内负的电位差会阻止 K^+ 外流。当 K^+ 外流的动力（细胞膜两侧 K^+ 浓度差）和阻止 K^+ 外流的电场力相等时，K^+ 的净外流为零，此时细胞膜两侧就形成相当稳定的电位差，即是静息电位。因此，静息电位主要是由 K^+ 外流所形成的电 – 化学平衡电位，又称 K^+ 平衡电位。准确地说，静息电位接近于 K^+ 电 – 化学平衡电位，但不等于 K^+ 平衡电位，因为静息状态时细胞膜对 Na^+ 也有一定的通透性，Na^+ 内流抵消了一部分 K^+ 外流所形成的膜内负电位。通常静息电位值略低于 K^+ 平衡电位。

此外，钠泵的活动本身具有生电作用，每次活动时将 3 个 Na^+ 泵出细胞，仅将 2 个 K^+ 泵入细胞，也造成细胞内为负电位，因此钠泵的活动在一定程度上也参与了静息电位的形成。综上，静息电位的产生主要是 K^+ 外流形成的，也有少量的 Na^+ 内流和钠泵的生电作用。

考点与重点 静息电位产生机制

二、动作电位及其产生机制

（一）动作电位的概念

动作电位（action potential，AP）是指细胞受到有效刺激后，膜电位在静息电位基础上产生的快速、可扩布的电位变化。动作电位是膜电位的一个连续变化过程，而不是稳定的电位差，一旦在细胞膜某一部位产生，就会迅速传遍整个细胞膜。动作电位是可兴奋细胞兴奋的标志。

动作电位可以用微电极于细胞内记录的方法观察到，当神经纤维在静息状态下受到一次有效刺激时，在静息电位的基础上局部细胞膜会立即爆发一次快速而连续的电位变化，由 –70mV 很快升高到 +30mV，形成动作电位的上升支（去极相），大约 0.5ms；随后又迅速复极化到接近静息电位水平，构成动作电位的下降支（复极相）。由迅速去极化的上升支和迅速复极化的下降支共同形成尖峰样波形，称为锋电位（spike potential），锋电位是动作电位的标志。锋电位后膜电位恢复到静息电位之前，出现低幅缓慢的波动，称为后极化（after-hyperpolarization），也称为回射（图 2-4）。

不同细胞的动作电位特点虽然相似，但其变化幅度与持续时间有很大差别。例如，神经和骨骼肌细胞动作电位的持续时间为 1ms 至数毫秒，而心室肌细胞动作电位的持续时间可长达 300ms 左右。

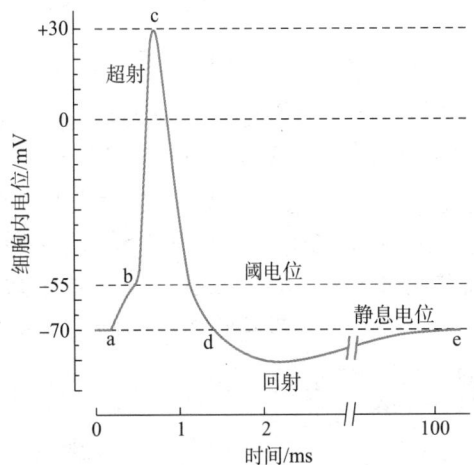

ab：去极相；cd：复极相；bcd：锋电位；
de：回射（后极化）

图 2-4 动作电位模式图

考点与重点 动作电位

（二）动作电位的产生机制

动作电位的产生是带电离子跨膜流动形成的。细胞外 Na^+ 浓度比细胞内高得多，此浓度差具有推动 Na^+ 从细胞外向细胞内扩散的趋势，但 Na^+ 能否进入细胞是由细胞膜上钠通道的状态来控制的。当细胞受到一个有效刺激时，受刺激部位细胞膜上少量 Na^+ 通道开放，少量 Na^+ 内流，膜内电位负值逐渐减小，使膜去极化。当去极化到一定程度时，会引起膜上大量电压门控 Na^+ 通道开放，在电 - 化学驱动力的作用下，细胞外的 Na^+ 快速、大量内流，使细胞内正电荷迅速增加，造成膜内负电位迅速消失，形成膜的去极化和反极化，即动作电位的上升支。随着 Na^+ 内流，阻止 Na^+ 内流的电场力逐步增大，当促使 Na^+ 内流的浓度差和阻止 Na^+ 内流的电场力相等时，膜电位达到一个新的平衡点，即 Na^+ 的电 - 化学平衡电位。随后 Na^+ 通道迅速失活关闭，Na^+ 内流停止，电压门控 K^+ 通道则被激活而开放，产生 K^+ 的快速外流，细胞内电位迅速下降，复极化到接近静息电位水平，形成动作电位的下降支。在动作电位之后，膜电位虽然恢复到静息电位水平，但膜内、外离子的浓度和分布尚未恢复。细胞内 Na^+ 浓度有所升高，细胞外 K^+ 浓度有所升高，细胞内、外离子浓度的改变，使钠泵被激活，将流入细胞内的 Na^+ 泵出，流出细胞外的 K^+ 泵入，恢复静息状态时细胞膜内、外离子的正常浓度和分布，为下一次兴奋做好准备。

动作电位上升支 Na^+ 的内流和下降支 K^+ 的外流都属于易化扩散的通道转运，故不需要细胞代谢供能。而正后电位阶段则需要通过钠泵的活动，将内流的 Na^+ 泵出，外流的 K^+ 泵入，以恢复细胞膜两侧 Na^+、K^+ 原来的不均衡分布状态，而钠泵活动属于主动转运，故需要耗能。

综上所述，动作电位的上升支主要是 Na^+ 大量快速内流形成的；下降支则是 K^+ 快速外流的结果；膜电位基本恢复后，通过钠泵活动恢复细胞内外 Na^+、K^+ 的浓度差。

考点与重点 动作电位产生机制

（三）动作电位的特点

动作电位具有以下特点。① "全或无" 现象（all or none phenomenon）：动作电位一旦产生就会达到最大值，其变化幅度不会因刺激的加强而增大。即动作电位要么不产生（无），要产生就达到最大幅度（全）。②不衰减性传导：动作电位一旦在细胞膜的某一部位产生，就会立即向整个细胞膜传布，而且幅度和波形不会因为传播距离的增加而减小。③脉冲式：由于绝对不应期的存在，连续刺激产生的多个动作电位总有一定间隔而不能重合在一起，呈现出脉冲样图形。

（四）动作电位的产生

刺激作用于细胞可引起动作电位，但不是任何刺激都可引发动作电位。当细胞受到一个阈刺激或阈上刺激时，可使膜电位去极化达到某一临界值，此时，细胞膜上 Na^+ 通道大量开放，Na^+ 大量内流，从而爆发动作电位。这个能使膜上 Na^+ 通道大量开放、触发动作电位爆发的临界膜电位值称为阈电位（threshold potential，TP）。静息电位去极化达到阈电位是产生动作电位的必要条件。阈电位的数值一般比静息电位小 $10 \sim 20mV$。细胞兴奋性的高低与细胞的静息电位和阈电位的差值呈反变关系，即差值越大，细胞兴奋性越低；差值越小，细胞兴奋性越高。

考点与重点 阈电位

（五）动作电位的传导

动作电位在同一细胞上的传播称为传导（conduction）。在神经纤维上传导的动作电位称为神经冲动（nerve impulse）。

　　动作电位传导的原理用局部电流学说来解释。以无髓神经纤维为例（图 2-5A），当细胞膜的某一处受刺激而兴奋时，兴奋部位的细胞膜发生反极化，即膜外为负、膜内为正；而邻近的未兴奋部位，仍处于膜外为正、膜内为负的状态，兴奋部位和邻近未兴奋部位之间便出现了电位差，因此会产生由正电位向负电位的电荷移动，形成局部电流（local current）。其流动的方向是：膜内正电荷由兴奋点流向未兴奋点；膜外正电荷由未兴奋点流向兴奋点，形成局部电流环路。这一局部电流的作用是使邻近未兴奋部位膜发生去极化，当去极化达到阈电位水平时，触发动作电位，使它转变为新的兴奋点，这一过程在膜表面连续进行下去，表现为兴奋在整个细胞上的传导，即细胞膜上依次爆发动作电位的过程，称为神经冲动。

　　动作电位在无髓神经纤维的传导是从兴奋点依次传遍整个细胞的，因此传导速度较慢。但在有髓神经纤维，由于髓鞘具有绝缘作用，动作电位的传导只能在没有髓鞘的郎飞结处进行，呈跳跃式传导（图 2-5B），故其传导速度比无髓神经纤维快得多。

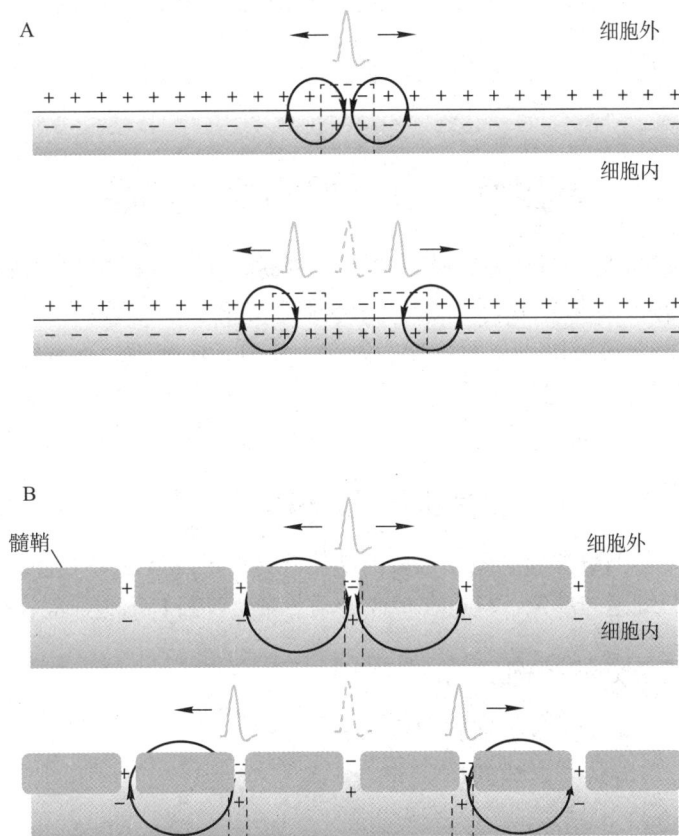

A. 动作电位在无髓神经纤维上依次传导；B. 动作电位在有髓神经纤维上的跳跃式传导

图 2-5　动作电位在神经纤维上的传导

考点与重点　动作电位的传导

三、局　部　电　位

　　如果刺激造成的电位变化没有达到阈电位，则称之为局部电位，这种电位变化只发生在受刺激的局部，不能引发动作电位的产生。因此也称为局部反应（或局部兴奋）。局部电位的特点：①呈衰减性传导，即局部电位的幅值随传播距离的增加而减小，最后消失，因此不能在膜上做远距离传导，这种方式称为电紧张扩布；②没有"全或无"的现象，局部电位的幅值可以随阈下刺激的增强而增大；③可总和，一次阈下刺激只能引起一个局部电位，不能引起动作电位爆发，但如果距离较近的多个局部电位在时间或空间上叠加起来，就可能使膜去极化达到阈电位水平，从而引起动作电位爆发。因此，动作电位可由一次阈刺激或阈上刺激引起，也可由多个阈下刺激产生的局部电位总和后而引发。

链接

膜片钳技术的发现

1976 年厄温·内尔（Erwin Neher）和贝尔特·萨克曼（Bert Sakmann）在德国马普生物物理化学研究所首次在青蛙肌细胞上使用双电极电压钳技术，成功记录到乙酰胆碱（ACh）激活的单通道离子电流。1980 年，他们改进技术，大幅降低噪声。1983 年出版 *Single-Channel Recording*，系统总结膜片钳技术；该书的问世，是膜片钳技术的里程碑。Neher 和 Sakmann 也因其杰出的工作和突出贡献，荣获 1991 年诺贝尔生理学或医学奖。

膜片钳技术的发现并非一蹴而就，而是经过多年优化，从噪声困扰到高精度记录，最终革新了细胞电生理学。Neher 和 Sakmann 的工作不仅验证了离子通道理论，更推动了神经科学、药理学和医学的进步。

第四节　肌细胞的收缩功能

机体各种形式的运动都是由肌细胞收缩或舒张完成的。体内肌组织分为骨骼肌、心肌和平滑肌。不同肌细胞在结构和功能上虽有不同，但其收缩的机制基本相似。本节以骨骼肌为例讨论肌细胞的收缩功能。离体骨骼肌受刺激后可以兴奋而收缩，但在人体内，骨骼肌的兴奋和收缩都是在躯体运动神经的支配下完成的。骨骼肌的收缩包括神经肌肉接头的兴奋传递、兴奋－收缩耦联和肌丝滑行 3 个过程。

一、神经肌肉接头的兴奋传递

躯体运动神经纤维末梢与骨骼肌细胞相接触的部位称为神经肌肉接头（neuromuscular junction）。它是兴奋由神经传到骨骼肌细胞的部位，只有在神经冲动传来时骨骼肌细胞才能发生兴奋，产生收缩。

（一）神经肌肉接头处的结构

躯体运动神经纤维在接近骨骼肌细胞时失去髓鞘，轴突末梢膨大并嵌入由肌膜形成的凹陷中，形成神经肌肉接头（图 2-6），由接头前膜、接头间隙、接头后膜 3 部分组成。接头前膜是嵌入肌细胞膜凹陷中的运动神经元轴突末梢的膜，轴突末梢中含有许多囊泡，称为突触小泡，一个突触小泡含有大约 1 万个乙酰胆碱（acetylcholine, ACh）分子；接头后膜，又称运动终板或终板膜，是与接头前膜相对应的肌细胞膜，其上有能与 ACh 特异性结合的 N_2 型乙酰胆碱受体，属于化学门控通道。接头前膜和后膜之间并不直接接触，而是有一个充满细胞外液的间隙，称接头间隙。

（二）神经肌肉接头处兴奋传递过程

神经肌肉接头处兴奋的传递是将运动神经上的兴

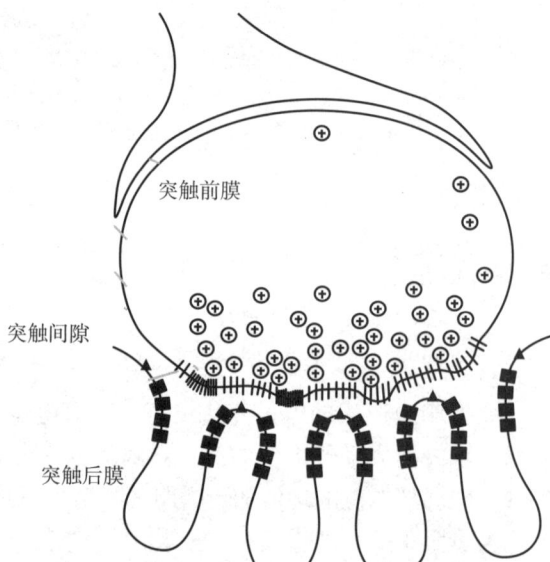

图 2-6　神经肌肉接头处的结构及其传递过程

奋传给肌细胞的过程。当运动神经接受刺激产生兴奋时，动作电位沿神经纤维传到轴突末梢，使接头前膜去极化，引发接头前膜上电压门控 Ca^{2+} 通道开放，Ca^{2+} 从细胞外顺电－化学梯度进入轴突末梢，使末梢内 Ca^{2+} 浓度升高；Ca^{2+} 可触发大量突触小泡向接头前膜方向移动，与接头前膜融合并破裂，通过出胞作用将贮存在囊泡中的 ACh 分子释放到接头间隙中。ACh 通过接头间隙扩散到终板膜，与终板膜上的 N_2 型乙酰胆碱受体结合，引起 N_2 型乙酰胆碱受体化学门控通道开放和 Na^+ 内流、少许的 K^+ 外流，导致终板膜去极化，这一电位改变称为终板电位（endplate potential，EPP）。终板电位属于局部兴奋，不是 "全或无" 的，没有不应期，具有总和效应。当终板电位总和后足以引起邻近肌膜去极化达到阈电位水平，肌细胞膜 Na^+ 通道大量开放，Na^+ 快速内流，使骨骼肌细胞爆发动作电位引起肌细胞兴奋，从而完成神经纤维和肌细胞之间的信息传递。在 ACh 释放后几毫秒内即可被存在于接头间隙中或接头后膜上的胆碱酯酶分解而失活，从而保证一次神经冲动仅引起肌细胞兴奋一次。

考点与重点　神经肌接头处的兴奋传递

（三）神经肌肉接头处兴奋传递的特点

神经肌肉接头处的兴奋传递与动作电位在神经纤维上的传导不同，具有以下特点。

1. 单向传递　即兴奋只能由接头前膜传向接头后膜，而不能反转。因为 ACh 只存在于运动神经轴突末梢的囊泡中，从接头前膜释放；而乙酰胆碱的 N_2 型受体只存在于接头后膜上，通过与 ACh 结合来完成兴奋传递。

2. 时间延搁　兴奋通过神经肌肉接头处耗时较长，需要 0.3～1.0ms，传递速度远比神经冲动在神经纤维上的传导慢得多。

3. 易受内环境变化和药物的影响　接头间隙体液本身就是细胞外液的一部分，接头前膜和终板膜都暴露于细胞外液的环境下。因此，接头间隙中细胞外液中的离子成分、pH 值、药物以及某些病理变化等均容易影响神经肌肉接头信息的传递，影响肌肉收缩。例如，有机磷农药中毒时，有机磷使胆碱酯酶磷酰化而丧失活性，使之失去分解 ACh 的能力，造成接头间隙处 ACh 大量堆积，导致终板电位不断产生，出现肌肉震颤。筒箭毒碱能与 ACh 竞争受体，阻止 ACh 与受体结合，使终板膜不能产生终板电位，从而阻断了神经肌肉接头处的兴奋传递，使肌肉失去收缩能力，因此临床上常用作肌肉松弛剂。重症肌无力是因为患者自身免疫性抗体破坏了终板膜上的乙酰胆碱 N_2 型受体而引起的。

二、骨骼肌的收缩机制

（一）骨骼肌细胞的微细结构

骨骼肌细胞在结构上最突出的特点是含大量的肌原纤维和丰富的肌管系统，且其排列高度规则有序。

1. 肌原纤维和肌节　肌细胞内含有大量的肌原纤维，它们平行排列，纵贯肌细胞全长。在显微镜下观察，每条肌原纤维呈明暗相间的节段，分别称为明带和暗带。暗带中央有一段相对透亮的区域称为 H 带，在 H 带的中央有一条与肌原纤维垂直的暗线，称为 M 线；明带中央也有一条与肌原纤维垂直的横线称为 Z 线。两条相邻 Z 线之间的区域称为一个肌节，包括一个位于中间部位的暗带和其两侧各 1/2 的明带（图 2-7）。肌节是肌肉收缩和舒张的最基本结构与功能单位。

电镜下观察，肌节由排列规则的粗肌丝和细肌丝组成。暗带中主要含有直径约 10nm、长约 1.6μm 的粗肌丝，与暗带的长度相同，中间固定于 M 线；明带中主要含有直径约 5nm、长度约 1.0μm 的细肌丝，其一端固定于 Z 线，另一端插入暗带的粗肌丝之间。因此，暗带中除了粗肌丝，也含有来自两侧的细肌丝。M 线两侧没有细肌丝插入的部分，形成相对透明的 H 带。

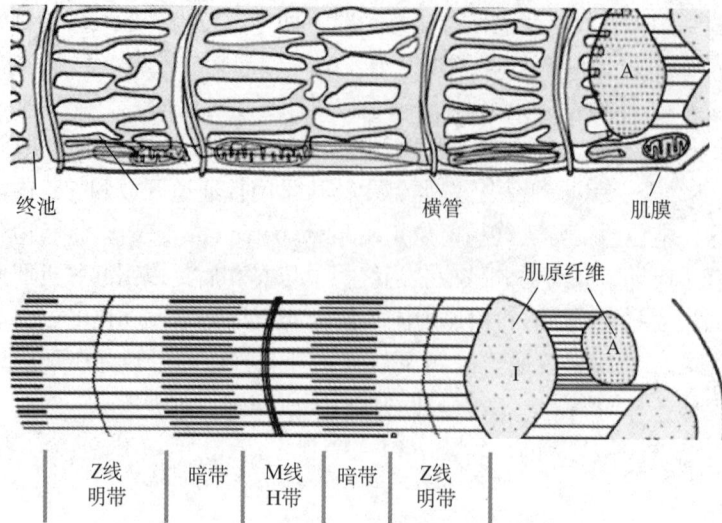

图 2-7　骨骼肌细胞的肌原纤维和肌管系统

2. 肌管系统　指包绕在每一条肌原纤维周围的膜性囊管状结构，由来源和功能都不相同的两套独立的管道系统组成。走行方向和肌原纤维垂直的一套管道称为横管或 T 管，由肌细胞膜内陷并向深部延伸而成，管腔内的液体与细胞外液相通；当肌膜兴奋时，动作电位可沿着横管传入肌细胞内部。走行方向与肌原纤维平行的另一套管道称为纵管，包绕在肌原纤维周围，也称肌质网。纵管主要包绕每个肌节的中间部分，在靠近横管附近膨大，称为终池，内存有大量 Ca^{2+}。肌质网膜上有钙泵，可逆浓度差将胞质中的 Ca^{2+} 转运至肌质网并储存在终池；终池膜上有钙释放通道，由于终池内的 Ca^{2+} 浓度比胞质中高数千至上万倍，因而该通道开放时可引起 Ca^{2+} 向胞质内释放。终池使纵管以较大的面积和横管相靠近，但二者并不接触，每一横管和它两侧的终池组成三联管。三联管的作用是把从横管传来的电信息（动作电位）和终池释放 Ca^{2+} 联系起来，完成横管向纵管的信息传递，而终池释放的 Ca^{2+} 则是引起肌细胞收缩的直接原因。故三联管是将肌细胞膜的电变化和肌细胞收缩过程耦联起来的关键部位。

3. 肌丝的分子组成　粗肌丝由肌球蛋白（也称肌凝蛋白）组成。肌球蛋白分为头部（横桥）和杆状部。组成粗肌丝时，杆状部朝向 M 线方向聚合成束，形成粗肌丝的主干；球形的头部则有规律地分布在粗肌丝表面，形成横桥。横桥在肌丝滑行过程中起重要作用，是拉动细肌丝滑行的直接发动者。它的主要作用是：①具有 ATP 酶的活性，可分解 ATP，利用 ATP 分解释放的能量横桥发生摆动；②与细肌丝上的肌动蛋白结合位点相结合，并拉动细肌丝向 M 线发生摆动，从而拉动细肌丝向 M 线方向滑行。

　　细肌丝由 3 种蛋白质分子组成，分别是肌动蛋白（也称肌纤蛋白）、原肌球蛋白（也称原肌凝蛋白）和肌钙蛋白。肌动蛋白是构成细肌丝的主干，是由两列球形肌动蛋白单体聚合在一起的双螺旋结构。肌动蛋白上有与横桥结合的位点。原肌球蛋白分子呈长杆状，首尾相接也聚合成双螺旋结构，缠绕在肌动蛋白上，遮盖了肌动蛋白与横桥结合的位点，阻止横桥与肌动蛋白的结合。肌钙蛋白是由 3 个亚单位组成的球形分子，结合在原肌球蛋白上，它的作用是与 Ca^{2+} 结合触发肌肉收缩。由于肌球蛋白和肌动蛋白是直接参与肌丝滑行的蛋白，称为收缩蛋白；原肌球蛋白和肌钙蛋白并不直接参与肌丝的滑行，而是对收缩过程起调控作用，称为调节蛋白（图 2-8）。

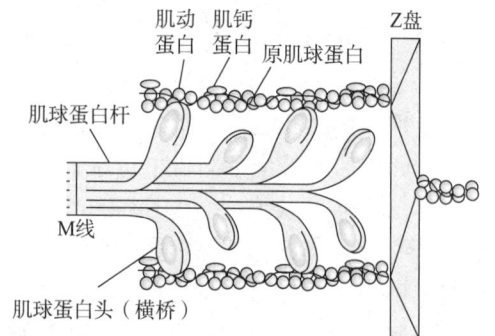

粗肌丝由肌球蛋白组成，包括杆状部和头部（横桥）；细肌丝由肌动蛋白、原肌球蛋白和肌钙蛋白（3 个亚单位的聚合体）组成

图 2-8　肌丝分子组成

（二）骨骼肌的收缩机制

1. 肌丝滑行学说　目前公认的骨骼肌收缩机制是肌丝滑行学说。其要点是：肌细胞收缩时肌原纤维的缩短，不是由于肌丝本身的缩短或卷曲，而是细肌丝向粗肌丝中间滑行的结果。这一理论最直接的证据是：肌肉收缩时暗带长度不变，明带缩短，H 带变窄，暗带中粗肌丝和细肌丝重叠部分增加，相邻的 Z 线互相靠近，肌节缩短。

2. 肌丝滑行的分子机制　当肌肉处于静息状态时，细肌丝肌动蛋白上与横桥相结合的位点被原肌球蛋白所遮盖，横桥无法与位点结合。当兴奋 – 收缩耦联过程中终池内的 Ca^{2+} 大量释放到肌质中，Ca^{2+} 浓度升高到静息时的 10 ～ 100 倍时，Ca^{2+} 与肌钙蛋白结合，肌钙蛋白的空间构象发生改变并把信息传递给原肌球蛋白，随后原肌球蛋白构型改变并发生移位，暴露横桥和肌动蛋白的结合位点，于是横桥和肌动蛋白结合。横桥的 ATP 酶激活，分解 ATP 释放能量，使横桥摆动，拉动细肌丝向粗肌丝 M 线方向滑行。横桥连续向 M 线方向摆动，使得细肌丝不断滑入粗肌丝内，使肌节缩短，肌细胞收缩。当肌质中的 Ca^{2+} 被钙泵转运回终池，肌质中 Ca^{2+} 浓度降低时，Ca^{2+} 与肌钙蛋白分离，肌钙蛋白恢复静息时的构象，原肌球蛋白复位，重新遮盖肌动蛋白上与横桥结合的位点，细肌丝滑出，肌节恢复原长度，肌肉舒张。由此可见，在肌肉的收缩和舒张过程中 Ca^{2+} 发挥着非常重要的作用。

三、骨骼肌的兴奋 – 收缩耦联

当肌细胞兴奋时，首先肌细胞膜产生可传导的动作电位，然后才能触发肌细胞的机械性收缩。将骨骼肌细胞的电兴奋和机械收缩联系起来的中介过程，称为兴奋 – 收缩耦联（excitation–contraction coupling）。实现这一过程的结构基础是三联管，其关键耦联因子是 Ca^{2+}。

当肌细胞膜兴奋时，产生的动作电位沿凹入细胞内部的横管膜传导，深入三联管结构，引起终池膜的钙通道开放，Ca^{2+} 顺浓度差由终池进入胞质，导致胞质中的 Ca^{2+} 浓度升高，促使 Ca^{2+} 与肌钙蛋白结合，并触发肌丝滑行，引起肌肉收缩。待肌细胞兴奋结束，释放到胞质中的 Ca^{2+} 可激活肌质网膜上的钙泵，可将胞质中的 Ca^{2+} 重新摄入终池储存，于是胞质中 Ca^{2+} 浓度降低，Ca^{2+} 与肌钙蛋白分离，细肌丝从粗肌丝中滑出，引起肌肉舒张。

综上所述，骨骼肌兴奋 – 收缩耦联的基本过程包括：①肌细胞膜的动作电位沿横管系统传至三联管；②终池中的 Ca^{2+} 大量释放入细胞质，引发肌肉收缩；③胞质中 Ca^{2+} 浓度升高激活肌质网膜上的钙泵，胞质中的 Ca^{2+} 被泵回终池，胞质中 Ca^{2+} 浓度降低，肌肉舒张。

> **链接**
>
> ### 钙通道阻滞剂
>
> 　　钙通道阻滞剂是临床上用来治疗高血压病、冠心病和心律失常的重要药物，主要通过阻断心肌和血管平滑肌细胞膜上的钙离子通道，抑制细胞外钙离子内流，使细胞内钙离子水平降低而引起心血管等组织器官功能改变。

考点与重点　兴奋 – 收缩耦联

四、骨骼肌收缩的外部表现

（一）骨骼肌的收缩形式

肌肉收缩是机械活动过程，其收缩时主要产生两种变化，一是长度的缩短，二是张力的增加。根据肌肉所遇负荷的情况，可将肌肉收缩分为等长收缩和等张收缩；根据刺激频率的不同，肌肉收缩可分为单收缩和强直收缩。

1. 等长收缩与等张收缩

（1）等长收缩：肌肉收缩时只有张力的增加而无长度的缩短称为等长收缩（isometric contraction）。此时肌肉承受的负荷等于或大于肌肉收缩力。等长收缩的作用主要是维持人体的位置和姿势。

（2）等张收缩：肌肉收缩时只有长度的缩短而无张力的变化，并有关节的运动，称为等张收缩（isotonic contraction）。此时肌肉承担的负荷小于肌肉收缩力，肌肉缩短时张力保持恒定，可使物体产生位移。等张收缩是人体能够实现各种加速运动和位移运动的基础。

人体骨骼肌的收缩大多数情况下是混合式的，既有张力的增加又有长度的缩短，而且总是张力增加在前，长短缩短在后。当肌张力增加到等于或超过负荷时，肌肉才会出现缩短，而长度一旦变化，肌张力就不再增加了。

2. 单收缩与强直收缩

（1）单收缩：当肌肉受到一个有效刺激时，爆发一次动作电位，从而出现一次收缩和舒张，称为单收缩（single contraction）（图 2-9）。

（2）强直收缩：在连续刺激下，肌肉处于持续的收缩状态，产生单收缩的复合称为强直收缩（tetanus）（图 2-9）。依据刺激频率的不同，强直收缩又分为不完全强直收缩和完全强直收缩。如果刺激频率较低，后一刺激落在前一收缩的舒张期内，就会形成在第一次收缩的舒张期还没有结束时发生第二次收缩，表现为舒张不完全，这种情况记录的收缩曲线呈锯齿状，称为不完全强直收缩。不完全强直收缩的张力大于单收缩。如果刺激频率较高，后一刺激落在前一收缩的收缩期内，就会出现收缩的叠加现象，即只见有收缩期而没有舒张期，从而出现完全强直收缩。这时记录出一条平滑的收缩曲线，而且其张力大于单收缩和不完全强直收缩。完全强直收缩产生的肌张力要比单收缩大 3～4 倍。

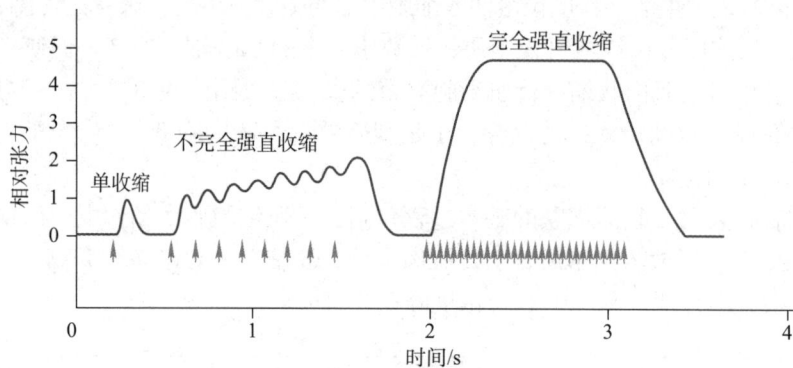

图 2-9　单收缩与强直收缩

在生理情况下，支配骨骼肌的躯体运动神经总是发放连续的冲动，所以骨骼肌的收缩几乎都是完全强直收缩。即使在安静状态下，运动神经也经常发放较低频率的冲动，使骨骼肌产生一定程度的强直收缩，这种微弱而持续的收缩称为肌紧张。

（二）影响骨骼肌收缩的主要因素

影响骨骼肌收缩的主要因素有前负荷、后负荷和肌肉收缩能力。前负荷和后负荷是外部作用于骨骼肌的力，而肌肉的收缩能力则是骨骼肌自身内在的功能状态。

1. 前负荷　肌肉收缩前所承受的负荷称为前负荷（preload）。前负荷使肌肉收缩前处于某种被拉长状态，此时肌肉的长度称为初长度。对一块肌肉来说，初长度和前负荷密切相关。在一定范围内，肌肉的前负荷增加，肌肉初长度随之增加，肌肉收缩产生的张力也随之增大。但当前负荷增加超过一定限度时，再增加前负荷，反而使肌张力变小。这个产生最大张力的肌肉初长度称为最适初长度（optimal initial length），此时的前负荷称最适前负荷。肌肉在最适初长度时收缩张力最大、收缩速度最快、做功效率最高。

2. 后负荷　肌肉开始收缩后所承受的负荷称为后负荷（afterload）。后负荷是肌肉做功的阻力，它影响肌肉收缩产生的张力和速度。肌肉在后负荷作用的情况下收缩，总是先有张力增加以克服后负荷的阻力，然后才有长度缩短。肌肉在等张收缩时产生的收缩张力与后负荷大小相等，方向相反，故在数值上可用后负荷反映收缩张力的大小。

3. 肌肉收缩能力（contractility）　是指与前负荷和后负荷无关的肌肉内在的收缩特性，主要决定于兴奋－收缩耦联期间肌质中 Ca^{2+} 的水平和横桥 ATP 酶的活性。其他条件不变时，肌肉收缩能力增强，可以使肌肉收缩时张力增加、收缩速度加快、做功效率增加。体内许多神经递质、体液物质、疾病时的病理变化及一些药物大都是通过调节肌肉的收缩能力来影响肌肉收缩效能的。例如，Ca^{2+}、肾上腺素使肌肉收缩能力增强，而酸中毒、缺氧则使肌肉收缩能力降低。

❓ 思 考 题

1. 总结分析单纯扩散、易化扩散、主动转运、膜泡转运 4 种跨膜转运方式在定义、转运的物质、是否消耗能量、是否需要载体等方面的区别。

2. 分析动作电位、局部电位之间的区别与联系。

3. 骨骼肌收缩是如何实现的？其中哪个离子起了重要的耦联作用？

本章数字资源

第三章 血 液

📋 案例

患者，女，22 岁。因发热、咽痛 5 日入院，采用抗生素治疗无效。查体：颈部浅表淋巴结增大，咽部充血。扁桃体 II 度肿大，下肢少许瘀斑。辅助检查：白细胞 16.6×10^9/L，原始细胞 60%，血红蛋白 80g/L，血小板 34×10^9/L。

问题：1. 患者哪些指标不正常？
   2. 人体的血液由哪些成分组成？它们各自有什么功能？

第一节 血液的组成与理化特性

血液具有运输物质的作用，将 O_2、营养物质运送到各器官、细胞，将激素运到相应靶细胞，另外，血液还可将 CO_2 运输到肺，将其他代谢产物运送到排泄器官以排出体外。血液具有防御和保护功能，参与机体抵御病原微生物（细菌、病毒等）引起的感染和免疫反应，同时参与生理性止血，对机体有重要保护作用。血液还具有缓冲功能，含有多种缓冲对，可缓冲进入血液的酸性或碱性物质引起的酸碱变化，维持血浆 pH 相对恒定。除此之外，血液中的水分有利于运送热量，参与体温调节，维持体温的相对稳定。因此，血液在维持机体内环境稳态中起着至关重要的作用，如果血液总量或者组织、器官的血流量不足，可造成严重的组织损伤，甚至危及生命。

一、组 成

血液是心血管系统中不断循环流动的流体组织，由血细胞（blood cells）和血浆（plasma）组成（图 3-1）。

（一）血细胞

血细胞分为红细胞（red blood cell，RBC）、白细胞（white blood cell，WBC）和血小板（platelet）3 类。血细胞在全血中所占的容积百分比，称为血细胞比容（hematocrit，HCT）。正常成年男性血细胞比容为 40% ~ 50%，女性为 37% ~ 48%。因为血液中红细胞数量最多，而白细胞和血小板仅占总容积的 0.15% ~ 1%，所以血细胞比容可反映血液中红细胞的相对量。例如，贫血患者红细胞数量减少，血细胞比容降低。当血浆容量发生改变时，血细胞比容也会发生相应的改变。严重脱水患者，血浆中水分大量丢失，血细胞比容会升高。

将一定量的血液与抗凝剂充分混匀并置于离心管中，进行离心，由于比重不同，离心后的血液分 3 层，上层淡黄色液体为血浆，下层深红色为红细胞，中间薄层白色不透明的为白细胞和血小板。

```
        ┌ 血细胞 ┬ 红细胞
        │       ├ 白细胞
        │       └ 血小板
        │
        │       ┌ 水
  血液 ─┤       │              ┌ 血浆蛋白 ┬ 纤维蛋白原
        │       │              │          ├ 白蛋白
        │       │              │          └ 球蛋白
        │       │              │
        └ 血浆 ─┤              │ 电解质     ┬ Na⁺、K⁺、Ca²⁺、Mg²⁺
                └ 溶质 ────────┤            └ HCO⁻、Cl⁻、HPO₄²⁻
                               │
                               │ 小分子有机物 ┬ 营养物质
                               │              ├ 代谢产物
                               │              └ 激素
                               │
                               └ 气体          O₂、CO₂
```

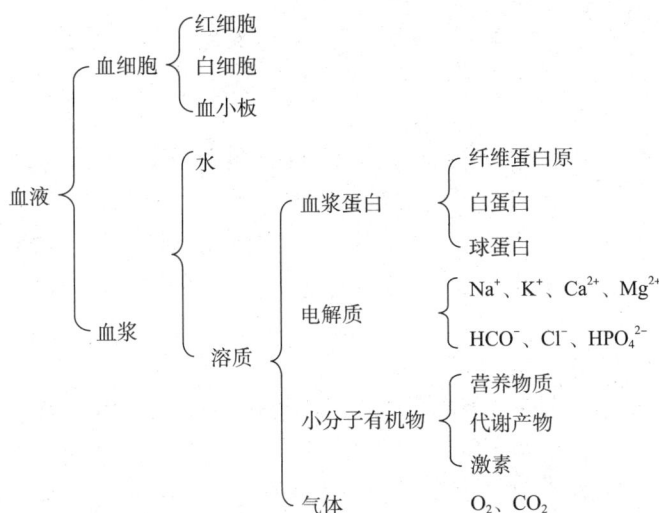

图 3-1　血液的组成

考点与重点　血细胞比容

（二）血浆

血浆的基本成分是晶体物质溶液，包括水、电解质、小分子有机化合物和一些气体，其中水是主要成分，占血浆总量的 90% 以上，水的含量与维持循环血量相对恒定有密切关系。血浆是沟通各部分组织液以及和外环境进行物质交换的场所，在沟通内、外环境中起着重要作用。血浆的各种成分变化可反映机体内环境的波动和某些器官的功能、组织的代谢状况。因此，临床上检测血浆成分变化可用于疾病的辅助诊断和病情观测。

血浆中的另一成分是血浆蛋白，血浆蛋白是血浆中多种蛋白质的总称。正常成年人血浆蛋白含量为 60～80g/L，用盐析法分为白蛋白（albumin）、球蛋白（globulin）和纤维蛋白原（fibrinogen）3 类，其中白蛋白 40～50g/L，球蛋白 20～30g/L，纤维蛋白原 2～4g/L。用电泳法又可将球蛋白分为 α_1、α_2、β、γ- 球蛋白。除 γ- 球蛋白来自浆细胞外，白蛋白、大多数球蛋白主要来自肝脏。肝功能障碍时常引起血浆白蛋白与球蛋白的比值，即白蛋白 / 球蛋白（A/G）下降甚至倒置（正常参考值为 1.5～2.5：1）。

血浆蛋白的功能主要包括以下几点：①形成血浆胶体渗透压，血浆胶体渗透压的 75%～80% 来自血浆蛋白中的白蛋白，可维持血管内外的水平衡；②可作为载体运输一些低分子物质（如脂质、维生素、代谢废物、离子等）；③参与血液凝固、抗凝、纤溶等生理过程；④与甲状腺激素、肾上腺皮质激素、性激素结合，使血浆中的这些激素不会很快从肾脏排出，从而维持这些激素在血浆中相对较长的半衰期；⑤具有防御功能，γ- 球蛋白能抵御病原微生物（细菌、病毒、真菌等）的入侵；⑥营养功能。

考点与重点　血液的组成

二、理 化 特 性

（一）颜色

血液的颜色主要取决于血红蛋白的颜色，由于血液中红细胞内含有的血红蛋白为红色，所以血液呈红色。动脉血中的氧合血红蛋白含量较多，呈鲜红色；静脉血中血红蛋白含氧较少，去氧血红蛋白含量高，呈暗红色。血浆因含微量胆色素而呈淡黄色。空腹时血浆清澈透明，进食大量脂类食物后，由于较多的乳糜微粒吸收入血，血液变得浑浊。所以临床上，要求患者空腹采血进行检验，以避免进食后食物影响检测结果。

（二）比重

正常人全血比重为 1.050 ～ 1.060，血中红细胞数量越多，全血比重越大；血浆的比重为 1.025 ～ 1.030，其大小主要取决于血浆蛋白含量；红细胞比重为 1.090 ～ 1.092，其大小与红细胞内血红蛋白含量呈正相关。红细胞和血浆比重存在差异，可进行红细胞沉降率的测定，还可进行红细胞与血浆的分离。

（三）黏度

液体的黏度来源于液体内部分子或颗粒间的摩擦，即内摩擦。如果以水的黏度为 1，则正常人全血的相对黏度为 4 ～ 5，血浆的相对黏度为 1.6 ～ 2.4。全血的黏度主要取决于红细胞数量，血浆的黏度主要取决于血浆蛋白的含量。血液的黏度是形成血流阻力的重要因素之一，血流阻力与血液黏度呈正相关。一个全身皮肤大面积烧伤的患者，因血浆水分的渗出，红细胞数量相对增多，血液黏度增大，进而血流阻力增大，影响正常的血液循环。

（四）酸碱度

正常人血浆 pH 为 7.35 ～ 7.45。血液中的缓冲物质及肺、肾的正常功能使得血浆 pH 维持相对恒定，血浆中最主要的缓冲对是 $NaHCO_3/H_2CO_3$。若血浆 pH 低于 7.35，称为酸中毒；高于 7.45，则称为碱中毒。当血浆 pH 低于 6.9 或高于 7.8 时，将危及生命，临床上会报告危急值，需紧急给予相应处理。

（五）血浆渗透压

渗透压（osmotic pressure）是指溶液所具有的吸引和保留水分子的能力。渗透压的大小与溶液中溶质颗粒（分子或离子）数目的多少有关，而与溶质的种类和颗粒的大小无关。血浆渗透浓度接近 300mmol/L，即 $300mOsm/(kg \cdot H_2O)$，相当于 770kPa 或 5790mmHg。

1. 血浆渗透压的形成　血浆渗透压包括血浆晶体渗透压和血浆胶体渗透压。血浆晶体渗透压由晶体物质所形成，包括无机盐、葡萄糖、尿素等小分子晶体物质，其中 80% 来自 Na^+ 和 Cl^-。血浆胶体渗透压由血浆蛋白等大分子物质所形成，其中 75% ～ 80% 来自白蛋白，白蛋白是形成血浆胶体渗透压的主要成分。

2. 血浆渗透压的生理作用

（1）血浆晶体渗透压的作用：血浆晶体渗透压可调节细胞内外的水平衡，对维持血细胞的正常形态和功能起重要作用。水分子可自由通过细胞膜，而晶体物质不易通过细胞膜，当某种原因使得血浆晶体渗透压降低时，细胞内液的渗透压相对增大，吸引水分子从红细胞外，跨过细胞膜进入红细胞内，致使红细胞膨胀，甚至破裂。红细胞膜一旦破裂，血红蛋白将逸出，这种现象称为溶血（hemolysis）。反之，若血浆晶体渗透压升高，将红细胞内的水分大量吸出，可引起红细胞脱水皱缩。

（2）血浆胶体渗透压的作用：血浆胶体渗透压可调节血管内外的水平衡，维持正常血浆容量。因血浆蛋白不易通过毛细血管壁，血浆胶体渗透压高于组织液胶体渗透压，故血浆胶体渗透压能吸引组织液中的水进入毛细血管。如果因某些疾病导致血浆蛋白大量流失，血浆胶体渗透压降低，组织液回流将减少，会导致组织水肿。

一般将渗透压与血浆渗透压相等的溶液称为等渗溶液，而把能使悬浮于其中的红细胞保持正常体积和形态的溶液称为等张溶液。不同物质的等渗溶液不一定都能使红细胞的体积和形态保持正常。如 1.9% 的尿素溶液为等渗溶液，但因尿素能通过细胞膜进入红细胞内，可引起红细胞破裂溶血，因此，等渗的尿素溶液不是等张溶液。而 NaCl 不易自由通过细胞膜，因此，0.9%NaCl 溶液既是等渗溶液，又是等张溶液。

临床上为患者输液时，要根据实际情况需要选用不同渗透压的溶液。常用的等渗溶液包括 0.9%NaCl 溶液和 5% 葡萄糖溶液。高于或低于血浆渗透压的溶液分别称为高渗溶液和低渗溶液。

考点与重点　血液的理化特性

第二节　血细胞生理

一、红　细　胞

（一）形态、数量和功能

1. 形态　正常成熟红细胞无细胞核，呈双凹圆碟形，直径 7 ～ 8μm，周边厚，中央薄。成熟红细胞中无线粒体，其获得能量的唯一途径是糖酵解。

2. 数量　红细胞是血液中数量最多的血细胞，红细胞内的蛋白质主要是血红蛋白（hemoglobin，Hb）。我国正常成年男性红细胞计数为（4.0 ～ 5.5）×10^{12}/L，血红蛋白浓度为 120 ～ 160g/L；女性红细胞计数为（3.5 ～ 5.0）×10^{12}/L，血红蛋白为 110 ～ 150g/L。正常人红细胞数量和血红蛋白浓度除存在性别差异之外，还会因年龄、生活环境、机体功能状态的不同而产生差异。例如，儿童低于成年人，但新生儿高于成年人；长期居住高原的人高于居住平原的人；妊娠后期因血浆量增多，红细胞数量和血红蛋白浓度相对减少。

考点与重点　红细胞的数量

3. 功能　红细胞主要的生理功能是运输 O_2 和 CO_2。该功能主要由红细胞内的血红蛋白完成。若红细胞破裂，血红蛋白逸出，则其运输气体的功能将丧失。此外，红细胞内有多种缓冲对，具有缓冲血液酸碱度变化的作用。

考点与重点　红细胞的功能

（二）生理特性

1. 可塑变形性　正常红细胞在外力作用下具有变形的能力，这种特性称为可塑变形性。血液在血管中流动时，红细胞常需通过小于其直径的毛细血管和血窦孔隙，这时红细胞将发生变形，通过之后又恢复原来的形状，这说明红细胞具有可塑变形的特性。红细胞可塑变形能力的大小与其形态、膜的弹性及内容物的量及性质有关。正常红细胞变形能力较好，衰老的红细胞变形能力减退。遗传性球形红细胞增多症患者由于红细胞膜蛋白缺陷，红细胞变为球形，其变形能力明显减弱。此外，当红细胞膜弹性降低或红细胞内容物的量及性质发生改变，使得红细胞内黏度增大时，红细胞的变形能力也会降低。

2. 渗透脆性　将红细胞置于 0.9%NaCl 溶液中，其形态和大小保持不变。若将红细胞置于 0.6% ～ 0.8%NaCl 溶液中，红细胞会膨胀变形；若置于 0.40% ～ 0.45%NaCl 溶液中，有部分红细胞破裂溶血；若置于 0.30% ～ 0.35%NaCl 溶液中，出现完全溶血。这说明红细胞对低渗溶液有一定的抵抗能力，将红细胞在低渗盐溶液中发生膨胀、破裂的特性，称为红细胞渗透脆性。红细胞的渗透脆性越大，表示其对低渗溶液的抵抗力越小。生理情况下，初成熟的红细胞对低渗盐溶液的抵抗力高，即脆性小；而衰老的红细胞对低渗盐溶液的抵抗力低，即脆性大。临床上，先天性溶血性黄疸患者的红细胞渗透脆性明显增大，遗传性球形红细胞增多症患者红细胞渗透脆性也会增大。因此测定红细胞的渗透脆性有助于一些临床疾病的诊断。

3. 悬浮稳定性（suspension stability）　是指血液中的红细胞能稳定悬浮于血浆中而不易下沉的特

性。将盛有抗凝血的血沉管垂直静置，观察第一小时末红细胞下沉的距离，表示红细胞下沉的速度，称为红细胞沉降率（erythrocyte sedimentation rate，ESR），简称血沉。用魏氏法检测的正常值，正常成年男性为 0～15mm/h，女性为 0～20mm/h。悬浮稳定性可用血沉来衡量，血沉增大，则红细胞悬浮稳定性降低。生理情况下，如女性月经期、妊娠期血沉会加快。机体患某些疾病（如风湿热、活动性肺结核、肿瘤等）时，红细胞彼此凹面相贴而发生叠连（图3-2），叠连后其表面积与容积比值减小，与血浆的摩擦力相对减小，使红细胞沉降率也会加快。因此，红细胞沉降率测定可作为诊断某些疾病的参考依据。决定血沉快慢的主要因素在于血浆成分的变化，血浆中白蛋白、卵磷脂增多可使红细胞沉降率减慢；而血浆中球蛋白和纤维蛋白原、胆固醇增多时，可促进红细胞叠连，使红细胞沉降加速。

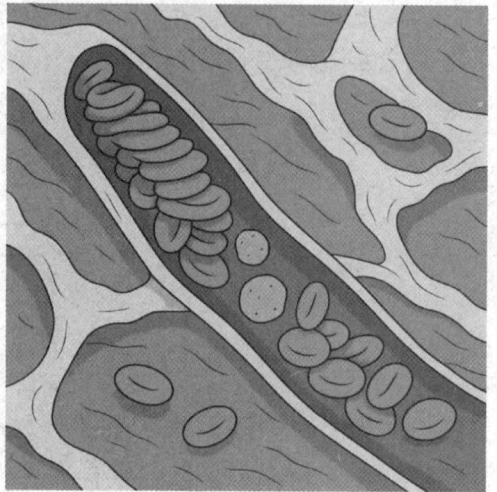

图 3-2　红细胞叠连示意

（三）红细胞的生成和破坏

1. 红细胞的生成

（1）生成的部位：成年人，红骨髓是生成红细胞的唯一场所。在红骨髓中造血干细胞不断增殖分化，形成红系定向祖细胞，再经过原红细胞、早幼、中幼、晚幼和网织红细胞，最后成为成熟的红细胞进入外周血液。红细胞在发育成熟过程中，体积由大变小，胞核逐渐消失，胞内血红蛋白从无到有，并逐渐增多。当机体受到大剂量放射线（X线、γ射线）照射或某些药物（如氯霉素、抗癌药物等）作用时，会造成骨髓造血功能障碍，全血细胞数减少，称为再生障碍性贫血。

（2）生成的原料

1）铁和蛋白质：红细胞的主要成分是血红蛋白，而铁和蛋白质是合成血红蛋白必需的原料。成年人每天需要 20～30mg 铁用于红细胞生成，其中每天约 1mg 来自食物，其余绝大部分来自衰老红细胞破坏后，血红蛋白释放铁的再利用。食物中的铁多以 Fe^{3+} 形式存在，需经胃酸作用转变为 Fe^{2+}，才能被人体吸收成为骨髓造血的原料，胃酸缺乏可影响铁的吸收。因此，若铁摄入不足、吸收减少、体内铁再利用减少或长期慢性失血导致机体缺铁时，均可使血红蛋白合成不足，引起小细胞低色素性贫血，即缺铁性贫血。

2）维生素 B_{12} 和叶酸：叶酸和维生素 B_{12} 是红细胞分裂和生长成熟过程中合成 DNA 必需的辅酶，称为红细胞成熟因子。叶酸在机体内需转化为四氢叶酸才能参与 DNA 的合成，而叶酸的转化需维生素 B_{12} 参与，所以当维生素 B_{12} 缺乏时，引起叶酸的相对不足，骨髓中的幼稚红细胞 DNA 合成障碍，红细胞增殖速度减慢，使红细胞生长停止、不能成熟，细胞体积增大，引起巨幼红细胞性贫血，即大细胞性贫血。

考点与重点　造血原料和辅助因子

（3）生成的调节：当人体所处的环境或功能状态发生变化时，红细胞的生成数量和速度会发生一定的变化。红细胞的生成主要受促红细胞生成素和雄激素的调节。

1）促红细胞生成素（erythropoietin，EPO）：是一种糖蛋白，由肾脏合成，其作用主要是促进晚期红系祖细胞增殖、分化，促进成熟的红细胞释放入血。当组织缺氧时，肾脏合成和分泌的 EPO 增多，促进红细胞的生成，提高血液运输氧的能力，缓解组织缺氧状态。长期生活在高原地区的居民，由于环境缺氧使机体血氧分压降低，导致 EPO 分泌增多，外周血中红细胞数量及血红蛋白含量增加。晚期肾病患者，由于 EPO 分泌不足，常伴有难以纠正的肾性贫血。

2）雄激素：可通过刺激肾脏产生 EPO 间接促进红细胞生成，也可直接刺激骨髓造血，使红细胞生成增多。故青春期后男性红细胞数量和血红蛋白含量多于女性。

考点与重点 红细胞生成的调节

2. 红细胞的破坏 红细胞平均寿命约为 120 天。衰老的红细胞变形能力减退，脆性增大，通过微小孔隙时，容易滞留在肝和脾处而被巨噬细胞所吞噬，称为血管外破坏。当脾功能亢进时，可使红细胞破坏增加，导致脾性贫血。除此之外，还有一部分衰老红细胞在血管中受到机械冲击而破损，称为血管内破坏。

二、白 细 胞

（一）分类和正常值

白细胞有细胞核，呈球形。正常成年人白细胞（white blood cell, WBC）总数是（4～10）×10⁹/L，新生儿白细胞总数可达（12～20）×10⁹/L。白细胞总数可随机体处于不同功能状态（进食、疼痛、情绪激动、月经期、妊娠等）而发生变化。

根据白细胞胞质中有无特殊的颗粒，将其分为有粒白细胞和无粒白细胞。有粒白细胞包括中性粒细胞、嗜碱性粒细胞和嗜酸性粒细胞；无粒白细胞，包括单核细胞和淋巴细胞。各类白细胞在白细胞总数中的百分比及主要功能见表 3-1。

表 3-1 血液中各类白细胞的百分比和主要功能

分类名称	百分比（%）	主要功能
中性粒细胞	50～70	吞噬细菌，清除衰老的红细胞和抗原 - 抗体复合物等
嗜酸性粒细胞	0.5～5	限制过敏反应，参与对蠕虫的免疫反应
嗜碱性粒细胞	0～1	释放组胺，参与过敏反应，释放肝素，具有抗凝血作用
单核细胞	3～8	吞噬抗原、参与激活特异性免疫应答功能
淋巴细胞	20～40	参与细胞免疫、体液免疫

考点与重点 白细胞的数量

（二）功能

白细胞的主要功能是通过吞噬及免疫反应，实现对机体的保护和防御。白细胞具有变形能力、趋化性、吞噬和消化等特性，是执行防御功能的生理学基础。

1. 中性粒细胞 主要功能是吞噬和杀灭入侵的细菌，是机体抵御细菌入侵的第一道防线。当细菌入侵时，中性粒细胞在炎症区域趋化因子吸引下，通过变形运动迅速穿过毛细血管壁，游走到达炎症部位，伸出伪足包围并吞噬细菌，当中性粒细胞吞噬细菌后，其本身即解体，释放的各种溶酶体酶又可溶解周围组织而形成脓液。临床上白细胞总数及中性粒细胞百分比增高，常提示有细菌感染。当血液中的中性粒细胞减少到 1×10⁹/L 时，机体的抵抗力就会明显降低，容易发生感染。

2. 嗜碱性粒细胞 嗜碱性粒细胞的胞质中含有大小不等的碱性染色颗粒，内含肝素（heparin）、组胺、过敏性慢反应物质和嗜酸性粒细胞趋化因子 A 等。肝素具有很强的抗凝血作用；组胺和过敏性慢反应物质能使毛细血管壁通透性增加，引起局部充血水肿，并可使支气管平滑肌收缩，从而引起荨麻疹、支气管哮喘等过敏反应；嗜酸性粒细胞趋化因子 A 能吸引嗜酸性粒细胞聚集于局部，以限制嗜碱性粒细胞在过敏反应中的作用，减轻过敏反应对组织的损伤。

3. 嗜酸性粒细胞 嗜酸性粒细胞的主要作用表现为：①抑制嗜碱性粒细胞生物活性物质的合成、释放，吞噬或破坏其生物活性物质，限制嗜碱性粒细胞在过敏反应中的作用，减轻速发型过敏反应；②参与对蠕虫的免疫反应，嗜酸性粒细胞可黏附在蠕虫上，释放酶杀伤蠕虫体。当机体发生过敏性疾病或寄生虫感染时，常伴有嗜酸性粒细胞增多。

4. 单核细胞 单核细胞属于吞噬细胞，在血液中吞噬能力较弱，当进入组织后，发育成巨噬细胞，吞噬能力大大提高。其功能主要表现为：①吞噬和清除病原微生物（如病毒、真菌等）或衰老损伤的血细胞及变性的血浆蛋白；②参与激活淋巴细胞的特异性免疫功能；③识别和杀伤肿瘤细胞；④参与对其他细胞活动的调控，合成和释放集落刺激因子、白细胞介素等。

5. 淋巴细胞 淋巴细胞在机体特异性免疫反应中起重要作用，属于免疫活性细胞。可分为 T 淋巴细胞、B 淋巴细胞和自然杀伤细胞（NK 细胞）3 种。T 淋巴细胞在胸腺内发育成熟，主要参与细胞免疫；B 淋巴细胞在骨髓内分化成熟，能产生抗体参与体液免疫；自然杀伤细胞的主要作用是杀伤肿瘤细胞和病毒感染的细胞等，构成机体天然免疫的重要防线。

> **链接**
>
> ## 白 血 病
>
> 白血病是血液系统的恶性肿瘤，病因尚不完全清楚，目前研究表明可能与生物因素、物理因素、化学因素、遗传因素和其他血液病等有关。临床表现为贫血、发热、感染、出血等。血常规、骨髓穿刺可辅助确诊，能观察到白细胞异常升高或降低。

考点与重点 白细胞的功能

三、血 小 板

（一）形态

血小板（platelet）是从骨髓中成熟的巨核细胞胞质裂解脱落下来的具有生物活性的小块物质，无细胞核，呈双面微凸的圆盘状，直径 2～3μm，血小板被激活时，可伸出伪足而呈现不规则形。血小板的平均寿命为 7～14 天，衰老的血小板在脾中被巨噬细胞吞噬清除。

（二）正常值

正常成年人血小板数量为（100～300）×10^9/L。其数量有一定的波动，妇女月经期血小板减少，妊娠、进食、运动及缺氧可使血小板增多。当血小板数量低于 50×10^9/L 时，毛细血管脆性增加，使得皮肤和黏膜下容易出现瘀点，甚至出现大块紫癜，称血小板减少性紫癜，输入血小板后可防止出血倾向发生；血小板数量超过 1000×10^9/L，称血小板过多，易发生血栓。

考点与重点 血小板的数量

（三）生理特性

1. 黏附 当血管内皮损伤暴露出内膜下的胶原纤维时，血小板便黏附于内皮下组织即胶原纤维上，这是血小板发挥作用的开始。

2. 聚集 聚集是指血小板相互黏着的现象，此过程需纤维蛋白原、Ca^{2+} 及血小板膜上蛋白Ⅱb（GPⅡb）和Ⅲa（GPⅢa）的参与。可分为两个时相：第一时相发生迅速，由受损组织释放的腺苷二磷酸（ADP）所引起，也能迅速解聚，为可逆性聚集；第二时相由血小板释放的 ADP 引起，发生缓慢，不能解聚，为不可逆性聚集。血小板聚集是形成血小板栓子的基础。

3.释放 血小板受到刺激后，将贮存在颗粒中的 ADP、5- 羟色胺、血栓烷 A_2（TXA_2）、儿茶酚胺等活性物质排出的过程，称为释放。ADP 可促进血小板聚集，形成血小板止血栓；5- 羟色胺可使小动脉收缩，有利于止血。

4.吸附 血小板能吸附血浆中的多种凝血因子，当血管内皮破损时，血小板黏附和聚集在破损处，吸附大量凝血因子，使受损局部的凝血因子浓度明显增高，促进血液凝固。

5.收缩 血小板通过其内部收缩蛋白的收缩作用，使血凝块回缩变硬，形成坚实的止血栓，堵住血管破裂口，有利于止血。若血小板数量减少或功能减退，可使血块回缩不良。临床上可根据体外血块回缩的情况大致估计血小板的数量或功能是否正常。

（四）生理功能

1.维持血管内皮的完整性 血小板对毛细血管壁有营养和支持作用，正常情况下，血小板能沉着于毛细血管壁，并与血管内皮细胞融合，使毛细血管内皮不断修复，从而保持完整性。

2.参与生理性止血 正常情况下，小血管损伤后血液从小血管内流出，数分钟后会自行停止，这种现象称为生理性止血。生理性止血可分为 3 个过程。①血管收缩：损伤刺激及血小板所释放的缩血管物质 5-HT、TXA_2，使受损小血管收缩，血流速度减慢或停止，如果血管损伤不大，可使血管破口封闭，终止出血。②血小板血栓形成：受损血管暴露出内膜下的胶原纤维，使血小板黏附、聚集于血管破损处，形成松软的血小板止血栓，实现初期止血。③血液凝固：血管受损激活很多凝血因子，启动凝血过程，受损局部迅速发生血液凝固，形成二期止血，实现有效止血，即血浆中可溶性纤维蛋白原转变为不溶性纤维蛋白，并交织成网，加固止血栓。最后，由于局部纤维组织增生，并长入血凝块，形成永久性止血（图 3-3）。

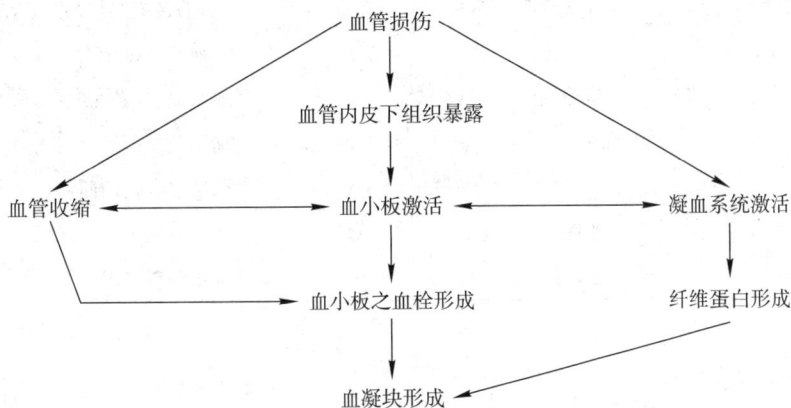

图 3-3　生理性止血过程

3.促进血液凝固 血小板含有许多与凝血过程有关血小板因子（PF），在凝血过程中发挥重要作用。激活的血小板能为凝血因子的相互作用提供磷脂表面，通过磷脂表面结合 Ｖa、Ⅷa、Ⅸa、Ｘa，使凝血酶原激活速度加快，血小板还可以吸附多种凝血因子（如凝血因子Ⅰ、Ⅺ、Ⅻ等），加速血液凝固，促进凝血过程的发生。

临床上常用小采血针刺破耳垂或指尖，测定血液自然流出到自行停止所需的时间，称为出血时间（bleeding time，BT）。正常出血时间为 1 ～ 3min，可用出血时间检测生理性止血功能的状态，血小板减少或血小板功能障碍时，出血时间延长，甚至出血不止。总之，血小板在生理性止血过程中发挥着重要作用。

考点与重点 血小板的功能

第三节　血液凝固与纤维蛋白溶解

一、血液凝固

血液凝固（blood coagulation）是指血液由流动的液体状态变成不能流动的凝胶状态的过程，是一系列循序发生的复杂的蛋白质酶促反应过程，有多种凝血因子参与，使血浆中可溶性的纤维蛋白原转变为不溶性的纤维蛋白，把血细胞及其他成分网罗形成血凝块。

考点与重点　血液凝固的概念

（一）凝血因子

血浆与组织中直接参与血液凝固的物质，称为凝血因子（blood coagulation factor）。目前按国际命名法以被发现的先后顺序用罗马数字进行编号的有 12 种（表 3-2），即凝血因子Ⅰ～ⅩⅢ。这些凝血因子中除因子Ⅲ外，其他凝血因子均存在于血浆中。多数凝血因子在肝脏合成。除因子Ⅳ是 Ca^{2+} 外，其余的凝血因子都是蛋白质。因子Ⅱ、Ⅶ、Ⅸ、Ⅹ、Ⅺ、Ⅻ都是蛋白酶，且是以无活性的酶原形式存在，必须经过激活才有活性。被激活的凝血因子，则在其右下角标"a"（activated）表示。因子Ⅱ、Ⅶ、Ⅸ、Ⅹ合成时需要维生素 K 参与，也称为依赖维生素 K 的凝血因子。若出现肝病或维生素 K 缺乏，患者常伴有凝血功能障碍，有出血倾向。临床上各种凝血因子缺乏或不足，均可引起凝血障碍，如因子Ⅷ缺乏则为血友病 A，因子Ⅸ缺乏为血友病 B，因子Ⅺ缺乏为血友病 C 等。

表 3-2　根据国际命名法编号的凝血因子

编号	同义名	合成部位	编号	同义名	合成部位
Ⅰ	纤维蛋白原	肝细胞	Ⅷ	抗血友病因子	肝细胞
Ⅱ	凝血酶原	肝细胞	Ⅸ	血浆凝血激酶	肝细胞
Ⅲ	组织因子	内皮细胞及其他细胞	Ⅹ	斯图亚特因子	肝细胞
Ⅳ	Ca^{2+}		Ⅺ	血浆凝血激酶前质	肝细胞
Ⅴ	前加速素	内皮细胞、血小板	Ⅻ	接触因子	肝细胞
Ⅶ	前转变素	肝细胞	ⅩⅢ	纤维蛋白稳定因子	肝细胞、血小板

（二）血液凝固过程

血液凝固是一系列凝血因子相继激活的过程。整个凝血过程可分为 3 个基本步骤：①凝血酶原激活物的形成；②凝血酶的形成；③纤维蛋白的形成（图 3-4）。

1. 凝血酶原激活物的形成　因子 FⅩa、Ca^{2+}、Ⅴ、PF_3 组成凝血酶原激活物。根据 FⅩ 的激活过程不同，可分为内源性凝血途径和外源性凝血途径（图 3-5）。两条途径的主要区别在于启动方式和参与的凝血因子不同，但两条途径密切联系。

（1）内源性凝血激活途径：指参与凝血的因子全部来自血液，通常由因子Ⅻ启动，Ⅻ与带负电的异物表面（如胶原纤维、玻璃、白陶土、硫酸酯等）接触，激活因子 Ⅹ 的途径，而启动凝血过程。当血管内膜受损，暴露出胶原纤维或带有负电荷的异物附着时，因子Ⅻ与其接触并被激活为Ⅻa，

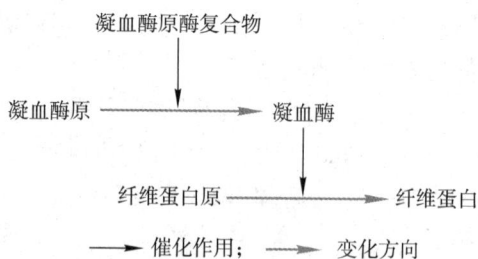

凝血酶原酶复合物

凝血酶原 ——→ 凝血酶

纤维蛋白原 ——→ 纤维蛋白

——→ 催化作用；　——→ 变化方向

图 3-4　血液凝固的基本步骤

从而启动内源性凝血途径。Ⅻa可激活前激肽释放酶成为激肽释放酶,后者又能激活Ⅻ,这一正反馈过程可生成大量Ⅻa。Ⅻa能激活因子Ⅺ形成Ⅺa,Ⅺa再激活因子Ⅸ,生成Ⅸa。Ⅸa与因子Ⅷ、Ca^{2+}、PF_3组成因子Ⅹ酶复合物,该复合物进一步激活因子Ⅹ生成Ⅹa。此过程中,因子Ⅷ是调节蛋白,它的存在可使Ⅸa激活因子Ⅹ的过程加快近20万倍。缺乏因子Ⅷ将发生血友病A,患者凝血过程非常缓慢,甚至微小的创伤就会出血不止。

(2)外源性凝血激活途径:指来自血液之外的组织因子(tissue factor,TF)与血液接触而启动的凝血过程,又称组织因子途径。血管外组织释放的因子Ⅲ参与激活因子Ⅹ,由因子Ⅲ启动,组织因子Ⅲ在脑、肺、胎盘组织中特别丰富。当组织损伤时,损伤组织释放的因子Ⅲ与血浆中的因子Ⅶ、Ca^{2+}、PF_3组成复合物,此复合物可直接激活因子Ⅹ成为Ⅹa。在此过程中,Ⅲ是辅因子,可使Ⅶa催化Ⅹ激活的效力提高1000倍。生成的Ⅹa又能反过来激活Ⅶ,进而生成更多的Ⅹa,形成外源性凝血的正反馈效应。由于外源性凝血途径所涉及的因子及反应步骤较少,活化生成Ⅹa的速度比内源性凝血途径快。

另外,Ⅶa–组织因子复合物还能激活Ⅹ,Ⅸa除能与Ⅷa结合而激活Ⅹ外,也能反馈激活Ⅶ。因此,通过Ⅶa–组织因子复合物使两条凝血途径联系起来,共同完成凝血过程。

生理性血液凝固过程中,内源性和外源性凝血途径同时启动,两者密切联系。现认为,外源性凝血途径即组织因子启动生理性凝血过程在体内生理性凝血反应的启动中起关键性作用,而内源性凝血途径对凝血过程的维持和巩固起重要作用。

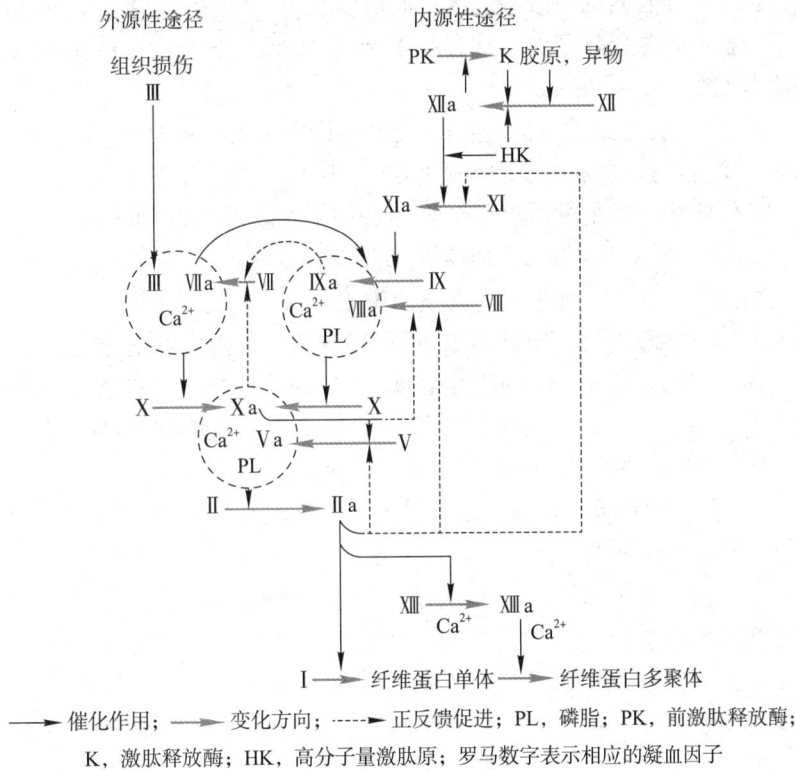

图3–5 血液凝固过程

2. 凝血酶形成 由内源性及外源性凝血途径所产生的Ⅹa,在Ca^{2+}存在时,与Ⅴa结合在PF_3上,形成凝血酶原激活物,凝血酶原激活物(Ⅹa、Ⅴa、Ca^{2+}、PF_3)可将血浆中的凝血酶原(Ⅱ)迅速激活成凝血酶(Ⅱa)。其中Ⅴa是辅因子,可使Ⅹa激活凝血酶原的速度提高1万倍。

3. 纤维蛋白形成 凝血酶能迅速催化纤维蛋白原分解,转变成纤维蛋白单体。同时,在Ca^{2+}参与下,凝血酶还能激活Ⅷ成为Ⅷa,Ⅷa使纤维蛋白单体互相联结形成牢固的纤维蛋白多聚体,也就是纤维蛋白。纤维蛋白相互交织成网,将血细胞网罗其中形成血凝块,完成整个凝血过程。

血液离体后到完全凝固所需的时间称为凝血时间（clotting time，CT），普通试管法正常参考值为 4 ~ 12min（玻片法为 2 ~ 8min）。常用于检查第一阶段内源性凝血系统有无障碍。向血浆中加入组织凝血酶和 Ca^{2+} 后测定的凝血时间称为凝血酶原时间（prothrombin time，PT），正常参考值为 11 ~ 13s。常用于检测外源性凝血系统有无障碍。临床上通过检查血液凝固过程，辅助诊断出血性疾病的类型。常用的检查方法是 CT 测定和 PT 测定。

血液凝固后 1 ~ 2h，血凝块发生回缩，析出淡黄色的液体，称为血清（blood serum）。血清与血浆的主要区别是血清中不含纤维蛋白原和一些凝血因子，但有少量血小板释放的物质。由于血清不凝固，临床上很多生化检验、血清免疫学测定等都可采用血清标本。

考点与重点 血清

血液凝固是一种正反馈，每一步都有放大效应，一旦触发，反应就会迅速连续进行，形成类似"瀑布"式反应链，直至完成。Ca^{2+}（凝血因子Ⅳ）在多个凝血环节上起促凝血作用，并且易于处理，因此，在临床上可用于促凝血（加 Ca^{2+}）或抗凝血（除去 Ca^{2+}）。

考点与重点 血液凝固的基本步骤

（三）血液凝固的调节

1. 抗凝 正常情况下，血管内的血液始终保持流动状态而不易凝固。生理性止血时，止血栓也仅局限于受损的部位，不会扩展到未损伤部位，这表明体内生理性凝血过程受到严格控制，是多种因素共同作用的结果。主要原因如下。

（1）血管内皮的抗凝作用：①血管内膜光滑、完整，避免凝血系统的激活和血小板的活化；血管内皮细胞膜能合成和分泌生理性抗凝物质。②血流速度快，凝血因子不易聚集。③血浆中存在与凝血系统相对抗的抗凝系统。④纤维蛋白吸附凝血过程中所形成的凝血酶，避免凝血酶向周围扩散。

（2）生理性抗凝物质：血浆中最重要的抗凝物质是抗凝血酶（antithrombin）和肝素，它们的作用约占血浆全部抗凝血酶活性的 75%，此外，还有蛋白质 C 系统等。

1）抗凝血酶：是一种丝氨酸蛋白酶抑制物，由肝细胞和血管内皮细胞分泌，不仅能与凝血酶结合使其失活，还能封闭Ⅸa、Ⅹa、Ⅺa、Ⅻa 的活性中心，产生抗凝作用。正常情况下，抗凝血酶的直接抗凝作用弱而慢，但当它与肝素结合后，其抗凝作用增强 2000 倍，可使抗凝血酶与凝血酶的亲和力增强 100 倍。抗凝血酶缺乏是发生静脉血栓与肺栓塞的常见原因之一。

2）肝素：肝素是一种有效的抗凝物质，主要是由肥大细胞和嗜碱性粒细胞产生的黏多糖，存在于大多数组织中，在肝、肺、心脏和肌肉组织中更加丰富。肝素不仅与抗凝血酶结合，还能抑制凝血酶原的激活，阻止血小板的黏附、聚集和释放，影响凝血过程。肝素在临床应用广泛，常用作在体内、外的抗凝剂，防治血栓栓塞性疾病。

3）蛋白 C 系统：蛋白质 C 是由肝细胞合成的维生素 K 依赖因子，以酶原的形式存在于血浆中。激活后的蛋白质 C 能够灭活因子 Ⅴa 和因子Ⅷa，削弱因子Ⅹa 的作用，因促进纤维蛋白溶解，而具有抗凝作用。

4）组织因子途径抑制物：来源于小血管的内皮细胞，是一种相对稳定的糖蛋白。它的作用是直接抑制因子Ⅹa 的活性，在 Ca^{2+} 的存在下，灭活因子Ⅶ与组织因子的复合物，能够抑制外源性凝血途径。

考点与重点 主要的生理性抗凝物质

（3）体外抗凝：①临床上防止血栓的形成，如静脉留置针的封针液、弥散性血管内凝血的治疗等，都是采用肝素进行体内、体外抗凝。②枸橼酸钠可与血浆中的 Ca^{2+} 结合，形成稳定的可溶性络合物，将血浆中游离的 Ca^{2+} 去除，因此血液不能凝固。少量枸橼酸钠毒性很小，不对机体造成影响，临床上常采用枸橼酸钠作为抗凝剂，储存血液，多用于输血的抗凝剂。如果患者需大量输血应注意预防枸橼酸钠中毒及低钙性抽搐。③适当降低温度可抑制酶促反应，还能防止血液变质，因此应在低温环境（2～6℃）储存血液。

2. 促凝　临床上常使用以下方法防止血液凝固。

（1）提供粗糙的异物表面：临床上常用纱布或吸收性明胶海绵等压迫止血，利用异物表面激活因子Ⅻ和血小板，粗糙且呈网状的结构可提供凝血时所需要的支架，引起血小板聚集和纤维蛋白原沉积。

（2）适当提高温度：外科手术中常用温热的生理盐水纱布止血，适当加温（一般不超过40℃）可加快一系列酶促反应，加速凝血。

（3）促进凝血因子合成：多种凝血因子的合成依赖维生素K的参与，某些手术前给患者补充适量维生素K，可促进凝血因子合成，防止手术时大出血。

二、纤维蛋白的溶解

纤维蛋白在纤维蛋白溶解酶的作用下，被降解液化的过程称为纤维蛋白溶解，简称纤溶（fibrinolysis）。纤溶系统包括纤溶酶原、纤溶酶、纤溶酶原激活物和纤溶抑制物。纤维蛋白溶解的过程包括纤溶酶原的激活、纤维蛋白的降解两个基本阶段（图3-6）。纤溶系统的作用是随时清除在生理性止血过程中产生的纤维蛋白凝块，防止永久性血栓形成，保持血流通畅。

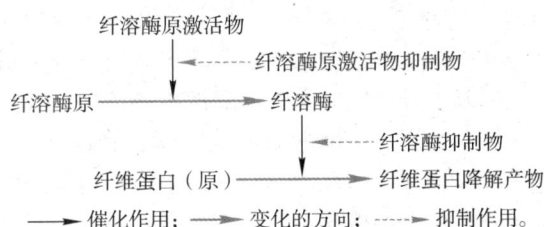

图 3-6　纤维蛋白溶解过程

（一）纤维蛋白溶解过程

1. 纤溶酶原激活　纤溶酶原主要在肝脏合成，嗜酸性粒细胞也可以少量合成。纤溶酶原在各种纤溶酶原激活物的作用下形成纤溶酶。纤溶酶原激活物主要有组织型纤溶酶原激活物（tissue-type plasminogen activator，t-PA）、尿激酶型纤溶酶原激活物和激肽释放酶。t-PA主要由血管内皮细胞合成和释放，是血液中主要的内源性纤溶酶原激活物，释放于血后使血浆内激活物浓度维持在基础水平。游离状态的t-PA与纤溶酶原的亲和力低，激活作用很弱，当血管内出现血凝块时，t-PA、纤溶酶原与纤维蛋白结合后，t-PA对纤溶酶原的亲和力明显增强，激活效应明显增强。重组组织型纤溶酶原激活物已作为溶栓药广泛应用于临床血栓栓塞疾病的治疗。尿激酶型纤溶酶原激活物主要由肾小管、集合管上皮细胞合成，是血液中活性仅次于t-PA的生理性纤溶酶原激活物，其与纤维蛋白的亲和力低于t-PA。尿激酶型纤溶酶原激活物的主要功能是溶解血管外蛋白，可促进细胞迁移，其次才是溶解血浆中的纤维蛋白。激肽释放酶可由Ⅻa激活前激肽释放酶产生，可激活纤溶酶原，这一类激活物对维持凝血与纤溶之间的动态平衡具有重要意义。

2. 纤维蛋白降解　纤溶酶是一种活性很强的丝氨酸蛋白酶，在纤溶酶作用下，可将纤维蛋白和纤维蛋白原分解为许多可溶性小肽，称为纤维蛋白降解产物。这些降解产物通常不再发生凝固，其中的部分小肽还具有抗凝血作用。另外，纤溶酶对Ⅱ、Ⅴ、Ⅷ、Ⅹ、Ⅻ等凝血因子也有一定降解作用。当纤溶亢进时，可因凝血因子被大量分解和纤维蛋白降解产物的抗凝作用而发生出血倾向。

（二）抗纤维蛋白溶解

人体内还存在多种物质可抑制纤溶系统的活性，从而抑制纤维蛋白的溶解，血液中的纤溶抑制物包括纤溶酶原激活物抑制物和抗纤溶酶两类。纤溶酶原激活物抑制物主要由血管内皮产生，与 t-PA 和尿激酶结合后抑制纤溶酶原的激活，从而使其失活。抗纤溶酶主要由肝脏产生，也有少量存在于血小板 α 颗粒中，通过与纤溶酶结合成复合物而抑制纤溶酶的活性。抗纤溶的意义主要在于使具有止血作用的血凝块保留必需的时间，并防止纤维蛋白过度溶解。

凝血和纤溶两个是既对立又统一的功能系统。两个系统之间保持动态平衡，使机体既能保证有效的止血，又可防止血凝块堵塞血管，维持血液的正常流动。血管内，如果两者之间的平衡关系被打破，凝血作用大于纤溶，可产生血栓；纤溶作用过强、大于凝血，则会造成出血倾向。凝血过程和纤溶系统都可以由Ⅻa 因子启动，Ⅻa 还能够激活补体系统。所以，Ⅻa 将凝血、纤溶、激肽及补体等系统联系起来，使得机体的生理性止血功能和防卫功能协调统一，减少创伤对机体造成的危害，达到有效保护机体的目的。

第四节　血型与输血

一、血　　量

血量（blood volume）是指人体内血液的总量。正常成年人的血量为体重的 7% ～ 8%，即每千克体重有 70 ～ 80mL 血液。因此，一个体重 60kg 的人，血量为 4200 ～ 4800mL。全身绝大部分血液在心血管中流动，称为循环血量；少部分血液滞留在肝、肺、腹腔静脉以及皮下静脉丛等储血库中，称为储存血量。剧烈运动、情绪激动或大量失血时，储血库中的血液可释放出来补充循环血量。

正常情况下，体内血量保持相对恒定，足够的血量是形成正常血压的前提，也是组织器官正常血液供应的必要条件。当机体少量失血，一次失血量在总血量的 10%（约 500mL）以内时，机体可通过加强心脏活动、血管收缩、储存血液释放等加以代偿，而不出现明显的临床症状。若短时间内失血量达到总血量的 20%（约 1000mL），机体将难以维持正常血压，进而出现一系列临床症状。严重失血即失血量超过总血量的 30% 甚至更多，需及时输血和积极补液治疗，否则可能危及生命。

考点与重点 　血量

二、血　　型

血型（blood group）通常指红细胞膜上特异抗原的类型。至今已发现的红细胞血型系统有 30 个，其中与临床关系密切的是 ABO 血型系统和 Rh 血型系统。此外，白细胞、血小板及一般组织细胞也存在特异性抗原，这些抗原可作为机体免疫系统识别"自我"的标志。血型鉴定是安全输血的前提，在输血、器官移植及法医学、人类学研究等领域中具有重要意义。

如果将血型不同的两个人的血滴放在玻片上混合，其中的红细胞会聚集成簇，这种现象称为红细胞凝集（agglutination），其本质是抗原 - 抗体反应。在凝集反应中，红细胞膜上的特异性抗原称为凝集原（agglutinogen），而能与凝集原发生反应的是血浆中的特异性抗体称为凝集素（agglutinin）。当人体输入血型不相容的血液时，可发生凝集反应，聚集成簇的红细胞在补体的作用下，细胞膜破裂，血红蛋白溢出，发生溶血。凝集的红细胞会堵塞毛细血管，而溶血可损伤肾小管，同时常伴发过敏反应，甚至危及生命。

考点与重点 　血型的概念

（一）ABO 血型系统

1. ABO 血型的分型　根据红细胞膜上凝集原的有无或种类不同，将血型分为 4 种血型。ABO 血型系统包含两种抗原，即 A 凝集原和 B 凝集原。若红细胞膜上只含 A 凝集原者，血型为 A 型；只含 B 凝集原者，血型为 B 型；含 A、B 两种凝集原者，血型为 AB 型；A、B 两种凝集原都不含者，血型为 O 型。另外，在人体血清中还存在着天然抗体，即凝集素，分别为抗 A 凝集素和抗 B 凝集素。A 型血的血清只含抗 B 凝集素，B 型血的血清只含抗 A 凝集素，AB 型血的血清中既无抗 A 凝集素也无抗 B 凝集素，O 型血的血清中既含抗 A 凝集素又含抗 B 凝集素（表 3-3）。

表 3-3 ABO 血型系统的分型

血型	红细胞膜上的凝集原（抗原）	血清中的凝集素（抗体）
A 型	A	抗 B
B 型	B	抗 A
AB 型	A 和 B	无
O 型	无	抗 A 和抗 B

2. ABO 血型系统的抗体 有天然抗体和免疫性抗体两类。ABO 血型系统存在天然抗体。天然抗体多属 IgM，分子量大，不能通过胎盘。免疫性抗体是机体受外来抗原刺激而产生的。免疫性抗体属于 IgG，分子量小，能通过胎盘进入胎儿体内。因此，母婴血型不合时，可因母体内免疫性血型抗体进入胎儿体内而引起胎儿红细胞的破坏，发生新生儿溶血病。

医者仁心

中国输血事业奠基人——易见龙

易见龙教授是我国著名的医学教育家、生理学家、血液学专家，是中国输血事业的奠基人之一，为我国第一座现代血库——军医署血库的建设作出了重要贡献。该血库在昆明运行 1 年余，在抗日战争中发挥了重要作用。他从临床需要出发，领导多学科协作研究血浆代用品，建立了整套血清采集、加工、鉴定流程，同时培养了大批医学人才。

易见龙教授的一生是革命、奋斗与奉献的典范，他的事迹激励着后人在医学与科研领域不断进取。

考点与重点 ABO 血型系统

（二）Rh 血型系统

1. Rh 血型的分型 Rh 凝集原是人类红细胞膜上另一类凝集原，最早发现于恒河猴的红细胞上，Rh 血型系统是红细胞血型中最复杂的一个系统。人类红细胞膜上的 Rh 抗原主要有 C、c、D、E、e 5 种，其中 D 凝集原的抗原性最强，其临床意义最为重要。因此将红细胞膜上含有 D 凝集原者称为 Rh 阳性，不含 D 凝集原者称为 Rh 阴性。我国汉族人口绝大多数为 Rh 阳性，Rh 阴性者仅占 1% 左右。某些少数民族中，Rh 阴性比例较大，如苗族为 12.3%，塔塔尔族为 15.8%，布依族和乌孜别克族为 8.7%。

2. Rh 血型系统的抗体 Rh 血型系统不存在与 Rh 抗原起反应的天然凝集素，经后天致敏可获得免疫抗体。即 Rh 阳性和 Rh 阴性者，血浆中都没有抗 Rh 抗体，但如果把 Rh 阳性血输给 Rh 阴性的人，可使 Rh 阴性的人血浆中产生抗 Rh 抗体。

Rh 阴性者在第一次接受 Rh 阳性的血液时，因 Rh 阴性者体内无天然抗体，不会发生凝集反应，但可使 Rh 阴性者产生获得性抗 Rh 抗体，当第二次输入 Rh 阳性血液时，就会因抗原 - 抗体结合而发生红细胞凝集反应。

Rh 凝集素主要是 IgG，因其分子量较小，能透过胎盘。当 Rh 阴性的孕妇怀有 Rh 阳性的胎儿时，

Rh 阳性胎儿的少量红细胞或 D 抗原可以进入母体，使母体产生免疫性抗体，主要是抗 D 抗体。这种抗体可以透过胎盘屏障进入胎儿的血液，使胎儿的红细胞发生溶血，造成新生儿溶血性贫血，严重时可导致胎儿死亡。但一般只有在妊娠末期或分娩时才有足量的胎儿红细胞进入母体，而母体内抗体的浓度是缓慢增加的，故 Rh 阴性的母体怀第一胎多不发生溶血；但再次孕育 Rh 阳性胎儿时，抗体可通过胎盘进入胎儿血液，使胎儿的红细胞凝集后发生溶血。故多次怀孕均为死胎的孕妇，特别是少数民族妇女，应引起高度重视。若在 Rh 阴性母亲生育第一胎后，及时输注特异性抗 D 免疫球蛋白，中和进入母体的 D 抗原，可防止 Rh 阳性胎儿红细胞致敏母体，预防第二次妊娠时新生儿溶血的发生。

考点与重点 Rh 血型系统

三、输 血 原 则

输血（blood transfusion）是治疗血液系统疾病、抢救大出血和确保某些重大手术顺利进行的重要手段，在临床应用广泛。但如果输血不当或发生差错，会给患者造成严重的损害，甚至危及生命。作为一种治疗措施，输血的根本原则是避免在输血过程中出现红细胞凝集反应，应坚持同型输血。首先，输血前进行血型鉴定，保证供血者和受血者的 ABO 血型相容。其次，输血前必须进行交叉配血试验（图 3-7）。交叉配血试验是把供血者的红细胞与受血者的血清相混合，检查有无凝集现象，称为主侧；把受血者的红细胞与供血者的血清相混合，检查有无凝集现象，称为次侧。如果主、次两侧都没有凝集反应，即为配血相合，可以进行

图 3-7 交叉配血试验

输血；如果主侧有凝集反应，则为配血不合，不能输血；如果主侧无凝集反应，而次侧有凝集反应，为配血基本相合，这种情况只能在没有同型血的紧急情况下少量而缓慢地输血（如将 O 型血输给其他血型的受血者或 AB 型受血者接受其他血型的血液），需密切观察病情变化，一旦出现异常情况应立即停止输血并给予相应处理。

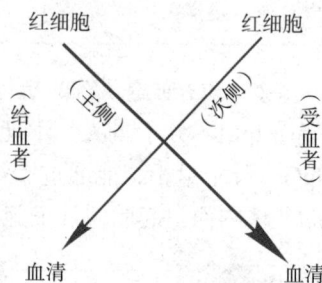

随着血液成分分离机的广泛应用，以及分离技术和成分血质量的不断提高，输血疗法从原来的输全血发展为输成分血。成分输血是将人血中各种不同成分，如红细胞、粒细胞、血小板和血浆，分别制备成高纯度或高浓度制品，再输注给患者。不同的患者对输血有不同的要求。因此，倡导成分输血可增强治疗的针对性，提高疗效，减少不良反应，并且能节约血源。

异体输血存在艾滋病、乙型肝炎、疟疾等血液传染性疾病传播的潜在危险，也可因移植物的抗宿主反应导致受血者的免疫功能下降。而自体输血是采用患者自身血液成分，以满足本人手术或紧急情况下需要的一种输血疗法。采用自体输血时可于手术前数天内定期反复采血储存以备手术之需；也可在手术前自体采血，并在使用血浆代用品维持患者正常血容量的条件下开展手术，然后在需要时输到患者体内。另外，还可在手术过程中无菌收集出血，经适当处理后回输患者。自体输血能避免异体输血引发的不良反应，避免血源传播性疾病如艾滋病、肝炎等的发生，是一种值得推广的安全输血方式。

考点与重点 输血原则

❓ 思 考 题

1. 简述血液的组成成分。
2. 简述影响血液凝固的因素。
3. 简述输血的原则。

本章数字资源

第四章 血液循环

📋 案例

　　患者，男，70 岁。因"呼吸困难、浅快，咳粉红色泡沫样痰持续 3 天"入院。高血压、糖尿病 10 余年，血压、血糖控制不理想，且长期大量吸烟（平均 20 支／天）。入院查体：血压 140/80mmHg，呼吸 28 次／分，双肺可闻及较广泛哮鸣音及湿啰音，心界向左扩大，心率 120 次／分。辅助检查：胸部 X 线检查示心影增大，肺水肿征象；心脏彩色超声示左心室大，左室射血分数 35%；血常规示白细胞计数 $20 \times 10^9/L$，中性粒细胞比例增至 85%、绝对值 $15 \times 10^9/L$；NT-proBNP 浓度明显增高。临床诊断：肺部感染、急性左心衰竭。

问题：1. 患者为何出现射血分数下降、心界扩大？
　　　2. 患者为何出现呼吸困难、肺水肿？

　　循环系统（circulatory system）主要由心脏和血管组成。心脏是血液循环的动力器官，血管是血液运行的管道和物质交换的场所。通过心脏节律性的舒缩活动，使血液沿循环系统按一定方向周而复始地流动称为血液循环（blood circulation）。血液循环的主要功能是运输体内的营养物质、代谢产物、气体、激素及水等，保证新陈代谢的正常进行。内环境稳态的维持和血液防御功能的发挥也依赖于血液流动。一旦循环停止，就会导致新陈代谢紊乱和器官功能受损，甚至危及生命。

🔗 链接

威廉·哈维——生理学之父

　　1628 年，威廉·哈维出版了《关于动物心脏与血液运动的解剖研究》（De Motu Cordis，中译名称为《心血运动论》），书中威廉·哈维提出了血液循环理论：来自心脏的血液必定又回到心脏。这一理论宣告了生命科学新纪元的到来，恩格斯在《自然辩证法》中这样高度评价威廉·哈维的科学成就："哈维由于发现了血液循环而把生理学确立为科学。"

　　哈维的贡献是划时代的，他的不朽著作《心血运动论》被誉为生理学历史上最重要的著作，标志着生理学的开始，为人类探索生理功能的奥秘指明了用实验研究求证的正确方向。这是 17 世纪科学革命的重要组成部分。

第一节　心脏生理

　　心脏是血液循环的动力泵，它表现为两个方面的节律性的周期性活动：一是心电周期，即心脏各部分动作电位的产生和扩布的周期性活动；二是心动周期，即由兴奋触发的心肌收缩和舒张的机械活动周期。心脏的每一次泵血活动都是这两个周期相互联系活动的结果。本节将从心脏的机械活动和生物电活动两个角度来讨论心脏的生理活动。

一、心脏的泵血功能

（一）心动周期与心率

心房或心室每收缩和舒张一次所经历的时间，称为一个心动周期（cardiac cycle）。心房和心室的心动周期都包括收缩期（systole）和舒张期（diastole）。在心脏泵血活动中起主要作用的是心室，故心动周期通常是指心室的活动周期。心动周期的长短与心率有关。若以心率每分钟 75 次计算，一个心动周期占时约 0.8s（图 4-1）。其中，两心房同时收缩，持续约 0.1s，称为心房收缩期；两心房同时舒张，持续约 0.7s 称为心房舒张期；当两心房开始舒张后，两心室开始收缩，收缩期约为 0.3s；然后两心室开始舒张，舒张期约为 0.5s。心室舒张期的前 0.4s 与心房舒张期的后 0.4s 重叠，称为全心舒张期。心室的舒张期长于收缩期，使心室长期工作不发生疲劳，同时有利于血液回心，为心室收缩泵血提供物质基础。心率加快，心动周期缩短，收缩期和舒张期均缩短，但舒张期的缩短更为显著，这样将影响冠脉的供血和心室的充盈。在临床上快速性心律失常有时可导致心力衰竭。

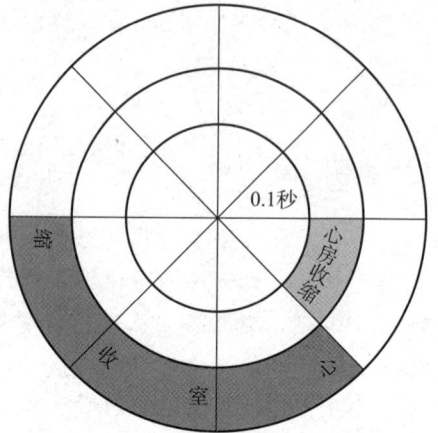

图 4-1 心动周期中心房和心室活动的顺序和时间

考点与重点 心动周期

（二）心脏的泵血过程

在一个心动周期中，左心室和右心室的泵血活动是同时发生的，且泵血的过程相似、机制相同。下面以左心室为例，说明在一个心动周期中室内压力、瓣膜开闭、血流方向和室内容积的动态发展和变化（图 4-2）。

1. 心室收缩期 根据心室内压力和容积等变化，心室收缩期经历了以下 3 个时期。

（1）等容收缩：心室收缩前（舒张期末）室内压已经低于主动脉压和房内压，故主动脉瓣处于关闭状态，房室瓣处于开放状态。当心室开始收缩时，使室内压立即升高，当室内压高于房内压时，室内血液反流推动房室瓣（二尖瓣）关闭。此时室内压尚低于主动脉压，主动脉瓣仍关闭。这样心室暂时成为一个密闭的空间，室内容积不变，称为等容收缩期（isovolumic contraction phase）。该期历时约 0.05s，其长短与心肌收缩力的强弱及动脉血压的高低有关。在心肌收缩力减弱或动脉血压升高时，等容收缩期延长。

（2）快速射血：由于心室腔处于密闭的状态，加之心室继续收缩，使心室内压进一步升高。当室内压高于主动脉压时，该压差推动主动脉瓣开放；由于心室和主动脉间的压差和心室仍在强烈地收缩，致使室内血液快速地射入主动脉，室内压亦继续上升达最大值，室内容积迅速缩小，称为快速射血期（rapid ejection phase）。该期历时 0.1s，射入动脉的血量约占总射血量的 2/3。

（3）减慢射血期：由于大量心室内血液被射入主动脉，使室内容积缩小和压力降低，而主动脉内容积增大和压力升高，心室同主动脉间的压差减小，射血速度减慢，直至射血末期，称为减慢射血期（reduced ejection phase）。该期历时 0.15s，射入动脉的血量约占总射血量的 1/3。

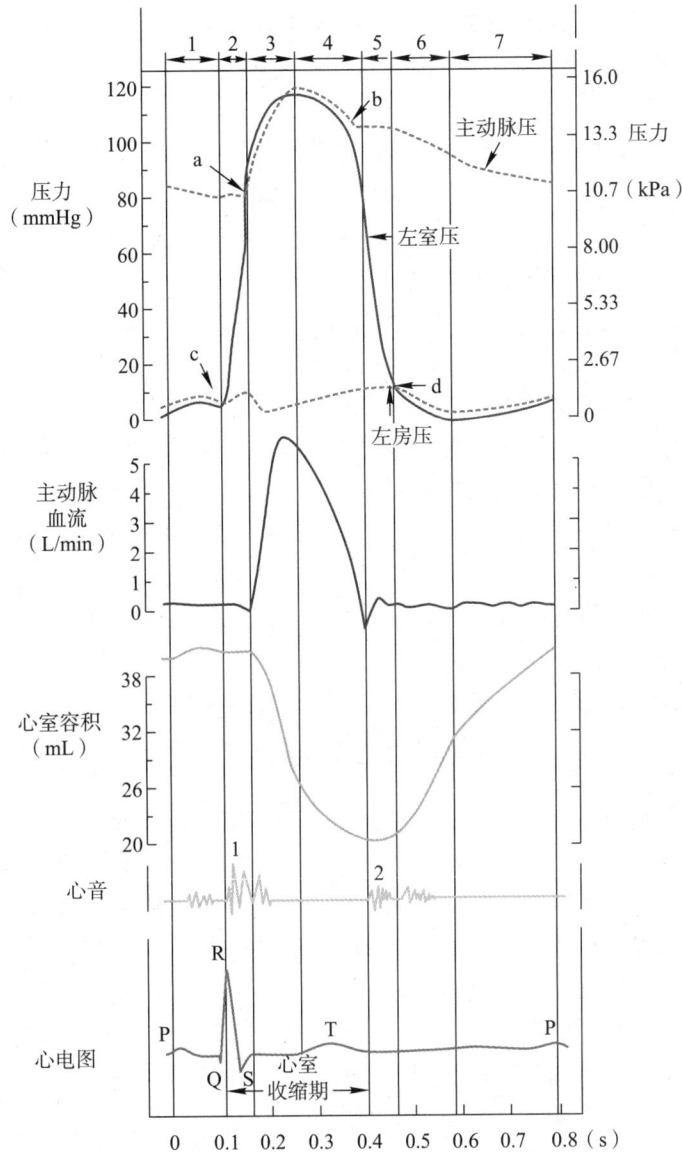

1.心房收缩期；2.等容收缩期；3.快速射血期；4.减慢射血期；5.等容舒张期；6.快速充盈期；7.减慢充盈期

图 4-2 心动周期各时相中左心室内压力、瓣膜开闭和心室容积等的变化

在快速射血期的中期或稍后，心室内压力实际已经低于主动脉压，但由于室内血液在心室收缩提供的动能作用下，依惯性作用，逆压力梯度缓慢进入主动脉，直至射血结束。

2. 心室舒张期 根据心室内压力和容积等变化，心室收缩期经历了以下 4 个时期。

（1）等容舒张期：左心室收缩结束，即转入舒张。心室舒张，使室内压下降，主动脉内血液向心室方向反流而推动动脉瓣关闭。此时室内压尚高于房内压，房室瓣仍关闭。这样心室又成为一个密闭的空间，在主动脉瓣和房室瓣均处于关闭状态时，室内容积不变，称为等容舒张期（isovolumic relaxation phase）。该期历时 0.06 ～ 0.08s。

（2）快速充盈期：当心室进一步舒张，室内压低于房内压时，由于室内压低的"泵吸"作用和心室仍在继续舒张，使心房和肺静脉中的血液顺着房 – 室间的压差冲开房室瓣并快速进入心室，使心室内容积和压力迅速增大和升高，称为快速充盈期（rapid filling phase）。该期历时 0.11s，充盈的血量约占心室总充盈量的 2/3。

（3）减慢充盈期：随着心室内血量的增多，心房与心室间的压差减小，血液流入心室的速度减慢，室内容积缓慢增大，称为减慢充盈期（reduced filling phase）。该期历时 0.22s。

（4）心房收缩期：在心室舒张的最后 0.1s，心房开始收缩，使房内压进一步升高，并将其内的血液挤入心室，使心室得到进一步充盈，随即进入下一个心动周期，称为心房收缩期（atrial systole phase）。

由上可见，心室的收缩和舒张造成了室内压的发展和变化。这种变化导致了心房和心室之间、心室和主动脉之间的压差，而这两方面的压差又引起房室瓣和动脉瓣的开放或关闭，进而推动心室内血液进入主动脉和促使外周血液流入心室，并保证收缩时心室内血液不反流入心房和舒张时动脉内血液不反流入心室。

通过心室收缩提供的动能完成心脏的射血功能，实现全身组织 - 器官的血液灌流，保证组织细胞功能活动的正常进行。心室通过舒张，使自身得到了充分的休息和血液供应，同时又成为外周血液回流入心脏的主要因素（占 70% 或以上），为下次收缩射血提供了条件。

心房收缩力较弱，起初级泵作用，心房收缩挤入心室的血量仅占总充盈量的 10% ～ 30%。当心房发生纤维性颤动而不能正常收缩时，心室充盈量减少。在安静状态下心房收缩对心室泵血功能影响不大，但在心率增快或心室顺应性下降而影响心室舒张期的被动充盈时，心房的初级泵作用将明显影响心室的射血量。

左心室和右心室的泵血活动是同时发生的，因肺动脉压仅为主动脉压的 1/6，故右心室在射血过程中室内压变化的幅度比左心室的要小得多。

医者仁心

航班上的生命救援

2025 年 1 月，厦门大学附属心血管病医院的王菊香医师，在乘坐四川航空前往成都参加学术年会途中，飞机即将起飞时，前方乘客突然晕厥、抽搐。王菊香迅速上前检查，发现该乘客无意识、肢体抽搐、面色发绀、脉搏和呼吸微弱，凭借专业经验判断为心搏骤停前表现。情况危急，她立即组织机组人员协助，放平座椅让患者呈平卧位并头侧位，保持呼吸道通畅，随后进行胸外心脏按压等急救措施。在她的努力下，乘客心跳呼吸恢复、面色转红并逐渐苏醒。因乘客身体极度虚弱，王菊香协助将其转送至当地医院，还向接诊医生详细介绍病情及处理过程。王菊香医师用行动诠释了医者为守护生命挺身而出的使命与担当。

考点与重点 心脏的泵血过程

（三）心脏泵血功能的评价

在临床实践和科学研究工作中，常常需要对心脏的泵血功能进行判断或对心脏功能状态作出评价。对心脏泵血功能的评定，通常用单位时间内心脏射出的血量和心脏做功为指标。

1. 每搏输出量和射血分数 一侧心室一次收缩时射入动脉的血量，称为每搏输出量（stroke volume），简称每搏量。成人安静状态下每搏量为 60 ～ 80mL。

心室舒张末期由于连续的血液充盈，其容量可达约 125mL，称为心室舒张末期容量（end diastolic volume）。在收缩期末，心室内仍剩余有一部分血液，称为心室收缩末期容量（end systolic volume），约 55mL。每搏量占心室舒张末期容量的百分比称为射血分数（ejection fraction）。安静状态时的射血分数为 55% ～ 65%。心交感神经兴奋时，心脏收缩力加强，每搏量增多，射血分数增加。但在心室功能减退、心室异常扩大的情况下，射血分数下降。

考点与重点 每搏输出量和射血分数

2. 心输出量和心指数 一侧心室每分钟射出的血量称为心输出量（cardiac output），又称每分输出量

（minute volume），等于每搏量乘以心率。健康成年人安静状态下为 4.5 ～ 6.0L/min。心输出量与机体代谢水平相适应。女性的心输出量比同体重男性约低 10%；青年人的心输出量大于老年人；剧烈运动时心输出量可比安静时提高 5 ～ 7 倍，高达 25 ～ 35L/min；情绪激动时心输出量可增加 50% ～ 100%。

心输出量是以个体为单位计算的。身材高大者和身材矮小者的新陈代谢水平不同，其心输出量也不同。调查资料表明，在安静状态下心输出量与体表面积成正比。

心指数（cardiac index）是指以每平方米体表面积计算的心输出量。在空腹和静息状态下测定的心指数称为静息心指数（resting cardiac index）。安静时心输出量为 5 ～ 6L/min，中等身材成年人的体表面积为 1.6 ～ 1.7m²，故静息心指数为 3.0 ～ 3.5L/（min·m²）。不同年龄的人，由于代谢水平的变化，心指数也不同。10 岁左右的少年，其静息心指数最大，可达 4L/（min·m²）以上，以后随年龄增长逐渐下降，80 岁时静息心指数仅约为 2L/（min·m²）。活动、激动、妊娠和进食等可引起心指数增高。

考点与重点　心输出量和心指数

3. 心脏做功　血液在心血管内流动过程中所消耗的能量是由心脏做功提供的。心脏做功所释放的能量，一方面将静脉内较低的血压提升为动脉内较高的血压，即压强能；另一方面推动血液向前流动，即动能。每搏功（stroke work）是指心室一次收缩所作的功，可以用动能和射出血液所增加的压强能来表示。心室每分钟作的功称为每分功（minute work）。

心脏做功量是较好的评价心泵功能的指标。因为心脏泵血不仅要射出一定的血液量，而且要使这部分血液具有较高的压强能和动能。动脉压越高，心脏所作的功就越大，这样才能维持相同的每搏量及心输出量。可见，心脏做功量在评价心泵功能方面优于心输出量，尤其是对动脉压高低不同的个体之间以及同一个体动脉压发生变化前后的心脏泵血功能进行比较时更是如此。

4. 心力储备　心输出量随机体代谢需要而增加的能力，称心力储备（cardiac reserve），又称心泵功能储备。健康成年人安静状态下心输出量约为 5L/min，剧烈体力活动时心输出量可增加 4 ～ 7 倍，达 25 ～ 35L/min。可见，心脏有很好的工作潜力。

（1）心率储备：健康成年人在安静状态下的心率为 60 ～ 100 次/分，剧烈运动时心率可增加到 160 ～ 180 次/分，这是心率储备的上限。充分动用心率储备可使心输出量增加 2 ～ 2.5 倍。心率超过这一限度时，每搏量会明显减少，心输出量降低。

（2）每搏量储备：每搏量是心室舒张末期容积与收缩末期容积之差。每搏量储备包括收缩期储备和舒张期储备。与安静状态比较，心室收缩时射血量的增加，称为收缩期储备。安静时左心室射血期末，心室内余血量约为 55mL。当心肌做最大收缩时，心室剩余血量减少至 15 ～ 20mL，因此收缩期储备可达 35 ～ 40mL；静息状态下，心室舒张末期容积约为 125mL，由于心肌的伸展性较小，加之心包的限制，心室不能过分扩大，一般只能达到 140mL 左右，因此舒张期储备只有 15mL。

心力储备在很大程度上反映心脏的功能状况。经常进行体育锻炼的人，心力储备增大，心脏的射血能力增强。如运动员的心输出量可增大到安静时的 7 ～ 8 倍。缺乏锻炼的人，虽然在安静状态下的心输出量能满足代谢的需要，但因心力储备较小，一旦进行剧烈运动，心输出量就不能满足整体代谢的需要，而表现为心慌、气短等心肌缺血和缺氧的症状。所以，坚持运动既可增强体质，又可增加心的储备能力。

（四）影响心输出量的因素

心输出量取决于心率和每搏输出量，故凡影响心率和每搏量的因素均可影响心输出量。

1. 影响每搏量的因素　每搏量取决于心室肌收缩的强度和速度。心肌和骨骼肌一样，其收缩强度与速度也受前负荷、后负荷和肌收缩能力的影响。

（1）前负荷：心室肌在收缩前所承受的负荷，称前负荷（preload），决定着心肌的初长度。通常用心室舒张末期容积或压力来反映心室的前负荷或初长度。所以，在一定意义上，前负荷、初长度、心室舒张末期容积和心室舒张末期压力是同义词。但需注意的是，心室舒张末期容积变化与心室舒张末期压力变化需呈直线相关时才可靠，否则可能引起错误判断。

为了说明前负荷对每搏量的影响（图4-3），以左心室舒张末期压为横坐标，左心室每搏功为纵坐标绘制曲线，得到心室功能曲线（ventricular function curve）。心室功能曲线大致可分为3段：①充盈压在<15mmHg时，曲线处于升支阶段，表明每搏功随初长度的增加而增加；通常左心室舒张末期压力5～6mmHg，所以正常心室是在心室功能曲线的升支段工作；12～15mmHg的充盈压是人体心室的最适前负荷；②充盈压在15～20mmHg范围内，曲线渐趋平坦，表明此时对心泵功能影响不大；③充盈压高于20mmHg后，曲线平坦或轻度下倾，表明随着充盈压的增加，每搏功基本不变或仅轻度

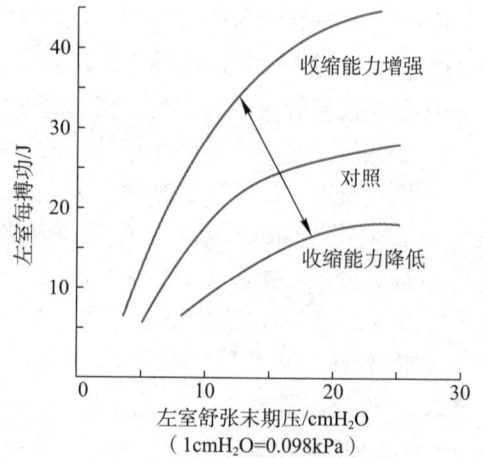

图4-3 心室功能曲线

减少。这种通过心肌本身初长度的改变引起心肌收缩强度变化继而影响每搏量的调节，称为心肌异长自身调节（heterometric regulation），又称 Starling 机制。

初长度对心肌收缩力影响的机制与骨骼肌相似，不同的初长度可改变心肌细胞肌小节粗、细肌丝的有效重叠程度和活化横桥的数目，使心肌收缩产生的张力发生改变。心肌肌小节的最适初长度为2.0～2.2μm。

由于心肌细胞之间含有大量的胶原纤维，以及心肌纤维的多种走向及排列方向，使心肌具有较好的抵抗过度延伸特性。当心肌处于最适初长度时，产生的静息张力很大，从而阻止心肌细胞被继续拉长。心肌肌小节的初长度一般不会超过2.25～2.30μm。所以，心脏不至于在前负荷明显增加时发生每搏量和每搏功的下降，这对其完成正常泵血功能具有重要的意义。但当心肌发生病理变化时，心室功能曲线可出现明显的降支，这时必须严格控制输血或补液的量和速度。

（2）后负荷：心室肌的后负荷（afterload）是指心室肌开始收缩后才遇到的负荷，即动脉血压。动脉压的变化可影响心室肌的收缩，从而影响每搏量。在心率、心肌初长及收缩能力不变的情况下，动脉血压升高，等容收缩期室内压达到高于动脉压的时间延长，故等容收缩期延长而射血期缩短，同时，心室肌缩短的程度减小，射血速度减慢，每搏量减少，心室内剩余血量增加，如果舒张期静脉回流血量不变或减少不明显，则心室舒张末期容积增大，通过 Starling 机制可使每搏量恢复正常。实验表明，在整体情况下，正常人主动脉血压变动于80～170mmHg（10.7～22.7kPa）时，心输出量无明显变化。但当动脉血压长期过高，如超过170mmHg（22.7kPa）以上时，心室肌将因加强活动而表现出心肌肥厚等病理改变，导致心泵功能减退，心输出量将显著减少。

（3）心肌收缩能力（myocardial contractility）：是指心肌不依赖于前、后负荷而改变其力学活动的一种内在特性。交感神经兴奋或血中儿茶酚胺增多时，在同一前负荷条件下，每搏量及每搏功增加。这种对心脏泵血功能的调节是通过收缩能力这个与初长度无关的心肌内在功能状态的改变而实现的，称为等长调节（homometric regulation）。

心肌收缩能力受多种因素的影响，尤其是兴奋 – 收缩耦联各个环节。如胞质内 Ca^{2+} 浓度、横桥活动各步骤的速率、活化横桥数目、ATP 酶的活性等。儿茶酚胺通过激活 β 肾上腺素能受体，可增加胞质内 cAMP 的浓度，增加 L 型钙通道的通透性，促进 Ca^{2+} 内流，进而诱导肌质网释放更多的 Ca^{2+}，使胞质内 Ca^{2+} 浓度升高，心肌收缩能力增强。甲状腺激素和体育锻炼可提高横桥的 ATP 酶活性，导致心肌收缩能力增强。缺氧和酸中毒均可使 H^+ 浓度增高。H^+ 同 Ca^{2+} 竞争肌钙蛋白结合位点，使 Ca^{2+} 与肌钙蛋白的结合量减少，心肌收缩力减弱。故在治疗心力衰竭时，应及时纠正酸中毒，否则疗效不佳。另外，缺氧时产生的 ATP 减少，亦使心肌的收缩力减弱。

2. 心率对心脏泵血功能的影响 正常成年人在安静状态下的心率为60～100次/分。在一定范围

内，心率加快，则心输出量增加。一般人的心率达 180 次 / 分时，心室舒张期明显缩短，导致心室充盈不足，心输出量开始减少。训练有素的运动员在竞技状态下，心率超过 200 次 / 分才出现心输出量减少。若心率过慢，减慢到 40 次 / 分，此时心舒期长，心室充盈量可达到极限，尽管每搏量有所增加，因心率过慢成为矛盾的主要方面，心输出量仍然减少。

交感神经兴奋，血中肾上腺素、去甲肾上腺素和甲状腺激素水平增高等，均可使心率加快。体温每升高 1℃，心率将增加 12 ~ 18 次 / 分。迷走神经兴奋或乙酰胆碱则使心率减慢。

考点与重点 影响心输出量的因素

（五）心音

心音（heart sound）是指在心动周期中，由于心肌舒缩活动、瓣膜关闭、血液流速改变形成的涡旋和血液流动冲击心室壁引起振动等产生的声音。用听诊器在胸壁的一定部位能够听到这种与心脏搏动相关联的声音。如用换能器将声音振动能量转换成电信号记录下来，即可得到心音图（phonocardiogram）。

正常心脏在一次搏动过程中可产生 4 个心音，分别称为第一、第二、第三和第四心音。第一心音是由于心室肌收缩，房室瓣关闭、心室射血时血流冲击房室瓣引起心室振动，以及心室射出的血液撞击动脉壁引起振动而产生。其特点是音调较低、持续时间较长，在心尖部听诊最清楚。第一心音标志着心室收缩开始，主要反映心室收缩和房室瓣的功能状态。

第二心音是由于心室肌舒张，动脉瓣关闭，血流冲击大动脉根部及心室内壁引起的振动而产生。其特点是音调较高、持续时间较短，在心底部听诊最清楚。第二心音标志着心室舒张开始，反映动脉瓣的功能状态。

第三心音可能与心室舒张早期血液从心房突然冲入心室，使心室壁和乳头肌等发生振动有关。发生在心室舒张早期，是一种低频、低振幅的振动。

第四心音是由于心房收缩使血液进入心室，引起心室壁振动而产生，故又称之为心房音（atrial sound）。发生在心室舒张晚期。

多数情况下只能听到第一和第二心音，在某些健康儿童和青年可听到第三心音。40 岁以上的健康人可能出现第四心音。心脏活动异常和形态变异可以产生杂音或其他异常心音。因此，听取心音和记录心音图对于心脏疾病的诊断具有一定的意义。

二、心肌细胞的生物电现象

心脏的 4 个肌泵分别为左、右心房和左、右心室，心房和心室不停地进行收缩和舒张交替活动，是心脏实现泵血功能、推动血液循环的必要条件，而心肌细胞的动作电位则是触发心肌收缩和泵血的动因。因此，掌握心脏的生物电活动的规律，对于理解心肌的生理特性有重要意义。

（一）心肌细胞分类

组成心脏的心肌细胞根据其形态特点、电生理特性及功能特征分为自律细胞和非自律细胞。

1. 自律细胞（autorhythmic cell） 自律细胞是特殊分化的心肌细胞，组成心脏的特殊传导系统，是心内发生兴奋和传导兴奋的组织，控制心脏自动而有节律的活动，该系统的活动决定了心脏活动的节律和频率，包括窦房结（sinoatrial node）起搏细胞（pacemaker cell，P 细胞）和浦肯野细胞（Purkinje cell）。它们具有自律性、兴奋性和传导性。这类细胞含肌原纤维甚少或缺乏，故几乎无收缩功能。

2. 非自律细胞（non-autorhythmic cell） 非自律细胞是在自律细胞发出和传导的兴奋作用下，进行有节律性的收缩和舒张活动。该类细胞的活动决定了心脏的射血能力，故又称为工作细胞（working cell），包括心房肌细胞（atrial muscle）和心室肌细胞（ventricular muscle）。它们具有兴奋性、传导性和收缩性，无自律性。

心肌细胞根据动作电位去极化速率的快慢分为快反应细胞和慢反应细胞。前者主要是由快钠通道开放引起动作电位的细胞，包括心房肌、心室肌、浦肯野细胞等；后者主要是由慢钙通道开放引起动作电位的细胞，包括窦房结 P 细胞、房节区细胞、结希区细胞、结区细胞等。

（二）心肌细胞的跨膜电位及形成机制

心肌细胞的跨膜电位（transmembrane potential）变化涉及多种离子运动，不同类型心肌细胞的跨膜电位也不尽相同。

1. 工作细胞 由于心房肌和心室肌细胞的跨膜电位及其形成机制基本相同，以心室肌细胞为例，其非自律细胞跨膜电位及形成机制如下。

（1）静息电位：人和哺乳动物心室肌细胞的静息电位约为 -90mV，其形成机制与骨骼肌细胞和神经细胞基本相同。静息时，心室肌细胞膜钾通道开放，K^+ 顺浓度梯度外流。但在静息时心肌细胞膜对 Na^+ 也有一定的通透性，有少量 Na^+ 内流。此外，膜上的生电性 Na^+–K^+ 泵的活动对静息电位产生一定的影响。

（2）动作电位：心室肌细胞的动作电位与骨骼肌细胞和神经细胞比较，明显不同。骨骼肌细胞动作电位时程很短，复极化速度和去极化速度相近，记录曲线呈升支和降支基本对称的尖峰状。心室肌细胞动作电位特点是复极过程复杂，持续时间长，可达 300 ~ 500ms，升降支不对称。它可分为去极化和复极化两个过程，并可进一步分为 0、1、2、3、4 共 5 个时期（图 4–4）。

1）0 期（去极化和反极化过程）：心室肌细胞受到刺激后，膜电位从 -90mV 迅速升高直至接近 +30mV，形成动作电位上升支。与神经细胞相似，当膜电位先是因部分 Na^+ 通道激活、开放少量 Na^+ 内流，使膜电位从 -90mV 去极化到阈电位水平时，大量 Na^+ 通道被激活，出现再生式 Na^+ 内流，这是 0 期快速去极化的根本原因。Na^+ 通道属快通道，激活开放和失活关闭的速度都很快，开放时间约 1ms；在膜去极化到 0mV 左右时失活，可被河豚毒素（tetrodotoxin，TTX）选择性阻断。

2）1 期（快速复极初期）：此时快 Na^+ 通道失活，而负载 K^+ 的一过性外向电流（transient outward current，Ito）通道开放，引发瞬时性 K^+ 外流，膜内电位从 +30mV 迅速降至 0mV 左右，形成 1 期，历时 10ms。0 期和 1 期形成波形的尖锋部，合称为锋电位。Ito 通道在膜去极化到 -40mV 时被激活，可被四乙基溴化铵（TEA）阻断，开放 5 ~ 10ms。

3）2 期（平台期）：在 2 期膜内电位达 0mV 左右后，复极化过程变得非常缓慢，基本上停滞于 0mV 左右的等电位状态，称为平台期（plateau）。平台期历时 100 ~ 150ms，是心室肌细胞动作电位持续时间较长的主要原因，也是心室肌细胞动作电位区别于神经和骨骼肌细胞动作电位的主要特征。平台期膜离子流有 K^+ 外流和 Ca^{2+} 内流，开始时两种离子流处于相对平衡状态，因此膜电位稳定在 0mV 左右。在平台期后期，Ca^{2+} 内流减弱，K^+ 外流增强，导致膜电位的复极化速度加快，使平台期延续为复极 3 期。

Ca^{2+} 通过 L 型 Ca^{2+} 通道（long lasting calcium channel）内流。当膜去极至 -30 ~ -40mV 时，L 型 Ca^{2+} 通道被激活，0 期后表现为持续开放，细胞外的 Ca^{2+} 在浓度梯度驱使下缓慢内流，使膜去极化，并伴有少量 Na^+ 内流。L 型 Ca^{2+} 通道可被 Mn^{2+} 和多种钙通道阻断剂（如维拉帕米等）阻断。

4）3 期（快速复极末期）：在 2 期末，钙通道失活，Ca^{2+} 内流停止；而钾通道加速开放，K^+ 再生性外流，即 K^+ 外流使膜内电位更负，膜内电位越负，膜对 K^+ 的通透性就越大，这一正反馈过程导致膜的复极化更加迅速，使膜电位从 0mV 左右较快地下降至 -90mV，完成复极过程，历时 100 ~ 150ms。

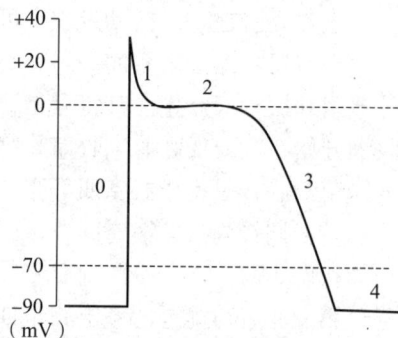

图 4–4　心室肌细胞动作电位

从 0 期去极化开始至 3 期复极完毕的这段时间为动作电位时程（action potential duration）。正常情况下，心室肌细胞动作电位时程为 200～300ms。

5）4 期（静息期）：该期是心室肌细胞膜电位恢复并稳定于静息电位水平（–90mV）的时期。此期离子的跨膜转运仍然活跃，细胞需要排出去极化和复极化时进入胞内的 Na⁺ 和 Ca²⁺，并摄入复极化时流出的 K⁺。钠泵工作每次运转可泵出 3 个 Na⁺ 并泵入 2 个 K⁺，因而是生电性的。Ca²⁺ 的转运主要通过细胞膜的 Na⁺–Ca²⁺ 交换体（Na⁺–Ca²⁺ exchanger）进行。此外，膜上少量的钙泵（calcium pump）也可主动排出 Ca²⁺。

心房肌细胞动作电位的形成机制与心室肌细胞的大致相同，但心房肌细胞膜对 K⁺ 的通透性较大，导致 2 期时间短，因此动作电位时程较短，为 150～200ms。

考点与重点 心室肌细胞的跨膜电位

2. 自律细胞 自律细胞与非自律细胞动作电位的最大区别是在 4 期。非自律细胞 4 期膜电位稳定；自律细胞 4 期膜电位不稳定，当 3 期复极化达到最大复极电位之后，4 期即开始自动去极化，一旦去极化达到阈电位水平，就爆发一次新的动作电位。

（1）窦房结起搏细胞（pacemaker cell）：是窦房结内唯一具有自律性的细胞，又称 P 细胞。窦房结 P 细胞属于慢反应细胞，与心室肌细胞相比有如下特征：①0 期去极化速度慢、幅度小，膜内电位仅上升到 0mV 左右；②由 0、3、4 期组成，没有明显的 1、2 期；③3 期复极完毕后的膜电位称为最大复极电位（maximal repolarization potential）或最大舒张电位，约为 –70mV；④4 期膜电位不稳定，当去极化到阈电位（约 –40mV）时，便又产生新的动作电位；⑤4 期自动去极化速度快。

动作电位的波形特点和形成机制。①0 期：当膜电位由最大复极电位去极化达阈电位（–40mV）时，P 细胞膜上的 L 型 Ca²⁺ 通道激活，Ca²⁺ 内流引起 0 期去极化。由于 L 型 Ca²⁺ 通道激活和失活较缓慢，因此窦房结细胞 0 期去极化速度较缓慢，持续时间较长（约 7ms）。②3 期：膜电位去极化达到 0mV 时，Ca²⁺ 通道逐渐失活，Ca²⁺ 内流减少。在复极的初期，钾通道开放，K⁺ 外流引起 3 期复极。③4 期：引起窦房结 P 细胞自动去极化机制较复杂，目前认为由逐渐减弱的 K⁺ 外流（IK 电流）和逐渐增强的 Na⁺ 内流（If 电流）和 Ca²⁺ 内流形成。其中，由于 K⁺ 通道的时间依从性关闭而造成的 K⁺ 外流进行性衰减，是窦房结自动去极化最重要的离子基础。同时，If 通道部分激活，允许少量 Na⁺ 呈递增性内流及 T 型 Ca²⁺ 通道（transient calcium channel）在去极化到 –50mV 时激活，Ca²⁺ 内流，共同参与 4 期自动去极化后期的形成（图 4-5）。

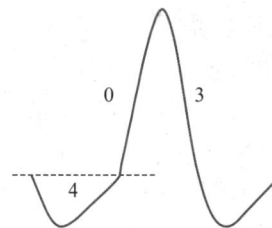

图 4-5 窦房结细胞动作电位

（2）浦肯野细胞：浦肯野细胞是一种快反应细胞，其动作电位的波形、幅度及形成机制与心室肌细胞相似，分为 0 期、1 期、2 期、3 期和 4 期，产生的离子基础也基本相同，最大差别在于浦肯野细胞存在 4 期自动去极化。

4 期自动去极化的机制也是由逐渐减弱的 K⁺ 外流（IK 电流）和逐渐增强的 Na⁺ 内流（If 电流）形成。IK 通道在 0 期去极化时开始开放，3 期复极至 –60mV 左右时开始关闭，至最大复极电位时接近完全关闭。因此，在浦肯野细胞 4 期中由于 IK 衰减引起的 K⁺ 外流减少对于自动去极化所起的作用较小。浦肯野细胞最大复极电位为 –90mV，接近 If 通道的完全激活电位 –100mV，故 If 电流在浦肯野细胞中的作用大于其在 P 细胞中的作用。浦肯野细胞 4 期自动去极化速度比窦房结 P 细胞慢，因此自律性比窦房结 P 细胞低（图 4-6）。

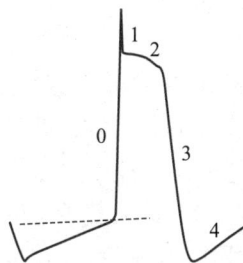

图 4-6 浦肯野细胞动作电位

考点与重点 窦房结 P 细胞的跨膜电位

三、心肌的生理特性

心肌细胞的生理特性包括自律性、传导性、兴奋性和收缩性。其中，前三种属于电生理特性，而收缩性为机械特性。

（一）自动节律性

细胞、组织在无外来刺激的作用下能够自动发生节律性兴奋的特性称为自动节律性（autorhythmicity），简称自律性。正常情况下，只有少部分心肌细胞具有自律性，具有自律性的细胞或组织称为自律细胞或自律组织。自律性高低的衡量指标为自动兴奋的频率。

1. 心脏起搏点　自律细胞广泛存在于心脏特殊传导系统。窦房结 P 细胞、房室交界（结区除外）、房室束、末梢浦肯野细胞的自动兴奋频率分别为 100 次/分、50 次/分、40 次/分和 25 次/分左右。正常情况下，窦房结的自动兴奋频率最高，它控制整个心脏的节律性兴奋和收缩。窦房结是主导心脏正常兴奋和搏动的部位，称为正常起搏点（normal pacemaker）。以窦房结为起搏点的心脏节律称为窦性心律（sinus rhythm）。窦房结的功能活动在生理和病理情况下都可发生变化。成年人窦性心律的频率超过 100 次/分，称为窦性心动过速（sinus tachycardia），健康人在饮酒、饮咖啡以及情绪激动时可发生；而心率低于 60 次/分，则称为窦性心动过缓（sinus bradycardia），常见于健康的青年人、运动员和睡眠状态；缺血和缺氧等原因致窦房结功能受损，可出现窦性心律不齐或窦性静止等改变。窦房结之外的自律组织在正常情况下不表现本身的自律性，称为潜在起搏点（latent pacemaker）。异常情况下，窦房结的兴奋因传导阻滞而不能控制其他自律组织的活动或潜在起搏点的自律性提高，潜在起搏点就控制部分或整个心脏的活动，成为异位起搏点（ectopic pacemaker）。异位起搏点控制的心脏活动称为异位心律（ectopic rhythm）。

窦房结通过两种方式实现对潜在起搏点的控制。①抢先占领：由于窦房结 4 期自动去极速率较潜在起搏点的快。当潜在起搏点 4 期自动去极化尚未达到阈电位时，它受自律性最高的窦房结传来的冲动作用而产生动作电位，其自身的自律性不能表现出来。②超速驱动压抑：指当更高频率的外来超速驱动停止后，低频率的自律组织不能立即表现其自律性活动。这是由于潜在起搏点经常被迫随窦房结的冲动发生节律性兴奋，故自身的起搏能力受到抑制，称为超速驱动压抑。一旦窦房结发放的冲动停止，会导致全心较长时间的停搏。频率差越大，抑制效应越强；频率差越小，抑制效应越弱。因此，在临床对装有人工起搏器的患者更换起搏器时，应逐渐减慢驱动频率后再中断起搏器工作，以避免发生心脏停搏。

2. 影响自律性的因素

（1）4 期自动去极化的速度：4 期自动去极化的速率与膜电位从最大复极电位达到阈电位水平所需的时间密切相关。4 期速度快，到达阈电位所需的时间缩短，单位时间内产生兴奋的次数增多，自律性增高，反之，自律性降低。交感神经释放的去甲肾上腺素可增大窦房结细胞膜上的 If 电流和促进 Ca^{2+} 通道开放，使 Na^+ 和 Ca^{2+} 内流增多，4 期自动去极化速度加快，自律性增高；迷走神经兴奋时末梢释放的乙酰胆碱，在提高膜对 K^+ 的通透性，导致 4 期膜 K^+ 外流增多的同时，还抑制膜上的 If 电流和 Ca^{2+} 通道开放，故 4 期自动去极化速度减慢，自律性降低（图 4-7）。

（2）最大复极电位与阈电位之间的差值：最大复极电位下移（绝对值变大）或阈电位上移（绝对值变小），两者之间的差值增大，到达阈电位所需时间延长，自律性降低；反之，自律性增高。迷走神经释放的乙酰胆碱可增加细胞膜对 K^+ 的通透性，3 期 K^+ 外流增多导致最大复极电位更负，故心率减慢（图 4-8）。

考点与重点　自律性

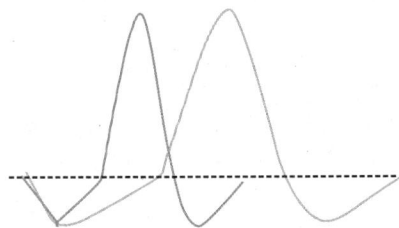

图 4-7 4 期自动去极化速度

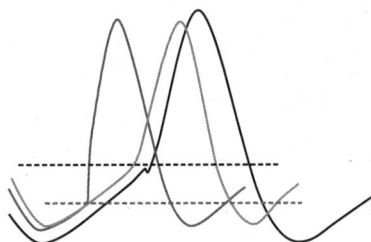

图 4-8 最大复极电位与阈电位之间的差值

（二）传导性

细胞具有传导兴奋的能力，称为传导性（conductivity）。传导性的高低可用动作电位传播的速度来衡量。同其他可兴奋细胞一样，心肌兴奋也是以局部电流的机制传至邻近未兴奋膜，进而引起邻近膜发生动作电位的。

1. 兴奋在心脏内的传播

（1）传播途径：窦房结产生的兴奋传至左、右心房肌，同时主要经优势传导通路（preferential pathway）传播到房室交界（atrioventricular node），再经房室束、左右束支、浦肯野纤维网传至心室肌（图 4-9）。

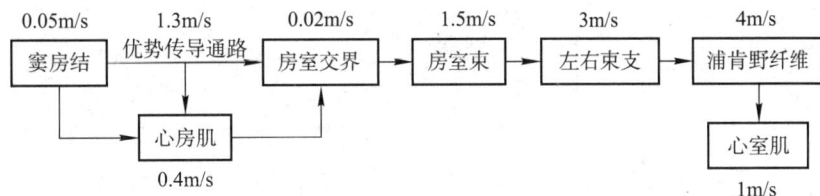

图 4-9 心脏内的兴奋传播途径

（2）传播特点：不同心肌细胞传播兴奋的速度不尽相同。一般心房肌的传导速度约为 0.4m/s，优势传导通路的传导速度为 1.0～1.2m/s，房室交界（结区）的传导速度仅为 0.02m/s，心室内末梢浦肯野纤维网的传导速度可达 2～4m/s，心室肌的传导速度约为 1m/s。浦肯野纤维传导速度快，使兴奋能迅速地扩布至两心室，保证两心室同步进入收缩状态而产生强大的射血力量。但是，在房室交界的传导性很低，尤其是结区的传导速度最慢，兴奋在房室交界处耗时可长达 0.1s，这个现象称为房室延搁（atrioventricular delay）。房室延搁使心室收缩在心房收缩完成之后才开始，有利于心室在充分充盈后实现其射血功能。但由于传导速度慢，房室交界处较易发生传导阻滞（conduction block）。这种由于心脏特殊传导系统功能障碍，窦房结发放的冲动不能正常下传的现象称为传导阻滞。正常人可因迷走神经的兴奋性增强而引起房室传导时间延长。风湿性心肌炎、冠心病、血钾浓度升高或降低等，均可引起房室传导阻滞。

2. 影响传导性的因素

（1）心肌细胞的结构：心肌细胞的直径大，对电流的阻力小，则局部电流向前传播的距离远，传导速度快；反之，传导速度则慢。例如，末梢浦肯野细胞的直径最大（羊的末梢浦肯野细胞的直径约为 70μm），传导速度最快；而结区的细胞直径最小（仅 3μm），传导速度最慢。另外，闰盘处缝隙连接的数量和功能状态对传导速度也有明显的影响。在窦房结和房室交界处，缝隙连接数量少，传导速度较慢。

（2）0 期的速度和幅度：0 期去极化速度快、幅度大，则产生的局部电流也就强，达到阈电位的速度也快，导致传导速度加快；反之，传导减慢。静息电位绝对值较大，可使 Na^+ 通道处于备用状态数量多，因此接受刺激后 Na^+ 通道开放的数量也多、开放的速度增快，从而提高传导性。代谢障碍或强心苷中毒时，钠泵活动重度抑制，使细胞外 K^+ 浓度升高，两者均可导致静息电位绝对值减小，0 期去极速度减慢，传导性降低。

（3）邻近未兴奋部位膜的兴奋性：兴奋的传导是因局部电流从已兴奋膜传至未兴奋膜而引起的。因此，邻近未兴奋部位膜的兴奋性必然影响兴奋的传导。如前所述，兴奋性与 Na^+ 通道所处的状态、静息电位和阈电位的差值等有关。静息电位和阈电位的差值增大，兴奋性降低，传导速度减慢；反之，传导速度加快。Na^+ 通道若处在备用状态，传导速度快；若处于失活状态，则传导受阻，形成传导阻滞。

考点与重点 *传导性*

（三）兴奋性

兴奋性（excitability）是指组织或细胞受到刺激后产生动作电位的能力。衡量兴奋性的指标主要用阈值来表示。阈值高表示兴奋性低，反之兴奋性则高。所有心肌细胞都具有兴奋性。

1. 心肌细胞兴奋性的周期性变化　心肌细胞在发生一次兴奋的过程中，伴随膜电位的变化，Na^+ 通道经历激活、失活和复活（备用）等状态的变化，其兴奋性亦发生周期性的变化（图 4-10）。

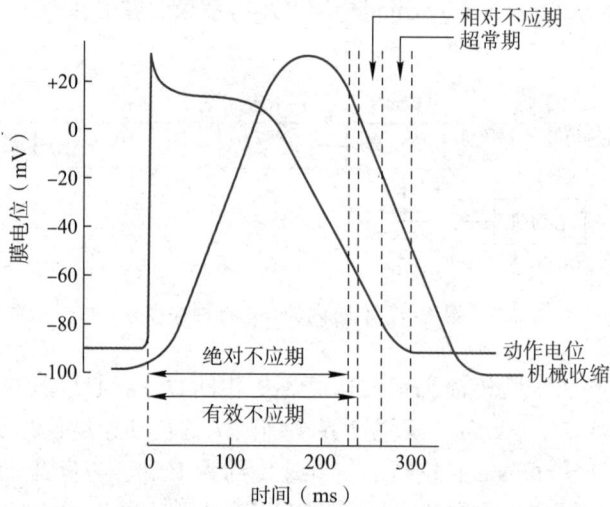

图 4-10　心室肌细胞动作电位、机械收缩曲线与兴奋性变化的关系

（1）有效不应期：从 0 期去极化开始到复极达 -55mV 的时期内，膜兴奋性为零，心肌细胞对任何强度的刺激均无反应，此时膜电位过低，Na^+ 通道处于失活状态，称绝对不应期（absolute refractory period）。3 期复极过程中，从 -55mV 复极到 -60mV 这段时间内，强刺激可引起膜局部去极化，此时 Na^+ 通道刚开始复活，给予强刺激可引起少量 Na^+ 通道开放，产生局部的轻度去极化，称为局部反应期（local response period）。由于从 0 期开始到复极达 -60mV 这一段时间内心肌接受任何强度的刺激也不能再次产生动作电位，因此将这段时间称为有效不应期（effective refractory period）。

（2）相对不应期：指 3 期复极膜电位从 -60mV 到 -80mV 这一时期，心肌细胞受到阈上刺激时可再次产生兴奋，称为相对不应期（relative refractory period）。在此期内，膜电位已接近于静息电位水平，大部分 Na^+ 通道逐渐复活，但开放能力尚未恢复正常，所以心肌兴奋性虽逐渐恢复但仍低于正常，需阈上刺激才能引起新的动作电位。

（3）超常期：膜电位从 -80mV 复极到 -90mV 的时期，称为超常期（supranormal period）。由于此期 Na^+ 通道已基本复活，且膜电位绝对值小于静息电位值，与阈电位的差距较小，兴奋性高于正常，故阈下刺激亦可引起兴奋。

在相对不应期和超常期发生的动作电位，由于 Na^+ 通道尚未完全复活，其 0 期去极化的速度、幅度均低于正常，产生的局部电流较小，故兴奋的传播速度减慢，容易导致心律失常或形成兴奋折返。

考点与重点 心肌细胞兴奋性的周期性变化

2. 兴奋性的周期性变化与心肌收缩活动的关系　如果在有效不应期之后、下一次窦房结的兴奋到达之前，心肌受到人工或来自异位起搏点的刺激而产生一次提前的兴奋和收缩，称为期前兴奋和期前收缩（premature systole）。期前兴奋也有有效不应期，紧接期前兴奋后的一次窦性兴奋传到心室时，刚好落在期前兴奋的有效不应期内，故不能引起心室再次兴奋和收缩，收缩曲线上出现一次收缩的"脱失"（图4-11）。这样，在一次期前收缩后往往有一段较长的心室舒张期，称为代偿间歇（compensatory pause）。在临床上，频繁或多发的房性或室性期前收缩可由心肌炎、心肌缺血、麻醉和手术以及药物和电解质紊乱等因素引起。

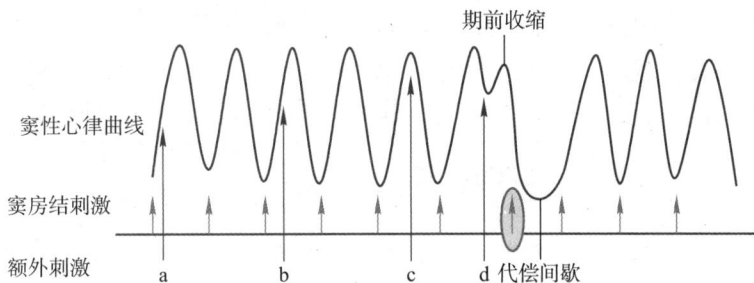

图 4-11　期前收缩与代偿间歇

考点与重点 期前收缩与代偿间歇

3. 影响兴奋性的因素

（1）静息电位或最大复极电位的水平：如果阈电位水平不变，静息电位（或最大复极电位）绝对值增大时，与阈电位之间的差距加大，引起兴奋所需的刺激强度增大，兴奋性降低。例如，乙酰胆碱增加细胞膜对 K^+ 的通透性，K^+ 外流增多，静息电位绝对值增大，兴奋性降低。反之，静息电位（或最大复极电位）绝对值减小时，与阈电位之间的差距缩小，引起兴奋所需的刺激强度减小，兴奋性升高。如轻度血钾升高，细胞膜内外的钾浓度梯度下降，K^+ 外流减少，静息电位绝对值减小，兴奋性增高。但静息电位绝对值显著减小时，由于部分 Na^+ 通道失活而使阈电位上移，兴奋性反而降低。

（2）阈电位水平：如果静息电位或最大复极电位的水平不变，阈电位水平上移，静息电位（或最大复极电位）与阈电位之间的差距增大，兴奋性降低。奎尼丁可抑制钠通道的激活，使阈电位上移，需要更强的刺激才能引发动作电位，兴奋性下降。反之，如果阈电位下移，则意味着兴奋性升高。即静息电位或最大复极电位与阈电位之间的差距增大，引起兴奋所需刺激强度增大，兴奋性降低；反之，则兴奋性增高。

（3）Na^+ 离子通道状态：以心室肌细胞为例，心肌细胞产生兴奋的前提是 Na^+ 通道的激活。Na^+ 通道有备用（resting）、激活（activation）和失活（inactivation）3 种状态。通道处于何种状态取决于当时膜电位的水平及产生动作电位后的时间进程，即表现为电压依从性和时间依从性。处于静息状态的 Na^+ 通道数量越多，膜的兴奋性就越高；反之进入失活状态的 Na^+ 通道数量越多，膜的兴奋性就越低。

（四）收缩性

心肌的收缩性（contractility）是指由参与收缩的心肌细胞共同表现出的一种内在的能力或特性。心脏工作细胞的收缩机制与骨骼肌的相似，但由于心肌细胞的结构及电生理特性等与骨骼肌不完全相同，心肌收缩时还有其自身的特点。

1. 不发生完全强直收缩　心室肌有效不应期从收缩期开始持续至舒张早期，因此，必须待舒张中晚期才可能接受刺激而产生再次收缩，故心肌不会发生强直性收缩，而是收缩和舒张交替进行，以保证心脏泵血功能的实现。

2. "全或无"式收缩 闰盘缝隙连接使兴奋在心肌细胞之间迅速传播，加之心房和心室内特殊传导组织的传导速度快，导致全部心房或心室肌细胞几乎同步参与收缩，表现为功能合胞体的活动，收缩合力大，射血效率高，称为"全或无"式收缩或同步收缩。

3. 对细胞外内流 Ca^{2+} 的依赖性较大 心肌细胞收缩时对细胞外 Ca^{2+} 依赖性大，这是因为心肌细胞的肌质网不发达，储存的 Ca^{2+} 量少。在心肌动作电位的平台期，细胞外的 Ca^{2+} 通过 L 型 Ca^{2+} 通道流入，使胞质内 Ca^{2+} 浓度升高，Ca^{2+} 浓度升高再触发肌质网释放大量的 Ca^{2+}，使胞质内的 Ca^{2+} 浓度升高约 100 倍，从而引起心肌收缩。这种由少量 Ca^{2+} 内流引起细胞内 Ca^{2+} 库释放大量 Ca^{2+} 的过程，称为钙触发钙释放（calcium induced calcium release）。若去除细胞外 Ca^{2+}，即可见动作电位产生但无心肌收缩，即"兴奋 – 收缩脱耦联"（excitation contraction uncoupling）现象。

4. "绞拧"作用 心室肌较厚，一般分为浅、中、深 3 层。部分心肌纤维呈螺旋状。当心肌收缩时，收缩合力使心尖顺时针方向旋转，可产生"绞拧"作用，最大程度减小心室的容积，进行有效射血。

四、体表心电图

（一）心电图

在一个心动周期中，由窦房结产生的兴奋，按一定的途径和过程，依次传向心房和心室，引起心脏发生一系列的生物电变化。人体是一个导电性能良好的容积导体，因此心脏的生物电活动可传播到机体的任何部位。若将引导电极安置在体表的特定部位，描记出心脏电活动曲线，称为体表心电图（electrocardiogram，ECG）。心电图是整个心脏的心肌从兴奋的产生、传导到恢复过程的综合向量变化。心电图由 P 波、QRS 波群和 T 波构成，偶尔可见 U 波（图 4-12）。因所用导联方式的不同，心电图各波的形态、幅度亦有所不同。

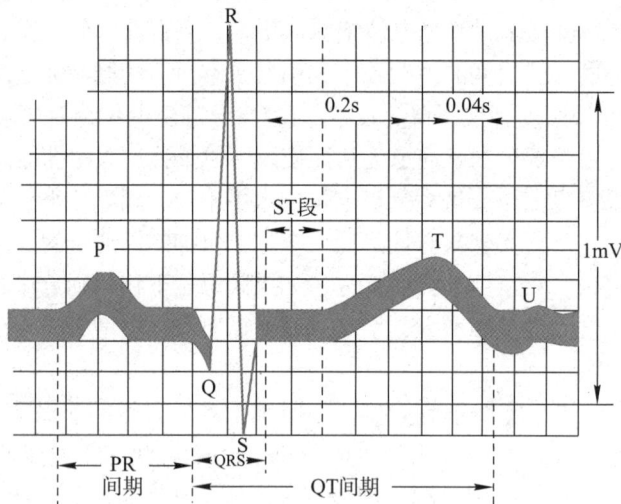

图 4-12 正常人体心电模式图

（二）正常心电图波形及生理意义

1. P 波 反映左右两心房去极化过程，其波形小而圆钝，历时 $0.08 \sim 0.11ms$，波幅不超过 0.25mV。

2. QRS 波群 代表左、右两心室的去极化过程，包括 3 个顺序相连的电位波动：第一个向下的 Q 波，接着向上的 R 波和最后向下的 S 波。正常的 QRS 波群历时 $0.06 \sim 0.10s$，代表兴奋在心室肌扩布所需的时间。QRS 各波在不同导联中差异较大。

3. T 波 反映心室复极化过程中的电位变化，历时 $0.05 \sim 0.25s$，波幅为 $0.1 \sim 0.8mV$。其方向与

QRS 波群主波的方向一致。

4. U 波 可能见于 T 波之后，小而低宽，方向一般与 T 波一致，形成机制及意义不清楚。

5. PR 间期（或 PQ 间期） 是指从 P 波起点到 QRS 波起点的时程，一般为 0.12～0.20s。反映从心房产生兴奋并传到心室所需的时间，房室传导阻滞时，PR 间期延长。

6. QT 间期 是指 QRS 波起点到 T 波终点的时程，历时 0.30～0.40s，反映心室开始兴奋到完全复极的时间。QT 间期的长短与心率呈反变关系，心率越快，QT 间期越短，反之亦然。

7. ST 段 是指从 QRS 波终点到 T 波起点的线段，反映心室各部均处于去极化状态，相当于平台期的时程。正常心电图 ST 段与基线平齐。若 ST 段上下偏离超过正常范围，常提示心肌损伤或冠状动脉供血不足。

链接

全球首例 3D 打印"完整心脏"

以色列特拉维夫大学的研究人员在 3D 打印技术的帮助下，使用患者自身细胞组织，成功打印出了全球首颗"完整心脏"。虽然它的直径、长度不到 2cm，但是结构跟人类心脏的结构完全一样。

虽然这种 3D 打印心脏短期内还无法应用于临床，但该研究成果仍然被认为是器官移植领域的重大突破，因为给人类心脏移植不再完全依赖于异体移植带来了希望：如果未来成功应用于临床，就将不再受限于必须寻找匹配的异体器官，并能避免异体移植存在排异反应的缺陷。

第二节 血管生理

血液在心脏泵血动力的推动下进入血管系统。血管分为动脉、毛细血管和静脉 3 类，动脉将血液输送到全身，流经毛细血管时完成与全身组织细胞的物质交换，静脉再将血液汇集返流回心脏。血管在输送血液、物质交换、调节器官血流量等方面有重要作用。按其功能特点又可将血管大致分为以下 5 类。

1. 弹力贮器血管 指主动脉、肺动脉主干及其发出的最大分支，这些血管的管壁较厚，富含弹性纤维，具有明显的可扩张性和弹性，可缓冲动脉血压的波动，保证了血液在血管内连续流动。

2. 分配血管 从弹性贮器血管以后到分支为小动脉以前的动脉管道，即中动脉。这些血管富含弹性纤维和平滑肌，能将血液输送到各组织器官。

3. 阻力血管 指小动脉、微动脉，这些血管管壁含有丰富的血管平滑肌，受神经和体液因素的调控，通过平滑肌的舒缩活动改变血管的口径，对血流的阻力较大。其中小动脉、微动脉位于毛细血管之前，称毛细血管前阻力血管；微静脉位于毛细血管之后，称毛细血管后阻力血管。

4. 交换血管 毛细血管管壁薄，无弹性纤维和平滑肌，只有内皮细胞层和基膜层，通透性大；而且口径很细，血流缓慢，是血液与组织之间进行物质交换的场所。

5. 容量血管 静脉血管与相应的动脉相比口径粗，管壁较薄，易扩张，容量大，安静时循环血量的 60%～70% 贮存在静脉内，具有血液贮存库的作用。

一、血流动力学

血液在心血管系统内流动的规律，属于血流动力学范畴。涉及血流量、血流阻力和血压，以及它们之间的相互关系。

（一）血流量

单位时间内流过血管某一横截面的血量称为血流量（blood flow），也称为容积速度。单位通常用

mL/min 或 L/min 表示。血流动力学中，血流量、血流阻力和血压之间的关系符合流体力学的原理。血流量（Q）与血管两端压力差（ΔP）成正比，与血管内血流阻力（R）成反比。即

$$Q=\Delta P/R$$

（二）血流阻力

血液在血管内流动时所遇到的阻力称为血流阻力（resistance to blood flow）。血流阻力来源于血液内部分子之间的摩擦和血液与管壁之间的摩擦。根据泊肃叶定律，血流阻力与血液黏滞度（η）、血管长度（L）成正比，与血管半径（r）的 4 次方成反比。表示为：

$$R=8\eta L/\pi r^4$$

生理条件下，血管的长度很少变化，所以影响血流阻力的最主要因素是血管半径和血液黏滞度。对一个器官来说，在一段时间内血液黏滞度是不变的，血流量主要决定于该器官阻力血管的半径。机体对各器官血流量分配的调节，主要就是通过调节各器官阻力血管的半径来实现的。血液黏滞度的高低主要取决于血细胞比容。血细胞比容越大，血液黏滞度越高。此外，血流速度缓慢、温度降低时，血液黏滞度也会增高。

（三）血压

血压（blood pressure）是指血管内流动的血液对于单位面积血管壁的侧压力，即压强。其国际单位是帕（Pa），临床上习惯用 mmHg 表示（1kPa=7.5mmHg，1mmHg=0.133kPa）。在整个循环系统中，各段血管的血压都不相同，平常所说的血压是指动脉血压。心脏的舒缩活动推动血液流动，由于血液流动过程中不断克服阻力要消耗能量，因此，从主动脉到右心房，血压是逐步降低的，即动脉血压＞毛细血管血压＞静脉血压。静脉血压和心房压较低，常以厘米水柱（cmH_2O）为单位（$1cmH_2O$ =0.098kPa）。

二、动 脉 血 压

（一）概念和正常值

动脉血压（arterial blood pressure）一般指动脉血管内血液对血管壁的压强，多指主动脉内的血压。常用肱动脉血压代表。随心动周期波动，在一个心动周期中，心室收缩中期动脉血压上升达到最高值，此时的动脉血压称为收缩压（systolic pressure）；心室舒张时动脉血压下降，心舒末期时达到最低值，此时的动脉血压称为舒张压（diastolic pressure）。收缩压与舒张压之差，称为脉搏压，简称脉压（pulse pressure）。脉压可反映一个心动周期中动脉血压波动的幅度。动脉血压习惯用收缩压 / 舒张压表示。一个心动周期中每一瞬间动脉压的平均值称为平均动脉压，约为舒张压加 1/3 脉压。

临床常用听诊法间接测定肱动脉血压作为动脉血压的标准。我国健康年轻人在安静状态下收缩压为 100 ～ 120mmHg，舒张压为 60 ～ 80mmHg，脉压为 30 ～ 40mmHg，平均动脉压约 100mmHg。

正常人在安静状态下动脉血压比较稳定，但也有个体差异，而且不同年龄、性别及身体功能状态等血压略有差异。一般来说，女性略低于男性，儿童低于成年人，新生儿最低，安静时血压相对稳定，活动或激动时可暂时升高。正常人动脉血压随年龄增长有所升高，收缩压比舒张压升高明显。

动脉血压是观察心血管功能活动的重要指标。血压稳定是维持血液循环和保证各组织、器官得到足够血液灌注的重要条件之一。只有全身各组织器官得到充足的血液灌注，整体的生命活动才能正常进行。

（二）形成机制

足够的循环血量充盈、心脏射血和外周阻力，以及主动脉与大动脉的弹性贮器作用是形成动脉血压的基本条件。

1. 足够的循环血量充盈是形成动脉血压的前提条件 循环系统中血液的充盈程度可用循环系统平均充盈压来表示。循环系统平均充盈压是指心脏搏动、血流停止时，在循环系统中各处所测得的压力值（7mmHg），其值取决于循环血量和心血管容量之间的关系。

2. 心脏射血产生的动力和血液流动遇到的外周阻力是形成动脉血压的决定因素 心室收缩所释放的能量是形成血压的能量来源。血液流经小动脉和微动脉所遇到的阻力称为外周阻力。心室收缩射入动脉的血液，由于外周阻力的存在，大部分不能立即流向外周而滞留于大动脉内，滞留的血液对动脉壁产生侧压力，即形成了动脉血压。

3. 大动脉管壁的弹性起到缓冲作用 心室射血是间断的，心室收缩时射血，射入动脉的血液使动脉管壁弹性扩张，收缩压不至于过高；心室舒张时射血停止，动脉血压下降，扩张的动脉管壁弹性回缩，使舒张压维持在较高的水平，推动了舒张期的血流。故大动脉管壁的弹性可使每个心动周期中动脉血压的波动幅度得到缓冲，使心脏的间断射血变为血管内血液的连续流动。

> **考点与重点** 动脉血压的形成机制

（三）影响动脉血压的因素

凡能影响动脉血压形成的因素，如每搏量、心率、外周阻力、大动脉管壁的弹性以及循环血量等，均可影响动脉血压。

1. 每搏量 每搏量增加时，心室收缩期射入主动脉的血量增多，收缩压明显升高。由于收缩压升高，血流速度随之加快，心室舒张期流向外周的血量也有所增多，舒张末期存留在大动脉的血量增加不多，故舒张压升高不多，而脉压增大。反之，每搏量减少时，主要是收缩压降低，脉压减小。因此在一般情况下，每搏量的大小主要影响收缩压，而收缩压的高低主要反映心脏每搏输出量的多少。

2. 心率 心率增快，心舒张期明显缩短，使得流向外周的血液减少，舒张末期存留在大动脉的血量增多，舒张压升高。在舒张末期大动脉血量增多的基础上，收缩期射血使动脉内血量进一步增加，故收缩压也升高。因动脉血压升高，血流速度加快，在收缩期有较多的血液流向外周，留在大动脉内的血量增加不多，故收缩压升高不如舒张压升高显著，结果脉压减小。反之，心率减慢，舒张压降低的幅度比收缩压降低的幅度大，脉压增大。

3. 外周阻力 外周阻力增大，舒张期流向外周的血量减少，舒张末期存留在大动脉的血量增多，舒张压明显升高。在收缩期，由于动脉血压升高使血流速度加快，较多的血液流向外周，大动脉内的血量增加不多，因此收缩压升高的幅度较小，脉压变小。相反，当外周阻力减小时，舒张压降低的幅度比收缩压降低的幅度大，脉压变大。所以，舒张压的高低主要反映外周阻力的大小。

4. 主动脉和大动脉的弹性贮器作用 主动脉和大动脉的弹性可缓冲动脉血压的波动。老年人大动脉发生硬化，管壁弹性纤维减少而胶原纤维增多，血管顺应性降低，对血压的缓冲作用减弱，导致收缩压升高而舒张压降低，脉压明显增大。因此，脉压主要反映动脉弹性。

5. 循环血量与循环系统容积的比值 循环血量与循环系统容积的比值决定了循环系统平均充盈压的高低。正常时，循环血量和血管容积是相适应的，循环系统平均充盈压变化不大。如果循环血量减少（如大出血），血管系统的容积改变不大，则循环系统平均充盈压必然降低，导致动脉血压降低。如果循环血量不变而血管系统的容积增加（如大量毛细血管扩张），循环系统平均充盈压也将降低，动脉血压降低。

> **考点与重点** 动脉血压的影响因素

三、静脉血压和静脉血回流

静脉血管是血液回流入心脏的通道。由于静脉易扩张，容量大，是机体的贮血库。静脉通过其舒缩活动，能有效调节回心血量和心输出量。

（一）静脉血压

根据测量的部位，将静脉血压分为中心静脉压和外周静脉压。

1. 中心静脉压（central venous pressure，CVP） 是指右心房和胸腔内大静脉的血压。正常成年人中心静脉压为 4 ~ 12cmH₂O。中心静脉压的高低取决于两个因素：①心脏泵血功能。心脏泵血功能良好，能及时将回流入心脏的血液射入动脉，则中心静脉压较低；反之，如果心脏泵血功能减退（如心力衰竭），中心静脉压将会升高。②静脉回流速度。如果静脉回流速度加快（如血量增加、全身静脉收缩），中心静脉压升高；反之，如果静脉回流速度减慢（如血量不足或静脉回流障碍），则中心静脉压降低。可见，中心静脉压的高低取决于心脏的射血能力和静脉回心血量之间的相互关系，是反映心血管功能的又一指标。临床上，中心静脉压可作为控制补液速度和补液量的指标。

2. 外周静脉压 是指各器官的静脉血压。心脏泵血功能减退，中心静脉压升高，同样影响外周静脉回流，使外周静脉压升高。

考点与重点 中心静脉压

（二）影响静脉回流的因素

单位时间内静脉回心血量（venous return）的多少取决于周围静脉压与中心静脉压之差，以及静脉对血流的阻力。凡影响外周静脉压、中心静脉压及静脉阻力的因素，都可影响静脉回心血量。

1. 体循环平均充盈压 是反映血管系统充盈程度的指标。当血量增加或容量血管收缩时，体循环平均充盈压升高，静脉回心血量增多；反之，血量减少或容量血管舒张时，循环系统平均充盈压降低，静脉回心血量减少。如大量失血或大量输液，会显著影响充盈压。

2. 心肌收缩力 心脏收缩时将血液射入动脉，舒张时则可从静脉抽吸血液。如果心脏收缩力强，射血时心室排空较完全，在心舒期心室内压就较低，对心房和大静脉内血液的抽吸力量较大，中心静脉压降低，静脉回心血量增多；反之，射血能力显著减弱（如右心衰竭时），心舒早期心室内压就较高，血液淤积在右心房和大静脉内，回心血量减少，此时可见患者出现颈外静脉怒张、肝充血增大、下肢水肿等体征。左心衰竭时，左心房压和肺静脉压升高，造成肺淤血和肺水肿。

3. 骨骼肌的挤压作用 大部分外周静脉内存在的静脉瓣能确保血液只能单向流回心脏。肌肉收缩时可挤压静脉，使静脉压升高，静脉回流加快；肌肉舒张时，静脉扩张，静脉压下降，有利于毛细血管的血液流入静脉，而且血液受静脉瓣阻挡不能倒流。这样，骨骼肌和静脉瓣膜对静脉回流起着"泵"的作用，称为"肌肉泵"。所以，肌肉有节奏的收缩和舒张可使回心血量增加。长期站立工作的人，不能充分发挥肌肉泵作用，易引起下肢淤血，甚至形成下肢静脉曲张。

4. 呼吸运动对体循环的影响 由于胸内负压的作用，胸腔内大静脉处于扩张状态。吸气时，胸腔容积增大，胸内负压值进一步增大，使胸腔内的大静脉和右心房更加扩张，中心静脉压降低，右心的回心血量增多。反之，呼气时胸内负压值减小，右心的回心血量减少（见第五章）。因此，呼吸运动对静脉回流也起着"呼吸泵"的作用。但是应当注意，呼吸运动对左心及右心的回心血量影响不同。吸气时，随着肺的扩张，肺部血管被牵拉扩张，容积增大，能储存较多的血液，因而由肺静脉回流至左心房的血量减少；呼气时的情况则相反。

5. 重力和体位 由于地球重力的影响，血管内血液产生一定的静水压。身体各部分的血管血压除由于心脏做功形成外，还要加上该部分血管的静水压。与动脉相比，静脉壁薄、可扩张性大，其充盈膨胀程度可在较大范围的变动，受静水压的影响较大。一般来说，血管位置在右心房水平以下每1cm，静水压增高 0.77mmHg，而在右心房水平以上的血管，重力的作用使血压相应降低。故体位发生变化时，重力作用对静脉回流有较大的影响。人体平卧时，全身静脉大体上与心脏处于同一水平，静水压大致相同，对静脉血压和静脉血流影响不大。当从卧位变为直立位时，足部血管内的血压比卧位时明显增高，其增高的部分相当于从足至心脏这样一段血柱高度形成的静水压，约90mmHg，身体低垂部位静脉内容纳的血量增多，故回心血量减少。

考点与重点 影响静脉回流的因素

四、微　循　环

微循环（microcirculation）指微动脉经毛细血管到微静脉之间的血液循环，最根本的功能是进行血液和组织之间的物质交换。一个典型的微循环由微动脉、后微动脉、毛细血管前括约肌、真毛细血管、通血毛细血管、动－静脉吻合支及微静脉等7部分组成。

（一）血流通路

微循环的血液可经3条通路从微动脉流向微静脉（图4-13）。

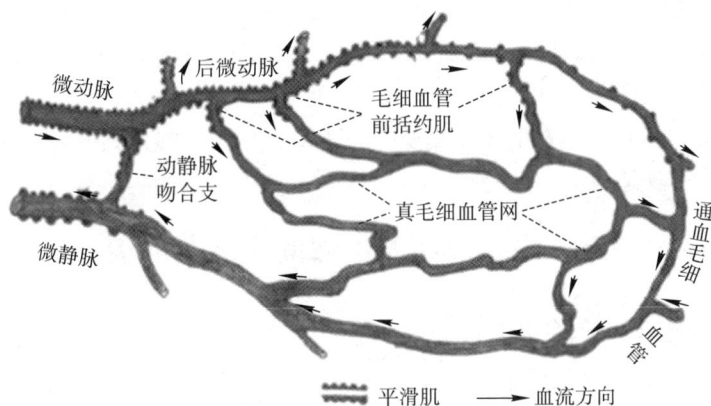

图 4-13　微循环模式

1. 迂回通路　当局部组织代谢产物增多时，毛细血管前括约肌舒张，血液从微动脉进入，流经后微动脉，通过开放的毛细血管前括约肌、真毛细血管网，然后从微静脉流出。真毛细血管数量多并交织成网，迂回曲折，穿插于细胞之间，血流缓慢，加之真毛细血管管壁薄，通透性好，所以此通路是血液与组织进行物质交换的主要场所，故又称为营养通路。真毛细血管开放与关闭交替进行，安静时骨骼肌中只有约20%开放，运动时局部组织代谢产物增多，真毛细血管网开放数量增多。

2. 直捷通路　血液经微动脉、后微动脉进入通血毛细血管，然后从微静脉流出。此通路直而短，血流速度较快，经常处于开放状态，物质交换作用很小，其主要作用是使一部分血液迅速通过微循环返回静脉，以保证静脉回心血量。

3. 动静脉短路　血液从微动脉流入，进入动－静脉吻合支后从微静脉流出。此通路最短，血流速度快，无物质交换功能，其功能是参与体温调节，多分布于手指、足趾、耳郭等处的皮肤中。一般情况下，经常处于关闭状态，有利于保存体内的热量。当环境温度升高或机体产热增多时，此通路开放，使皮肤血流量增加，有利于机体散热。

（二）微循环的调节

1. 微循环的3个闸门　微循环的血流量受前、后阻力的影响，其中微动脉和后微动脉是微循环的前阻力。微动脉管壁有较丰富的平滑肌，接受神经－体液因素的控制而舒缩，是控制微循环血流的"总闸门"。真毛细血管的起始端通常有稀疏的平滑肌缠绕，构成毛细血管前括约肌。该括约肌易受局部代谢产物调控，控制进入真毛细血管的血流量，在微循环中起"分闸门"的作用。微静脉是微循环的后阻力血管，构成控制微循环血流的"后闸门"。故微静脉的舒缩状态可影响毛细血管血压，从而影响组织液的生成与回流和静脉回心血量。

考点与重点 微循环的三条通路

2. 调节机制

（1）神经调节：微循环血管平滑肌受交感缩血管神经纤维支配。交感神经兴奋，血管平滑肌收缩，微循环血流量减少，毛细血管血压下降。反之亦然。

（2）体液调节：微循环血管平滑肌还受到缩血管物质（如肾上腺素、去甲肾上腺素、血管紧张素）的影响，缩血管物质增多，微循环血流量减少。

（3）自身调节：局部代谢产物使微循环真毛细血管交替开放，对微循环调节作用最为重要。当局部组织代谢产物增多和低氧时，后微动脉和毛细血管前括约肌舒张，真毛细血管开放，血流在组织细胞周围流过并带走组织内积聚的代谢产物，随后，后微动脉和毛细血管前括约肌又因其本身的肌紧张和缩血管因素的作用而收缩，使毛细血管关闭。毛细血管关闭时，该毛细血管周围组织中代谢产物聚集，氧分压降低，真毛细血管开放。如此周而复始。在安静状态下，骨骼肌组织中在同一时间内只有20%～35%的真毛细血管处于开放状态。血管舒缩活动主要与局部组织的代谢活动有关。当组织代谢活动加强时，越来越多的后微动脉和毛细血管前括约肌发生舒张，使越来越多的毛细血管处于开放状态，从而使血液和组织、细胞之间发生物质交换的面积增大，交换的距离缩短。因此，微循环的血流量与组织的代谢活动水平是相适应的。

五、组织液和淋巴液的生成和回流

（一）组织液生成和回流的机制

组织液存在于组织、细胞的间隙中，是血浆滤出毛细血管壁形成的，其滤过和重吸收取决于4种力量的对比，即毛细血管血压、血浆胶体渗透压、组织液胶体渗透压和组织液静水压。其中，毛细血管血压和组织液胶体渗透压是促使液体由毛细血管内向血管外滤过的力量，而血浆胶体渗透压和组织液静水压是使血液从血管外重吸收入毛细血管内的力量。滤过力量与重吸收力量的代数和，称为有效滤过压（effective filtration pressure，EFP）。

有效滤过压 =（毛细血管血压 + 组织液胶体渗透压）–（血浆胶体渗透压 + 组织液静水压）

血液在流经微循环血管网时血压逐渐降低。在毛细血管的动脉端血压约30mmHg（4.0kPa），毛细血管中段血压约25mmHg（3.3kPa），静脉端约12mmHg（1.6kPa）。正常情况下，血浆胶体渗透压为25mmHg（3.3kPa），组织液的胶体渗透压和静水压分别为15mmHg（2.0kPa）和10mmHg（1.3kPa）（图4-14）。

在4个因素中，只有毛细血管血压是变量，且是生成组织液的主要动力，血浆胶体渗透压则是促使组织液回流的主要力量。按各种压力数值计算，毛细血管动脉端的有效滤过压为 +10mmHg（1.3kPa），液体滤出毛细血管而生成组织液。在毛细血管静脉端，有效滤过压为 –8mmHg（–1.1kPa），组织液被重吸收。由于血液流经血管时，其压力是逐渐降低的，所以，毛细血管血压下降也是逐渐变化的，这就导致有效滤过压是一个渐变的动态过程，即通过毛细血管发生的滤过和重吸收作用是没有明显界限的逐渐移行的过程。在毛细血管全长，每一点都有滤过和重吸收，只是血液由动脉端向静脉端流动的过程中净滤过量逐渐减少，净吸收量越近静脉端越多。总的来说，流经毛细血管的血浆，有0.5%～2%在毛细血管动脉端以滤过的方式进入组织间隙，其中约90%在静脉端被重吸收回血液，其余约10%进入毛细淋巴管，成为淋巴液，最终使组织液生成和回流量之间达到动态平衡。

考点与重点 组织液的生成与回流

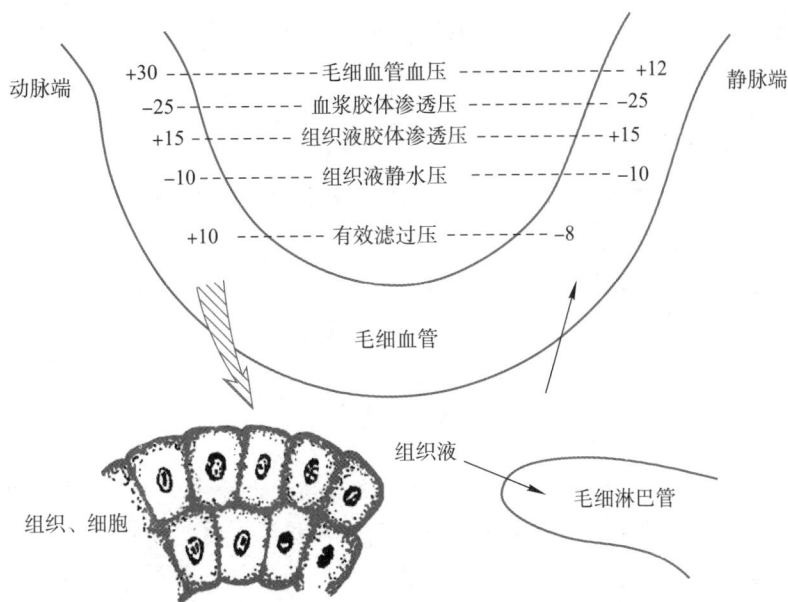

+ 表示液体滤出毛细血管的力量；- 表示使液体吸收回毛细血管的力量

图 4-14 组织液生成与回流

（二）影响组织液生成和回流的因素

1. 毛细血管血压 毛细血管血压是生成组织液的主要动力，毛细血管血压降低，有效滤过压降低，组织液生成减少；反之，毛细血管血压升高，有效滤过压升高，组织液生成增多。如炎症时，炎症部分的微动脉扩张，毛细血管前阻力减小，进入毛细血管的血量增多，使之血压升高，组织液生成增多，表现为炎性水肿。右心衰竭导致静脉回流受阻，毛细血管血压逆行升高，组织液生成也会增加，严重时产生水肿。在严重的呕吐或腹泻时，体液丧失，血容量减少，毛细血管血流量减少导致动、静脉端压力降低，组织液大量入血，此时因细胞外液容量的大量缩减，机体表现为脱水。

2. 血浆胶体渗透压 血浆胶体渗透压是促使组织液回流的主要力量。血浆胶体渗透压降低，有效滤过压增大，组织液生成增多。如因肝病、肾病、营养不良等疾病导致的血浆蛋白减少，均可使血浆胶体渗透压降低，组织液生成增多和回流减少而产生水肿。

3. 毛细血管壁的通透性 毛细血管壁的通透性增加，部分血浆蛋白质滤出，组织液胶体渗透压升高，有效滤过压减小，组织液生成增多，产生水肿。在过敏性疾病时，由于局部组胺大量释放，毛细血管通透性增加，组织液中胶体渗透压升高，组织液生成增多而回流减少，故在发生过敏反应的局部出现水肿。

4. 淋巴回流受阻 组织液主要在毛细血管动脉端生成、在静脉端回流，其中的蛋白质和约 10% 组织液经淋巴管回流入血，使生成和回流的量保持平衡。淋巴回流受阻，组织液积聚，可导致水肿；另外，淋巴管阻塞时，导致组织液中的蛋白质含量增多，胶体渗透压升高，也可引起组织液生成增多、回流减少而加重水肿。

考点与重点 影响组织液的生成与回流的因素

（三）淋巴循环

未被毛细血管重吸收的组织液进入淋巴管即成为淋巴液（lymph fluid）。淋巴循环是血液循环的重要辅助部分。人体每天生成 2 ～ 4L 淋巴液，相当于全身的血浆总量。淋巴循环有重要的生理意义。

1. 回收蛋白质 这是淋巴回流最为重要的功能，因为淋巴回流是组织液中蛋白质回到血液循环的唯一途径。每天回收蛋白质多达 75 ～ 200g，以维持血浆蛋白的正常浓度，并使组织液中蛋白质浓度保持较低的水平。

2. 运输脂肪及其他营养物质　小肠的淋巴回流是脂肪吸收的主要途径，80% ～ 90% 由肠道吸收的脂肪经这一途径吸收入血。因此，小肠的淋巴液呈白色乳糜状。

3. 调节血浆和组织液之间的液体平衡　生成的组织液中约有 10% 经由淋巴系统回流入血。淋巴回流障碍，血量减少而组织液增多。

4. 防御屏障作用　淋巴液回流时会经过淋巴结，淋巴结中的吞噬细胞能清除淋巴液中的红细胞、细菌和其他异物。此外，淋巴结还能产生淋巴细胞，参与免疫反应。

链接

水　肿

人体的组织间液处于不断交换与更新之中，这有赖于血管内外和体内外液体交换平衡。如果这两种平衡被破坏，就可能导致组织间隙过多的液体积聚，称之为水肿。

全身性水肿按照发生原因分为心源性、肾源性、肝源性、营养不良性水肿。心源性水肿主要是右心衰竭的表现，常伴颈静脉怒张；肾源性水肿可见患者晨起时有眼睑和面部水肿，伴有蛋白尿；肝源性水肿失代偿期以腹水为主要表现；营养不良性水肿常伴有消瘦、体重减轻等表现。

局部性水肿常见于局部静脉、淋巴回流受阻或毛细血管通透性增加所致。

第三节　心血管活动的调节

一、神经调节

人体在复杂多变的环境中从事各项活动，各组织和器官对血量的需求不断变化。心血管在神经 - 体液的调节下，随时改变着循环系统的功能状态，以适应机体在不同生理状态下各组织器官活动的需要。

（一）心脏的神经支配

支配心脏的传出神经主要为心交感神经（cardiac sympathetic nerve）和心迷走神经（cardiac vagus nerve）。

1. 心交感神经及其作用　心交感神经的节前纤维来自位于脊髓第 1—5 胸段中间外侧柱的神经元，其轴突末梢释放的递质为乙酰胆碱，乙酰胆碱激活节后神经元膜上的 N 型胆碱能受体。心交感神经节后神经元位于星状神经节或颈交感神经节内，其节后纤维支配心脏各个部分，包括窦房结、房室交界、房室束、心房肌和心室肌。

心交感神经节后纤维末梢释放去甲肾上腺素（norepinephrine），兴奋心肌细胞膜上的 β 型肾上腺素能受体（β_1 受体），增加 Ca^{2+} 内流及促进肌质网释放 Ca^{2+}，抑制钾通道开放，导致心率增快、收缩能力增强、传导速度加快，此即正性的变时、变力、变传导作用。去甲肾上腺素能加强窦房结 P 细胞的 4 期内向电流 If，使自动去极速度加快，自律性增高，心率加快。在房室交界，Ca^{2+} 内流增加使慢反应细胞 0 期的幅度及速度均增大，传导加快。平台期 Ca^{2+} 内流增加，促使肌质网释放 Ca^{2+}，同时促进肌钙蛋白释放 Ca^{2+}，加速肌质网对钙离子的摄取，故心肌收缩、舒张幅度均增大，心肌收缩力增强。

2. 心迷走神经及其作用　支配心脏的副交感神经节前纤维起源于延髓的迷走神经背核和疑核，行走于迷走神经干中，进入心脏后与心内神经节发生突触联系，释放的递质为乙酰胆碱。心迷走神经节后纤维支配窦房结、心房肌、房室交界、房室束及其分支，也有少量纤维支配心室肌。两侧心迷走神经对心脏的支配有差别，右侧迷走神经主要影响窦房结，左侧迷走神经主要影响房室交界。

心迷走神经节后纤维末梢释放乙酰胆碱（acetylcholine，ACh），兴奋心肌细胞膜的 M 胆碱能受体，增加 K^+ 外流，导致心率减慢、收缩力减弱、传导速度减慢，此即负性变时、变力、变传导作用。窦房结 P 细胞 K^+ 外流增多，最大复极电位变得更负，4 期自动去极化到达阈电位所需时间延长，故自律性降低。同时 4 期 K^+ 外流的速度减缓，抑制 4 期的内向电流 If，故去极速度较慢、心率减慢。心肌 K^+ 外流增加，使 2 期平台期缩短，Ca^{2+} 内流减少，心肌收缩力下降。Ca^{2+} 内流减少，房室交界处慢反应细胞的 0 期速度和幅度均下降，故房室传导速度减慢。

心脏中还存在多种肽能神经纤维，释放的递质有神经肽 Y、血管活性肠肽、降钙素基因相关肽、阿片肽等。目前对于分布在心脏的肽能神经元的生理功能了解不多，已知血管活性肠肽对心肌有正性变力作用和舒张冠状血管的作用，降钙素基因相关肽有加快心率作用。

考点与重点 心脏的神经支配及其作用

（二）血管的神经支配

除真毛细血管外，血管壁都有平滑肌分布，小动脉和微动脉较多。绝大多数血管平滑肌都接受自主神经的支配。支配血管平滑肌的神经纤维可分为缩血管神经纤维（vasoconstrictor never fiber）和舒血管神经纤维（vasodilator never fiber）两大类。

1. 缩血管神经纤维 都是交感神经纤维，故一般称为交感缩血管神经纤维。其节前神经元位于脊髓胸 1—腰 3 节段灰质的中间外侧柱，节后纤维末梢释放的递质为去甲肾上腺素。血管平滑肌细胞有 α_1、β_2 两类肾上腺素能受体。α_1 受体兴奋，血管平滑肌收缩；β_2 受体兴奋，则血管平滑肌舒张。去甲肾上腺素与 α_1 受体结合的能力比与 β_2 受体结合的能力强得多，故缩血管纤维兴奋时主要引起缩血管效应。体内几乎所有的血管平滑肌都受交感缩血管神经纤维支配，而且多数血管只接受交感缩血管神经纤维的单一支配。在安静状态下，交感缩血管神经纤维持续发放 1～3 次 / 秒的低频冲动，称为交感缩血管紧张。这种紧张性活动使血管平滑肌保持一定程度的收缩状态。当交感缩血管紧张增强时，血管平滑肌进一步收缩；交感缩血管紧张减弱时，血管平滑肌收缩程度减低，血管舒张。

2. 舒血管神经纤维 体内有少部分血管接受舒血管神经纤维支配。

（1）交感舒血管神经纤维：支配骨骼肌微动脉的交感神经中除有缩血管神经纤维外，还有舒血管神经纤维。其末梢释放乙酰胆碱，作用于 M 受体，引起血管舒张，阿托品可阻断该效应。这类纤维的主要意义是在肌肉活动时能为其提供更多的血流量。

（2）副交感舒血管神经纤维：支配软脑膜血管、肝血管以及外生殖器血管的副交感纤维末梢释放乙酰胆碱，兴奋 M 受体，引起血管舒张。副交感舒血管神经纤维的活动主要对局部血流起调节作用，对循环系统总外周阻力的影响很小。

（3）血管活性肠肽神经元：有些支配腺体的自主神经元内有血管活性肠肽和乙酰胆碱共存。这些神经元兴奋时，其末梢释放的乙酰胆碱，引起腺细胞分泌，释放血管活性肠肽，引起舒血管效应，使局部组织血流增加。

考点与重点 血管的神经支配

（三）心血管中枢

神经系统对心血管活动的调节是通过各种神经反射实现的。心血管中枢（cardiovascular center）是指与心血管活动有关的神经元胞体集中的部位，广泛分布在脊髓、脑干、下丘脑和大脑皮层等部位，共同调节心血管系统活动，以适应整体功能活动的需要。

1. 延髓心血管中枢 动物实验中，在延髓上缘横断脑干后，动物的血压并无明显的变化，刺激坐骨神经仍能引起升压反射；而在延髓和脊髓之间横断，动物血压则降低至 5.3kPa（40mmHg）。可见，只要保留延髓及其以下中枢的完整，就可以维持安静时正常人的心血管活动，延髓是调节心血管活动的基本中枢。

延髓心血管中枢包括心交感中枢、心迷走中枢和交感缩血管中枢。心交感中枢位于延髓腹外侧部。右侧心交感神经兴奋时以心率加快为主，左侧心交感神经兴奋时以心肌收缩能力加强为主。心迷走中枢位于迷走神经背核、疑核。安静时心迷走中枢的紧张性较高，右侧心迷走神经对窦房结的影响占优势，左侧心迷走神经对房室交界的作用占优势。交感缩血管中枢位于延髓腹外侧部。体内绝大部分血管只受交感缩血管神经纤维的支配。

延髓心血管中枢的神经元经常保持一定程度的兴奋性，并通过各自的传出神经发放一定频率的冲动，即具有紧张性，从而控制心血管活动，使心率、血压维持在正常范围。心交感中枢的紧张性相对较低，故心率较慢（75 次 / 分左右）。当情绪激动或运动时，心交感中枢紧张性增高，故心率加快，心肌收缩力增强，心输出量增多。

来自颈动脉窦和主动脉弓压力感受器、颈动脉体和主动脉体化学感受器、心肺感受器、骨骼肌感受器和肾等内脏感受器的传入，以及来自端脑、下丘脑、小脑、脑干其他区域和脊髓等处与心血管调节有关的核团的纤维投射，投射到心迷走中枢、心交感中枢、交感缩血管中枢等区域，继而影响心血管活动。

2. 延髓以上部位的心血管中枢　在延髓以上的脑干部分以及大脑和小脑中，都存在与心血管活动有关的神经元。它们在心血管活动调节中所起的作用更加高级，表现为对心血管活动和机体其他功能之间的复杂整合作用。例如，下丘脑在机体的体温调节、摄食、水平衡和情绪反应等功能活动的整合中起着重要作用，在这些反应中都包含相应的心血管活动变化。在动物实验中观察到，电刺激下丘脑的一些区域，可引起躯体肌肉以及心血管、呼吸和其他内脏活动的变化，这些变化往往是通过精细整合的，在生理功能上是相互协调的。例如，电刺激下丘脑的"防御反应区"，可立即引起机体的防御反应（defense reaction），表现为骨骼肌肌紧张增强和准备防御的姿势等行为反应，同时出现心率加快、心缩力加强、心输出量增加，皮肤和内脏血管收缩，骨骼肌血管舒张，血压稍有升高等心血管活动变化。这些心血管反应显然是同当时机体所处的状态相协调的，主要是使骨骼肌有充足的血液供应，以适应防御、搏斗或逃跑等行为的需要。

（四）心血管反射

1. 颈动脉窦和主动脉弓压力感受性反射　血压变化后经压力感受器等反射活动而维持血压相对稳定的反射称压力感受性反射（baroreceptor reflex）。

压力感受性反射的感受装置是位于颈动脉窦和主动脉弓血管外膜下的感觉神经末梢。它属于牵张感受器，对搏动性的血压变化比对稳定的非搏动性的压力变化更为敏感。当动脉血压升高时，动脉管壁被牵张的程度升高，感受器发放神经冲动增多。颈动脉窦压力感受器的传入神经纤维组成颈动脉窦神经，并入舌咽神经进入延髓。主动脉弓压力感受器的传入神经纤维加入迷走神经干，同样进入延髓。传入冲动经神经通路的信息传递可兴奋迷走中枢，使心迷走神经紧张性增强；抑制心交感中枢和交感缩血管中枢活动。其传出神经为心迷走神经、心交感神经和交感缩血管纤维，效应器为心脏和血管。动脉血压升高时，压力感受器传入冲动增多，通过中枢机制使心交感神经紧张和交感缩血管紧张减弱，心迷走神经紧张加强，结果心率减慢，每搏量及心输出量减少，外周血管阻力减小，血压回降；反之，血压降低导致反射减弱，血压回升。压力感受性反射是一种典型的负反馈调节机制。动脉压在 60 ～ 180mmHg 范围内变化时，可发挥稳压作用。当窦内压在正常平均动脉压水平（约 100mmHg）的范围内发生变化时，压力感受性反射最为敏感，纠正偏离正常水平的血压的能力最强。因此，压力感受性反射的意义在于维持血压稳定，维持心、脑的正常血流量。压力感受性反射在心输出量、外周血管阻力、血量等发生突然变化的情况下，对动脉血压进行快速调节的过程中起重要作用，使动脉血压不致发生过大的波动。

考点与重点 颈动脉窦和主动脉弓压力感受性反射

2. 颈动脉体和主动脉体化学感受器反射 颈动脉分叉处和主动脉弓区域存在有颈动脉体（carotid body）和主动脉体（aortic body）。这些小体有丰富的血液循环，当动脉血液缺氧、CO_2 分压过高、H^+ 离子浓度过高时，感受器兴奋，其感觉信号分别经窦神经（合并入舌咽神经）和迷走神经传入延髓，然后使延髓内呼吸神经元和心血管活动神经元的活动发生改变。在生理情况下，化学感受性反射效应主要调节呼吸功能，使呼吸加深加快，只在低氧、窒息、失血、动脉血压过低和酸中毒等紧急情况时才明显调节心血管的活动，此时其主要意义在于重新分配血流量，保证心、脑等重要器官在紧急情况时有足够的血流量供应。有效调节范围为动脉压 40 ～ 80mmHg。

二、体 液 调 节

（一）肾上腺素和去甲肾上腺素

循环血液中的肾上腺素（epinephrine，adrenaline）和去甲肾上腺素（norepinephrine，NE/noradrenaline，NA）主要由肾上腺髓质分泌，其中肾上腺素约占 80%，去甲肾上腺素约占 20%，在化学结构上属于儿茶酚胺。

肾上腺素能受体有两种，即 α 受体和 β 受体，α 受体又有 α_1、α_2 两种亚型，β 受体可分为 β_1、β_2 和 β_3 3 种亚型。

1. 肾上腺素能受体在心血管系统分布密度不同 心肌细胞膜上以 β_1 受体为主，冠脉血管、骨骼肌和肝血管平滑肌细胞膜上 β_2 受体占优势，皮肤、肾和胃肠道的血管平滑肌细胞膜上以 α_1 受体为主。

2. 不同受体亚型激活后产生的效应不同 通常 β_1 受体激活后产生强心效应，β_2 受体激活后产生舒血管效应，而 α_1 受体激活后产生缩血管效应。

3. 肾上腺素和去甲肾上腺素的作用取决于它们与相应受体的结合能力 肾上腺素对 β_1 受体的亲和力最大，β_2 受体次之，α_1 受体最弱；去甲肾上腺素对 α_1 受体亲和力最大，其次是 β_1 和 β_2 受体。

因此，当血液循环中肾上腺素水平增高，兴奋心肌细胞膜上的 β_1 受体，产生正性变时、变力、变传导作用，心输出量增加，临床上用作强心药；引起血管 β_2 受体占优势的冠状血管、肝血管和骨骼肌血管舒张，但使 α_1 受体占优势的皮肤、肾和胃肠道等处的血管收缩，故有重新分配血流量的作用，保证在应激状态下重要器官（如心脏和肝）的血液供应，运动时也增加骨骼肌的供血量。

血液循环中去甲肾上腺素水平增高，主要激活 α_1 受体，可使全身血管广泛收缩，血压明显升高，故临床上用作升压药。也可激活 β_1 受体，起到强心的作用，但在去甲肾上腺素引起的升压过程中，血管壁张力增加，加强对颈动脉窦和主动脉弓压力感受器的刺激，通过压力感受性反射使心率减慢的效应大于去甲肾上腺素对心的直接兴奋作用，掩盖了它对心肌的 β_1 效应。

考点与重点 肾上腺素和去甲肾上腺素

（二）肾素－血管紧张素系统

当肾血流量不足或血钠降低时，可刺激肾近球细胞释放肾素。肾素可使血浆中来自肝的血管紧张素原水解而产生血管紧张素 Ⅰ（angiotensin Ⅰ，A Ⅰ）。在血浆和组织中，特别是在肺循环血管内皮表面，存在血管紧张素转化酶，可使 A Ⅰ 水解成血管紧张素 Ⅱ（angiotensin Ⅱ，A Ⅱ）。A Ⅱ 在血浆和组织中的血管紧张素酶 A 的作用下，成为血管紧张素 Ⅲ（angiotensin Ⅲ，A Ⅲ）。

一般而言，A Ⅰ 作用不明显。A Ⅱ 有广泛的作用：①收缩小动脉、微动脉，使外周阻力升高；收缩静脉，使回心血量增加。②促进肾上腺皮质分泌醛固酮，后者保 Na^+，保水、排 K^+，使循环血量增多。③使交感神经末梢释放去甲肾上腺素增多。A Ⅲ 的缩血管效应仅为 A Ⅱ 的 10% ～ 20%，但其刺激肾上腺皮质合成和释放醛固酮的作用则较强。

（三）血管升压素

血管升压素（vasopressin，VP）由下丘脑视上核和室旁核的神经元合成，经下丘脑垂体束运送至神经垂体储存，平时少量释放进入血液循环。血管升压素具有 V_1 和 V_2 两种受体，前者主要分布在血管平滑肌细胞膜上，后者主要分布在肾集合管细胞膜上。V_1 受体兴奋，引起体内血管广泛收缩（脑血管不受影响），外周阻力增高，血压升高。生理剂量下，血管升压素主要促进肾集合管对水的重吸收而起抗利尿效应，故又称抗利尿激素（详见第八章）；在禁水、失血等引起血液中血管升压素浓度明显升高时，才表现升压效应。

链接

体位性低血压

体位性低血压是指随着体位的变换出现血压偏低的情况，常由于如蹲位、坐位变为立位等低位变为高位的行为引发。

发生原因是由于血液因重力原因无法跟上重要脏器上升的速度，引起头颅、脑血管及其他重要脏器出现短暂的供血不足而诱发体位性低血压，可伴随头晕、眼前发黑、视物模糊及晕倒等症状。

体位性低血压在任何年龄阶段均可见，尤以老年人常见，目前的统计数据显示，65 岁以上人群发生体位性低血压的概率是 15%，在 75 岁以上人群其发病率高达 30% ～ 50%。主要是因为老年人的心血管系统会出现老化和硬化，长期高血压不仅对颈动脉处的敏感度有很大影响，还会影响血管和心室的正常工作，进一步影响机体的心血管活动反射。因此老年人在日常生活中要注意动作缓慢。

第四节　器官循环

一、冠脉循环

（一）冠脉循环的血流特点

冠脉循环（coronary circulation）是指心脏的血液循环。心脏的血液供应来自左、右冠状动脉。冠状动脉主干走行于心脏的表面，其分支常穿入心肌在心内膜下层交织成网，与心肌纤维进行物质交换。

1. 途径短、压力高、流速快、血流量大　冠状动脉直接开口于主动脉根部，且冠脉循环的途径短，故血压高，血流快，循环周期只需几秒即可完成。在安静状态下，总的冠脉血流量约为 225mL/min，占心输出量的 4% ～ 5%。当心肌活动加强，冠脉血流量可增加到静息时的 4 倍。

2. 舒张期流量大于心缩期　由于冠脉循环的阻力血管主要分布在心肌纤维之间，心肌收缩时，冠脉受压，血流量减少；心肌舒张时，冠脉舒张，血流量增加，故心舒期冠脉血流量大于心缩期冠脉血流量。因此，主动脉舒张期的长短和舒张压的高低是影响冠脉血流量的最重要因素。

3. 动静脉氧差大，心肌对氧的摄取能力强　安静状态下，心肌摄氧率比骨骼肌摄氧率高约一倍，流经心脏的动脉血中 65% ～ 75% 的氧被心肌摄取。因此，当机体活动增强、耗氧量增多时，心肌靠提高从单位血液中摄取氧的潜力较小，心肌需要更多的氧气时主要依赖增加血流量。冠脉循环供血不足时，极易出现心肌缺氧的现象。

（二）冠脉循环的调节

1. 代谢产物 实验表明，冠脉血流量和心肌代谢水平成正比，在切断心脏的神经支配和没有激素作用的情况下，这种关系依然存在，因此心肌的代谢水平是影响冠脉循环调节的主要因素。在肌肉运动、精神紧张等情况下，心肌代谢增强，ATP 代谢产生的腺苷可强烈舒张小动脉，其他代谢产物如 H^+、CO_2、乳酸、缓激肽和前列腺素（PGE）等也有舒张冠脉的作用。

2. 神经调节 冠状动脉受迷走神经和交感神经的支配。迷走神经直接舒张冠脉，增大血流量，但同时使心率减慢、降低心肌代谢活动、间接减少冠脉血流量；相反，交感神经直接收缩冠脉，减少冠脉血流量，又通过加强心肌代谢活动、间接增大冠脉血流量。神经因素对血流量的影响可在很短的时间内被心肌代谢改变引起的血流变化所掩盖。

3. 体液调节 肾上腺素、去甲肾上腺素、甲状腺激素等可通过提高心肌代谢水平，使冠脉舒张，血流量增加。缓激肽、前列腺素也可舒张冠脉；血管紧张素 Ⅱ 和加压素收缩冠脉，使血流量减少。

二、肺 循 环

（一）肺循环的生理特点

肺循环是指血液由右心室射出，经肺动脉及其分支到达肺毛细血管，再经肺静脉回到左心房的血液循环。肺循环的功能是使血液在流经肺泡时与肺泡进行气体交换。

1. 血流阻力小，血压低 肺动脉的分支短而粗，管壁薄，易于扩张，总横截面面积大，且肺血管全部处于胸腔内，胸腔内是负压的（见第五章），故肺循环的血流阻力很小。右心室的收缩力远较左心室的弱，肺动脉压为主动脉压的 1/6～1/5，平均肺动脉压约为 1.7kPa（13mmHg）。由于肺毛细血管的压力［0.9kPa（7mmHg）］低于血浆胶体渗透压，故肺组织基本上没有组织液。左心衰竭时，肺静脉压及肺毛细血管压升高，组织液生成增多而形成肺水肿。

2. 血容量变化大 肺的血容量约为 450mL，占全身血量的 9%。深吸气时可达 1000mL，深呼气时可低至 200mL。肺部血容量大，且变动范围大，可起到储血库作用。机体失血时，肺循环可将一部分血液释放到体循环。在每一个呼吸周期中，肺循环的血容量发生周期性变化，并影响左心室输出量和动脉血压。

3. 肺循环组织液有效滤过压为负值 肺循环毛细血管血压低，有效滤过压为负值，可保持肺泡干燥，有利于气体交换。

（二）肺循环血流量的调节

1. 神经调节 肺循环血管受交感神经和迷走神经控制。刺激交感神经直接引起肺血管收缩和血流阻力增大；但在整体情况下，因体循环的血管收缩，将一部分血液挤入肺循环，肺循环血容量增加。刺激迷走神经可使肺血管轻度舒张，肺血流阻力稍下降。

2. 局部组织化学因素 肺泡气氧分压可显著影响肺血管的舒缩活动。当一部分肺泡气的氧分压降低时，刺激肺泡周围的微动脉收缩，当同时存在 CO_2 分压增高时微动脉收缩更明显。这种低氧效应使肺泡血流量得到有效分配，提高肺换气效率。当吸入气中氧分压过低时，如在高海拔地区，可引起肺循环微动脉广泛收缩，肺血流阻力加大，肺动脉压明显升高，常引发肺动脉高压甚至右心肥厚。

3. 血管活性物质 肾上腺素、去甲肾上腺素、血管紧张素 Ⅱ、血栓素 A_2、前列腺素 $F_2\alpha$ 等能使肺循环的微动脉收缩；前列环素、乙酰胆碱等可引起肺血管舒张。

三、脑 循 环

（一）脑循环的生理特点

1. 血流量大，耗氧量多，脑组织对缺氧敏感，对缺氧耐受性差　正常人脑的重量占体质量的 2%，在安静状态下其血流量却占心输出量的 15% 左右，约达 750mL/min。脑组织代谢水平高，耗氧量占整个机体耗氧量的 20%，但脑的能量储存极为有限，必须依赖血中的葡萄糖供能，因此对血流的依赖程度大。脑对缺氧或缺血极为敏感，脑血流中断数秒可导致意识丧失，中断 5 ～ 6min 将引起不可逆性脑损伤。

2. 血流量变化小　脑组织位于坚硬的颅腔内，容积较为固定，脑血管舒缩受到限制，血流量变化小。

3. 存在血 – 脑脊液屏障和血 – 脑屏障　保持脑组织内环境理化因素的相对稳定，防止血液中有害物质进入脑内。

（二）脑循环的调节

1. 脑血管的自身调节　是脑循环调节的主要方式。正常情况下，脑循环的灌注压为 10.7 ～ 13.3kPa（80 ～ 100mmHg），当平均动脉压变动于 8.0 ～ 18.7kPa（60 ～ 140mmHg）范围时，通过脑血管的自身调节即可保持脑血流量的相对稳定。

2. 神经调节　脑血管接受交感缩血管神经纤维、副交感缩血管神经纤维的支配，但神经对脑血管活动的调节作用很小。在多种心血管反射中，脑血流量均无明显变化。

3. 体液调节　主要受血液中二氧化碳分压（PCO_2）调节。PCO_2 升高时，脑血管舒张，血管阻力降低，脑血流量增大。反之，脑血流量减小。

？ 思 考 题

1. 试述影响心输出量的因素。
2. 影响动脉血压的主要因素有哪些？
3. 在动物实验中，夹闭一侧颈总动脉后，动脉血压有何变化？其机制如何？

本章数字资源

第五章 呼 吸

患者，男，75岁，大理石切割工人，因"反复咳嗽、咳痰10年，气促加重1个月"就诊。查体：桶状胸，双侧语颤减弱，两肺过清音，肺下界位于肩胛线第十肋间隙，肺下缘移动度6cm，双肺呼吸音低，可闻及散在哮鸣音及湿啰音。辅助检查：肺功能检查$FEV_1/FVC < 70\%$，X线胸片示双肺纹理增粗。临床诊断：慢性阻塞性肺疾病。

问题： 1. 简述FEV_1、FVC的含义及其意义。

　　　2. 慢性阻塞性肺疾病产生的原因是什么？

呼吸是机体与外界环境之间气体交换的过程，具体包括：①肺通气，是肺泡与外界环境之间气体交换的过程；②肺换气，是肺泡与肺毛细血管血液之间气体交换的过程；③气体在血液中的运输，是指O_2和CO_2在血液中运输的过程；④组织换气，是指组织细胞与组织毛细血管血液之间气体交换的过程（图5-1）。其中，肺通气和肺换气合称为外呼吸，肺毛细血管血液与外界环境之间气体交换的过程。相对而言，组织细胞与组织毛细血管血液之间气体交换的过程，即组织换气，又称为内呼吸。外呼吸、气体在血液中的运输、内呼吸是实现呼吸的3个环节。

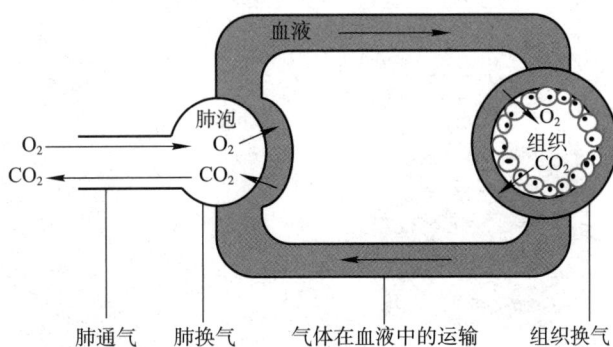

图 5-1　呼吸全过程

考点与重点　呼吸及其基本过程

第一节 肺 通 气

一、原 理

肺通气是肺泡与外界环境之间气体交换的过程。气体流动的方向取决于推动气体流动的动力和阻止气体流动的阻力间的相互作用。

（一）肺通气的动力

肺泡气与外界大气之间的压力差是实现肺通气的直接动力。在一定的海拔高度，外界大气的压力相对恒定，因而在呼吸过程中，发生变化的只能是肺泡内气体的压力，即肺内压。肺内压在呼吸过程中的变化取决于肺的扩大和缩小，但肺自身并不具有主动张缩能力，它的张缩必须依赖于胸廓的节律性扩张和缩小，而胸廓的张缩则由呼吸肌的收缩和舒张所引起。因此，呼吸肌的收缩和舒张所引起的胸廓节律性扩大和缩小，称为呼吸运动，是实现肺通气的原动力。

1. 呼吸运动 呼吸运动包括吸气运动和呼气运动。参与呼吸运动的呼吸肌不同，呼吸运动可呈现不同的呼吸型式。

（1）平静呼吸和用力呼吸

1）平静呼吸：正常人安静状态下的呼吸平稳而均匀，称为平静呼吸。平静呼吸时，吸气运动是一个主动过程，膈肌和肋间外肌均参与了吸气过程。膈肌收缩，膈肌顶下降使胸腔的上下径增大，胸腔容积增大；肋间外肌收缩，肋骨和胸骨上举，同时肋骨下缘向外侧偏转，使胸腔前后径和左右径均增大，胸腔容积进一步增大（图 5-2）。胸腔扩大带动肺的容积随之增大，肺内压降低，当肺内压低于大气压时，外界气体流入肺内，这一过程称为吸气。

平静呼气时，呼气肌不参与呼吸运动，而是由膈肌和肋间外肌舒张所致，是一个被动过程。膈肌和肋间外肌舒张时，肺依其自身的回缩力而回位，并牵引胸廓，使之上下径、前后径和左右径缩小，从而引起胸腔和肺的容积减小（图 5-2），肺内压升高，当肺内压高于大气压时，气体由肺内流出，这一过程称为呼气。

平静呼吸为吸气主动而呼气被动的呼吸型式，呼吸频率为 12 ～ 18 次 / 分。

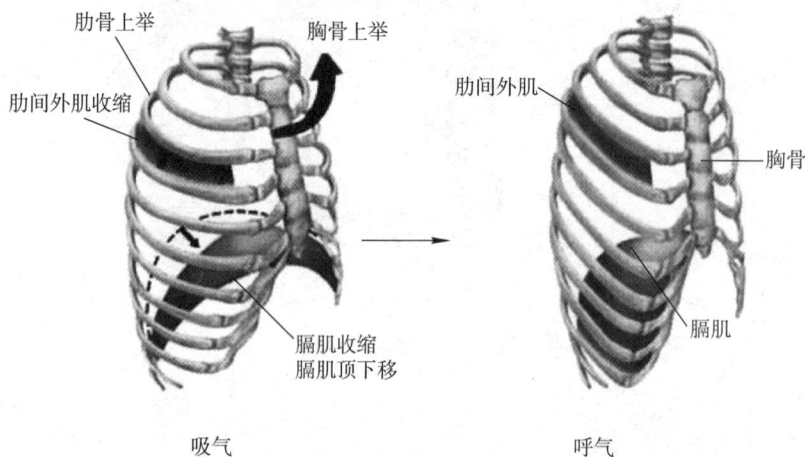

图 5-2 呼吸肌收缩、舒张引起胸廓容积改变

2）用力呼吸：当机体劳动或运动、呼吸道不通畅或肺通气阻力增大时，或者当吸入气中 CO_2 含量增加或 O_2 含量减少时，加深加快的呼吸型式称为用力呼吸。用力吸气时，除膈肌和肋间外肌收缩外，胸锁乳突肌及斜角肌等辅助吸气肌也发生收缩，加强胸骨柄及第一肋的向上、向外提起作用，扩展胸廓上部，胸廓和肺的容积进一步扩大，更多的气体被吸入肺内。

用力呼气时，除吸气肌舒张外，还有呼气肌参与收缩，此时的呼气运动变为主动过程。腹肌是主要的呼气肌，收缩时腹内压增高，压迫腹腔脏器推动膈肌上移，同时牵拉下部肋向下、向内移位，使胸腔的上下径减小，容积缩小；肋间内肌走行方向与肋间外肌相反，收缩时使肋骨和胸骨向下、向内移位，肋骨同时向内侧旋转，使胸腔的前后径和左右径进一步缩小，胸腔和肺容积进一步缩小，肺内压升高，呼出更多的气体。

（2）腹式呼吸和胸式呼吸：以膈肌舒缩活动为主的呼吸运动称为腹式呼吸，因为膈肌的舒缩可引起腹腔内器官位移，造成腹部的明显起伏。以肋间外肌舒缩活动为主的呼吸运动称为胸式呼吸，因为肋间外肌舒缩活动可引起胸部的明显起伏。

一般情况下，成年人的呼吸运动呈腹胸混合式呼吸，青壮年男性、运动员以腹式呼吸为主，婴幼儿胸廓发育较迟缓，主要依靠膈肌舒缩而呈腹式呼吸。成年人在胸部或腹部活动受限时可表现为某种单一型的呼吸运动。如腹腔巨大肿块、严重腹水等患者以及妊娠后期的女性因膈肌运动受限，多以胸式呼吸为主；而胸腔积液、胸膜炎等患者，因胸廓运动受限，故主要表现为腹式呼吸。

2. 肺内压 肺内压是指肺泡内气体的压力，在呼吸过程中呈周期性变化。吸气时，肺容积增大，肺内压随之降低，当低于大气压时外界气体进入肺，随着肺内气体量的增加，肺内压也逐渐升高，至吸气末肺内压升高到与大气压相等，气流便暂停。呼气时，肺容积减小，肺内压随之升高，当高于大气压时气体流出肺，随着肺内气体量的减少，肺内压也逐渐降低，至呼气末肺内压又降到与大气压相等，气流再次暂停。

医者 仁心

挽救生命，分秒必争

根据肺内压与大气压之间通过压力梯度直接实现肺通气的原理，临床上对自然呼吸暂停的患者，可在保持呼吸道通畅的前提下，用人工方法建立肺内压和大气压之间的压力差维持肺通气，这就是人工呼吸。人工呼吸可以帮助呼吸停止或异常的患者恢复自主呼吸，从而保证身体重要器官的氧供应，避免因为缺氧而导致重要生命器官损害。当遇到需要实施人工呼吸的患者，须分秒必争，以挽救患者生命。

---

3. 胸膜腔内压 胸膜腔是脏胸膜和壁胸膜之间的密闭的、潜在的腔隙。胸膜腔内无气体，仅有一薄层浆液，可减轻呼吸运动时两层胸膜之间的摩擦，起润滑作用；同时，浆液分子之间的内聚力使两层胸膜相互紧贴，不易分开，使肺可随胸廓的运动而张缩。

胸膜腔内的压力称为胸膜腔内压，简称胸内压。胸膜腔内压随呼吸运动而发生周期性波动（图 5-3）。平静呼气末胸膜腔内压约为 -2.5mmHg，吸气末约为 -6mmHg，可见胸膜腔内压在平静呼吸时始终低于大气压，称为胸膜腔负压或胸内负压。在用力呼吸时，胸膜腔内压波动将大幅增加，在关闭声门用力吸气时，胸膜腔内压可降至 -90mmHg，而当关闭声门用力呼气时，胸膜腔内压可升高至 110mmHg。

胸膜腔负压的形成与胸廓的自然容积大于肺的自然容积有关。在人的生长发育过程中，胸廓的发育较肺的发育快，因此胸廓的自然容积大于肺的自然容积。由于脏胸膜和壁胸膜紧贴在一起，所以从胎儿出生后第一次呼吸开始，肺即被牵引而始终处于一定程度的扩张状态。被扩张的肺所产生的弹性回缩力将使肺趋于缩小，以恢复其自然容积。因此胸膜腔通常受到两种方向相反的力的作用：一是使肺泡扩张的肺内压，二是使肺泡缩小的肺弹性回缩力。胸膜腔内压就等于这两种力的代数和，即

$$胸膜腔内压 = 肺内压 - 肺回缩力$$

呼气末和吸气末时，气流停止，并且呼吸道与外界环境相通，肺内压等于大气压，因此

$$胸膜腔内压 = 大气压 - 肺回缩力$$

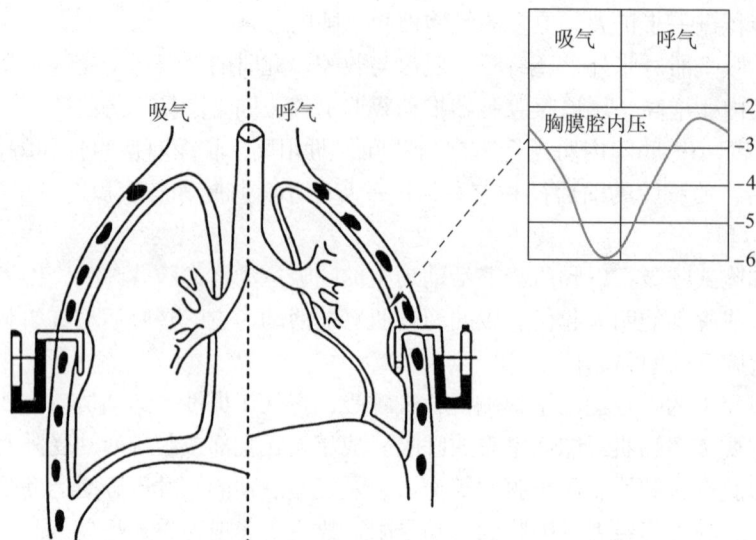

图 5-3 呼吸时胸膜腔内压变化过程

若以大气压为 0 计，则

$$胸膜腔内压 = - 肺回缩力$$

可见，胸膜腔内压的大小主要是由肺弹性回缩压决定的。呼吸过程中，肺始终处于扩张状态，肺弹性回缩力一直存在。吸气时，肺扩张程度增大，肺回缩力增大，胸膜腔负压随之增大；呼气时，肺扩张程度减小，肺回缩力减小，胸膜腔负压随之减小。

胸膜腔内负压有重要的生理意义：①使肺总是处于扩张状态，使肺能随胸廓的张缩而张缩；②使胸腔内的腔静脉和胸导管扩张，有利于静脉血和淋巴液的回流。胸膜腔的密闭状态是形成胸膜腔内负压的重要前提。临床上，一旦密闭的胸膜腔与大气相通，如外伤或疾病导致胸壁或肺破裂时，空气便从外界或肺泡进入胸膜腔，形成气胸。此时胸膜腔负压减小或消失，肺依其自身的弹性回缩力而塌陷，造成肺不张，同时也阻碍了静脉血和淋巴液回流，严重时将危及生命，必须紧急处理。

考点与重点 肺通气的动力

（二）肺通气的阻力

肺通气过程中所遇到的阻力称为肺通气阻力，可分为弹性阻力和非弹性阻力两类。弹性阻力是平静呼吸时的主要阻力，约占肺通气总阻力的 70%，非弹性阻力仅约占 30%。

1. 弹性阻力 弹性体对抗外力作用所引起的变形的力称为弹性阻力。肺和胸廓都具有弹性，故均可认为是弹性组织。弹性阻力的大小可用顺应性来度量。顺应性是指弹性组织在外力作用下发生变形的难易程度。若组织容易变形，则顺应性大，表明弹性阻力小；反之，组织难以变形，则顺应性小，其弹性阻力大。因此，顺应性与弹性阻力呈反比关系。

（1）肺弹性阻力：肺弹性阻力包括肺弹性回缩力和肺泡表面张力。肺泡表面张力是肺弹性阻力的主要来源，约占肺总弹性阻力的 2/3，而肺弹性回缩力约占 1/3。

1）肺泡表面张力：肺泡上皮的表面覆盖有一薄层液体，与肺泡内气体之间形成液-气界面，在液体分子之间吸引力的作用下，液-气界面上产生使液体表面积缩小的力，即肺泡表面张力。肺泡表面张力合力指向肺泡中心，故肺泡表面张力使肺趋于回缩（图 5-4）。

肺泡表面张力对机体有以下不良影响。①增加吸气阻力：表面张力过大，会降低肺顺应性，增加吸气阻力。②破坏肺内压的稳定性：若表面张力系数不变，肺泡表面张力与肺泡半径成反比，即小肺泡的肺泡表面张力大，而大肺泡的肺泡表面张力小，若不同大小的肺泡连通，则小肺泡内的气体将流入大肺泡内，引起小肺泡萎陷而大肺泡过度膨胀（图5-4）。③导致肺水肿：肺泡表面张力还可对肺泡间质起"抽吸"作用，促进组织液生成，导致肺间质和肺泡腔内水分潴留（肺水肿）。但由于肺泡内液-气界面存在肺表面活性物质，在正常生理情况下，上述情况实际不会发生。

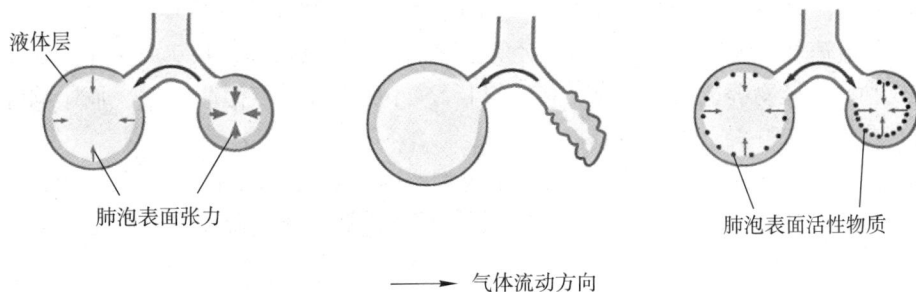

图5-4 肺泡表面张力和肺泡表面活性物质作用

肺表面活性物质是由肺泡Ⅱ型上皮细胞合成和分泌的含脂质与蛋白质的混合物，主要成分是二棕榈酰磷脂酰胆碱（dipalmitoyl phosphatidyl choline，DPPC）。DPPC均匀分布在肺泡液-气界面上，且其密度可随肺泡的张缩而改变（图5-4）。

肺表面活性物质通过减弱液体分子之间的相互作用而降低肺泡表面张力，具有重要的生理意义：①增大肺顺应性，降低吸气阻力。肺表面活性物质可使吸气阻力减少80%～90%，使吸气大为省力。②调整肺泡表面张力，稳定肺内压。因为肺表面活性物质的密度可随肺泡半径的变小而增大，也可随肺泡半径的增大而减小。所以，在肺泡缩小（或呼气）时，肺泡内表面的表面活性物质的密度增大，降低表面张力的作用加强，肺泡表面张力减小，可防止肺泡萎陷；而在肺泡扩大（或吸气）时，表面活性物质的密度减小，肺泡表面张力增加，可防止肺泡过度膨胀。③防止肺水肿。肺表面活性物质可降低肺泡表面张力，减小肺泡回缩力，减弱表面张力对肺毛细血管血浆和肺组织间液的抽吸作用，阻止液体渗入肺泡，从而防止肺水肿的发生。

链接

新生儿呼吸窘迫综合征

胎儿在六七个月或之后，肺泡Ⅱ型上皮细胞才开始合成和分泌肺表面活性物质。因此，早产儿可因肺泡Ⅱ型上皮细胞尚未成熟，缺乏肺表面活性物质，肺泡表面张力过高，而引起呼吸困难、肺泡塌陷（肺不张）和肺水肿，且随着病情加重所引起的肺毛细血管通透性的增高，血浆蛋白将渗出至肺泡，在肺泡内壁形成一层透明膜，阻碍气体交换，导致新生儿呼吸窘迫综合征（neonatal respiratory distress syndrome，NRDS），严重时可致死亡。由于肺泡液可进入羊水，因此可于出生前抽取羊水检查其中表面活性物质的含量和成分，了解肺发育的成熟状态。如果检测出肺表面活性物质含量过低，可适当延长妊娠时间或用药物（糖皮质激素）促进其合成，以防发生NRDS。出生后也可给予外源性肺表面活性物质替代。

2）肺弹性回缩力：肺弹性回缩力来自肺的弹性成分。肺的弹性成分包括肺自身的弹力纤维和胶原纤维等结构。当肺被扩张时，这些纤维被牵拉而倾向于回缩。肺扩张越大，其牵拉作用越强，肺弹性阻力便越大。

（2）胸廓弹性阻力：胸廓弹性阻力源于胸廓的弹性成分。平静吸气末时，胸廓处于自然位置，此时胸廓无变形，不表现出弹性阻力；平静呼气或深呼气时，胸廓缩小，其弹性阻力向外，是吸气的动力，呼气的阻力；深吸气时，胸廓扩大，其弹性阻力向内，成为吸气的阻力，呼气的动力。因此，胸廓的弹性阻力与肺不同，肺弹性阻力始终是吸气的阻力，而胸廓的弹性阻力视胸廓的位置而定，既可能是吸气或呼气的阻力，也可能是吸气或呼气的动力。

2. 非弹性阻力   非弹性阻力包括惯性阻力、黏滞阻力和气道阻力。惯性阻力是气流在发动、变速、换向时因气流和组织惯性所产生的阻止肺通气的力；黏滞阻力来自呼吸时组织相对位移所发生的摩擦。平静呼吸时，呼吸频率较低、气流速度较慢，惯性阻力和黏滞阻力都很小。气道阻力是气体流经呼吸道时气体分子之间和气体分子与气道壁之间摩擦产生的阻力，占非弹性阻力的 80%～90%。

气道阻力受气流速度、气流形式和气道口径等因素的影响。气流速度快、气流呈湍流（如气道内有黏液、渗出物或肿瘤、异物等造成狭窄时）、气道口径减小等都能使气道阻力增大而影响肺通气，其中以气道口径最为重要。

过敏反应时，由肥大细胞释放的组胺和白三烯等物质可使支气管收缩，增加气道阻力，导致呼吸困难。交感神经末梢通过释放 NE 作用于 β_2 受体引起气道平滑肌舒张，降低气道阻力，临床上常用拟肾上腺素类药物解除支气管痉挛缓解呼吸困难。

考点与重点   肺通气的阻力

二、肺通气功能的评价

评定人体肺通气的功能，不仅可明确是否存在肺通气功能障碍及障碍程度，还能鉴别肺通气功能障碍的类型。

（一）肺容积和肺容量

1. 肺容积   是指不同状态下肺所能容纳的气体量。肺容积可分为潮气量、补吸气量、补呼气量和余气量（图 5-5），全部相加后等于肺总量。

（1）潮气量（tidal volume，TV）：是指每次呼吸时吸入或呼出的气体量，因呼吸交替似潮水涨落而得名。正常成年人平静呼吸时的潮气量为 400～600mL。运动时，潮气量增大。

（2）补吸气量（inspiratory reserve volume，IRV）：是指平静吸气末，再尽力吸气所能吸入的气体量。正常成年人的补吸气量为 1500～2000mL。它反映吸气的储备量。

（3）补呼气量（expiratory reserve volume，ERV）：是指平静呼气末，再尽力呼气所能呼出的气体量。正常成年人的补呼气量为 900～1200mL。它反映呼气的储备量。

（4）余气量（residual volume，RV）：是指最大呼气末尚存留于肺内不能再呼出的气体量。正常成年人的余气量为 1000～1500mL。余气量的存在可避免肺泡在低肺容积条件下发生塌陷。支气管哮喘和肺气肿患者因呼气困难而余气量增加。

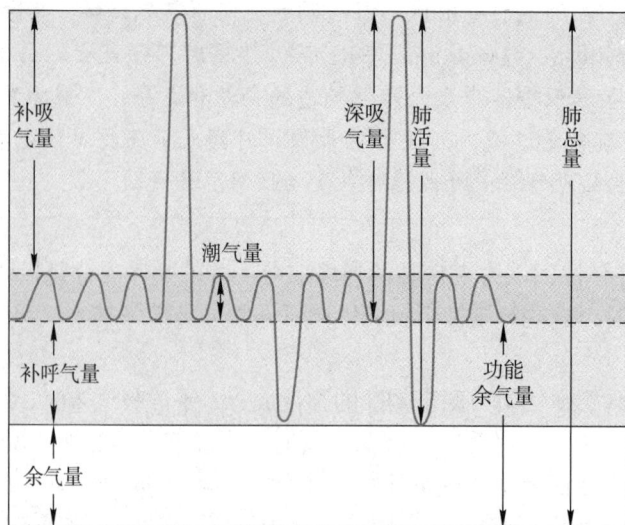

图 5-5　肺容积和肺容量

2. 肺容量 是指肺容积中两项或两项以上的联合气体量（图 5-5）。

（1）深吸气量（inspiratory capacity，IC）：是指从平静呼气末做最大吸气时所能吸入的气体量。它是潮气量与补吸气量之和，是衡量最大通气潜力的指标之一。

（2）功能余气量（functional residual capacity，FRC）：是指平静呼气末尚存留于肺内的气体量。它是余气量与补呼气量之和，正常成年人约 2500mL。肺气肿患者的功能余气量增多，而肺实质病变时则减小。

（3）肺活量（vital capacity，VC）：尽力吸气后，从肺内所能呼出的最大气体量称为肺活量，是潮气量、补吸气量与补呼气量之和。肺活量与身材、性别、年龄、体位、呼吸肌强弱等因素有关，正常成年男性平均约 3500mL，女性约 2500mL。肺活量反映肺一次通气的最大能力，是肺功能测定的常用指标。

（4）用力肺活量（forced vital capacity，FVC）：是指一次最大吸气后，尽力尽快呼气所能呼出的最大气体量。正常时，用力肺活量略小于在没有时间限制条件下测得的肺活量。

（5）用力呼气量（forced expiratory volume，FEV）：是指一次最大吸气后尽力尽快呼气，在一定时间内所能呼出的气体量，也称时间肺活量。通常以第 1、第 2、第 3 秒末的 FEV 所占 FVC 的百分数来表示。正常人的 FEV_1/FVC、FEV_2/FVC 和 FEV_3/FVC 分别约为 83%、96% 和 99%，其中以 FEV_1/FVC 的应用价值最大，是临床上鉴别阻塞性肺疾病和限制性肺疾病最常用的指标。在哮喘等阻塞性肺疾病患者，FEV_1 的降低比 FVC 更明显，因而 FEV_1/FVC 变小，要呼出相当于 FVC 的气体量往往需要较长的时间，此外还显示余气量增大；而在肺纤维化等限制性肺疾病患者，FEV_1 和 FVC 均下降，但 FEV_1/FVC 仍可基本正常，此外还显示余气量减少。

（6）肺总量（total lung capacity，TLC）：是指肺所能容纳的最大气体量，是肺活量与余气量之和。其大小因性别、年龄、身材、运动量和体位改变而异，成年男性平均约为 5000mL，女性约为 3500mL。在限制性通气不足时肺总量降低。

考点与重点 肺活量与用力呼气量

（二）肺通气量和肺泡通气量

1. 肺通气量 是指每分钟吸入或呼出的气体总量。肺通气量 = 潮气量 × 呼吸频率。正常成年人平静呼吸时，潮气量约为 500mL，呼吸频率为 12 ~ 18 次 / 分，则肺通气量为 6 ~ 9L/min。

劳动或运动时，肺通气量增大。在尽力作深、快呼吸时，每分钟所能吸入或呼出的最大气体量，称为最大随意通气量。它反映单位时间内充分发挥全部通气能力所能达到的通气量，是估计机体能进行最大运动量的生理指标之一。正常成年人最大通气量一般可达 150L/min。

2. 肺泡通气量 是指每分钟吸入肺泡的新鲜空气量。肺泡通气量 =（潮气量 – 无效腔气量）× 呼吸频率。无效腔包括解剖无效腔与肺泡无效腔。每次吸入的气体，有一部分留在鼻或口至终末细支气管之间的呼吸道内，不参与肺泡与血液之间的气体交换，这部分呼吸道的容积称为解剖无效腔，正常成年人约为 150mL。进入肺泡的气体也可因血流在肺内分布不均而不能全都与血液进行气体交换，未能进行气体交换的这部分肺泡容积称为肺泡无效腔，正常人肺泡无效腔接近于零。所以，健康人平卧时，生理无效腔等于或接近于解剖无效腔。

潮气量和呼吸频率的变化对肺通气量和肺泡通气量有不同的影响。在潮气量减半和呼吸频率加倍或潮气量加倍而呼吸频率减半时，肺通气量保持不变，但是肺泡通气量却发生明显变化（表 5-1）。因此从肺泡气更新效率的角度看，适度的深慢呼吸比浅快呼吸更有利于气体交换，但须注意同时也会增加呼吸做功。

表5-1　不同呼吸形式时的肺通气量和肺泡通气量

呼吸形式	潮气量（mL）	呼吸频率（次/分）	肺通气量（mL/min）	肺泡通气量（mL/min）
平静呼吸	500	12	6000	4200
深慢呼吸	1000	6	6000	5100
浅快呼吸	250	24	6000	2400

考点与重点　肺通气量与肺泡通气量

第二节　肺换气和组织换气

一、气体交换的基本原理

气体分子不停进行无定向的运动，当不同区域存在气压差时，气体分子将从气压高处向气压低处发生净转移，这一过程称为气体的扩散。肺换气和组织换气就是 O_2 和 CO_2 以单纯扩散方式跨越呼吸膜和组织毛细血管壁进行交换的过程。

单位时间内气体扩散的容积称为气体扩散速率。气体扩散速率与扩散两侧的气体分压差、温度、扩散面积和气体分子溶解度成正比，而与扩散距离和气体分子量成反比。气体的分压是指混合气体中各气体组分所产生的压力，气体分压差是气体扩散的动力和决定气体扩散方向的关键因素。

二、肺　换　气

（一）肺换气过程

肺换气是肺泡与肺毛细血管血液之间的气体交换。静脉血流经肺毛细血管时，由于肺泡气的氧分压（ PO_2，102mmHg）远远高于血液的 PO_2 （40mmHg），而肺泡气的 PCO_2 （40mmHg）又低于血液的 PCO_2 （46mmHg），所以 O_2 由肺泡扩散入血液， CO_2 则由血液扩散入肺泡，完成肺换气过程（图5-6），结果使静脉血变成了含 O_2 较多、含 CO_2 较少的动脉血。

（二）影响肺换气的因素

前文已述及气体分压差、温度、气体分子的溶解度与分子量可影响气体的扩散速率，这里进一步讨论扩散距离、扩散面积以及通气/血流比值对肺换气的影响。

1. 呼吸膜的厚度和面积　呼吸膜是肺换气的结构基础，由6层结构组成（图5-7）：含肺表面活性物质的液体层、肺泡上皮细胞层、上皮基底膜层、上皮基底膜和毛细血管基膜之间的间隙（间质层）、毛细血管基膜层及毛细血管内皮细胞层。

气体扩散速率与呼吸膜厚度（扩散距离）成反比。呼吸膜的平均厚度不到1μm，最薄处仅有0.2μm，气体易于扩散通过。病理情况下，如肺水肿、肺纤维化等造成呼吸膜增

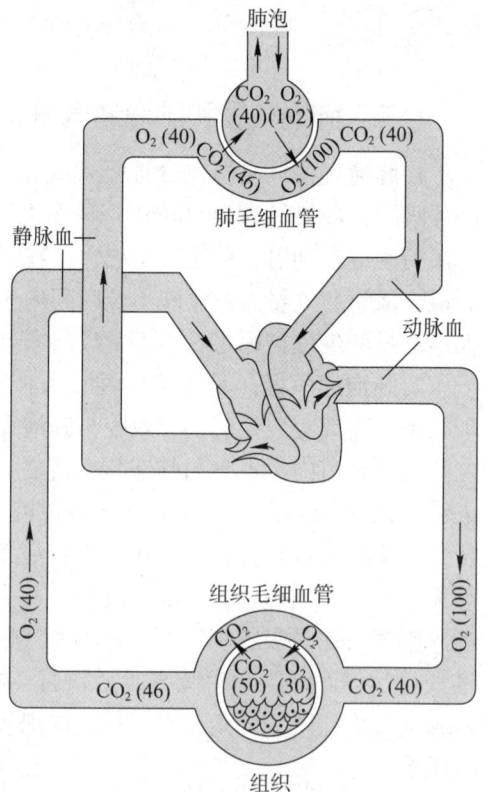

图中数字为气体分压（mmHg）

图5-6　肺换气和组织换气

厚，会降低气体扩散速率，扩散量减少。尤其在运动状态时，血流加速，缩短了气体在肺部的交换时间，呼吸膜厚度改变对肺换气的影响更为明显。

气体扩散速率与扩散面积成正比。正常成年人两肺的总扩散面积约 $70m^2$。在安静状态下，用于气体扩散的呼吸膜面积约 $40m^2$，因此有相当大的储备面积。运动时，肺毛细血管开放数量和开放程度增加，有效扩散面积也大大增加。肺不张、肺实变、肺气肿、肺叶切除或肺毛细血管关闭和阻塞等，均可使呼吸膜扩散面积减小而影响肺换气。

2. 通气 / 血流比值　是指每分钟肺泡通气量（V_A）和每分钟肺血流量（Q）的比值（V_A/Q）。正常成年人安静时，V_A/Q 约为 0.84，此时肺换气效率最高。如果 V_A/Q 增大，表明肺泡通气过度和（或）肺血流不足，意味着部分肺泡气体未能与血液气体充分交换，致使肺泡无效腔增大。反之，V_A/Q 减小，表明肺泡通气不足和（或）肺血流过多，使流经肺泡的血液得不到充分的气体交换就回流到心脏，犹如发生了功能性动静脉短路

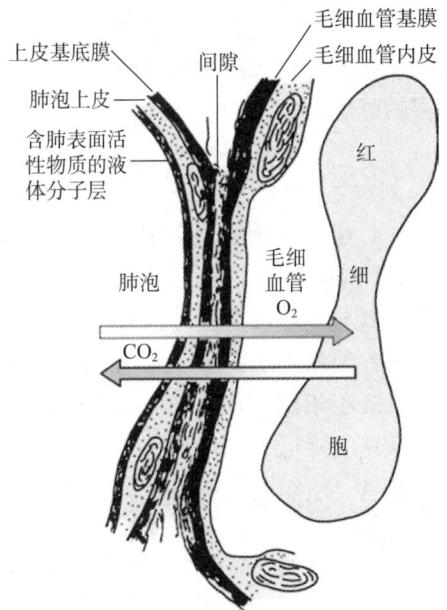

图 5-7　呼吸膜结构

（图 5-8）。因此，无论 V_A/Q 增大或减小都将因两者匹配不佳影响气体的有效交换，导致机体缺 O_2 或 CO_2 潴留，尤其以缺 O_2 更为显著。

健康成年人安静时的 V_A/Q 为 0.84，是指全肺的平均水平，但肺泡通气量和肺毛细血管血流量在肺内的分布是不均匀的，因此肺各个局部的 V_A/Q 并不相同。如人取直立位时由于重力作用，从肺底部到肺尖部肺泡通气量和肺毛细血管血流量都逐渐减少，但血流量的减少更为显著，所以肺尖部的 V_A/Q 较大，可高达 3.3，呈现相对血流不足；而肺底部的 V_A/Q 较小，可低至 0.63，呈现相对通气不足。虽然正常情况下存在肺泡通气和血流的不均匀分布，但由于呼吸膜面积远超过肺换气的实际需要，所以总体上并不会明显影响正常的肺换气功能。

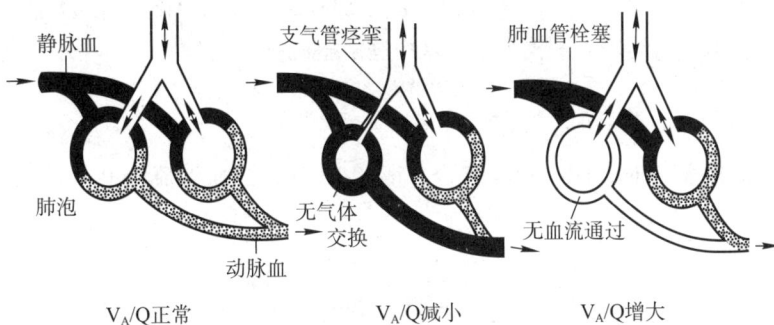

图 5-8　通气血流比值变化

考点与重点　肺换气

三、组 织 换 气

组织换气是体循环毛细血管中的血液与组织细胞之间的气体交换。其发生机制和影响因素与肺换气相似。

（一）组织换气过程

当动脉血流经组织毛细血管时，由于组织中的 PO_2（30mmHg 以下）低于动脉血的 PO_2（100mmHg），

PCO_2（50mmHg）高于动脉血的 PCO_2（40mmHg），在分压差的推动下，O_2 由动脉血向组织细胞扩散，组织细胞中的 CO_2 向血液扩散，完成组织换气（图 5-6）。结果使动脉血变成了含 O_2 较少、含 CO_2 较多的静脉血。

（二）影响组织换气的因素

1. 组织细胞的代谢水平   组织细胞代谢旺盛时，耗 O_2 量和生成的 CO_2 均会增多，造成血液与组织细胞间 O_2 和 CO_2 气体的分压差增大，促进了气体交换。同时由于产生的酸性物质增多，导致毛细血管大量开放，增加血供，也有利于气体交换。

2. 组织的血流量   当组织的血流量较少时，运输 O_2 和 CO_2 的功能就会降低，不利于气体交换。

3. 组织细胞与毛细血管之间的距离   组织细胞距离毛细血管越远，气体需要扩散的距离就会增大，扩散速度降低，减少了换气。如组织水肿时，气体扩散距离增大不利于组织细胞的气体交换。若压迫毛细血管，组织血流量减少，不利于气体交换。

第三节   气体在血液中的运输

肺换气的 O_2 经血液循环运输到机体各器官组织以供细胞利用；组织细胞代谢产生的 CO_2 通过组织换气同样经血液循环运输到肺而排出体外。可见，血液是运输 O_2 和 CO_2 的媒介。O_2 和 CO_2 的运输形式有物理溶解和化学结合两种形式，其中以化学结合形式运输为主。血液中物理溶解的 O_2 和 CO_2 较少，但非常重要。气体必须先溶解于血液后才能发生化学结合；结合状态的气体也必须先分解，在血浆中呈解离状态，才能够逸出血液。下面主要讨论 O_2 和 CO_2 的化学结合运输形式。

一、氧 的 运 输

（一）氧气在血液中的运输形式

血液中98.5%的 O_2 与红细胞内的血红蛋白（hemoglobin，Hb）结合形成氧合血红蛋白（oxyhemoglobin，HbO_2）进行运输，只有1.5%以物理溶解的方式运输。

（二）Hb 与 O_2 结合的特征

当血液流经 PO_2 高的肺部时，Hb 与 O_2 结合，形成 HbO_2；当血液流经 PO_2 低的组织时，HbO_2 迅速解离，释出 O_2，成为 Hb，可表示为：

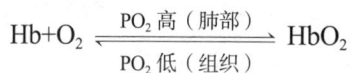

$$Hb+O_2 \underset{PO_2 低（组织）}{\overset{PO_2 高（肺部）}{\rightleftharpoons}} HbO_2$$

HbO_2 呈鲜红色，Hb 呈紫蓝色。当血液中 Hb 含量达 5g/100mL 血液以上时，皮肤、黏膜呈暗紫色，这种现象称为发绀。出现发绀常提示机体缺氧，但也有例外。例如，红细胞增多（如高原性红细胞增多症）或 Hb 浓度异常增高的人，由于血液中 Hb 总含量增多，血液中 Hb 含量超过 5g/100mL 而出现发绀，但机体不一定缺氧。相反，严重贫血的患者，血液中 Hb 总含量较少，生成 HbO_2 减少缺氧，但血液中 Hb 含量达不到 5g/100mL，不会出现发绀。此外，CO 中毒时，CO 与 Hb 的结合能力是 O_2 的 200 倍以上，CO 与 Hb 结合形成 HbCO，从而极大程度上阻碍了 Hb 与 O_2 的结合能力，生成 HbO_2 减少缺氧，但此时患者因为血液中 Hb 含量未达到 5g/100mL 而不出现发绀，却出现特征性的樱桃红色（HbCO 显色）。

在 100% O_2 饱和状态下，1g Hb 可结合的 O_2 量为 1.34mL。100mL 血液中 Hb 所能结合的最大 O_2 量，称为氧容量。若以健康成年人的血液中 Hb 浓度 15g/100mL 为计，则 Hb 的氧容量为 20.1mL/100mL 血液。100mL 血液中 Hb 实际结合的 O_2 量，称为氧含量。当动脉血 PO_2 为 100mmHg 时，动脉血 Hb 氧含量为 19.4mL/100mL；而当静脉血 PO_2 为 40mmHg 时，静脉血 Hb 氧含量约为 14.4mL/100mL。Hb 氧含量与 Hb 氧容量的百分比，称为氧饱和度。当动脉血 PO_2 为 100mmHg 时，动脉血的 Hb 氧饱和度约为 97.5%；在静脉血 PO_2 为 40mmHg 时静脉血的 Hb 氧饱和度约为 75%。

考点与重点 氧在血液中运输的主要形式

（三）氧解离曲线及影响因素

1.氧解离曲线　氧解离曲线是表示血液 PO_2 与氧饱和度关系的曲线（图 5-9），也称为氧合血红蛋白解离曲线，呈 S 形。该曲线反映在不同 PO_2 下，O_2 与 Hb 的解离与结合情况。根据氧解离曲线的变化趋势和功能意义，人为将该曲线分为 3 段。

（1）氧解离曲线的上段：相当于血液 PO_2 在 60～100mmHg 时的氧饱和度，曲线较平坦，表明在此范围内 PO_2 对氧饱和度或血氧含量影响不大。如 PO_2 为 100mmHg（相当于动脉血 PO_2）时，氧饱和度为 97.4%，血氧含量约为 19.4mL/100mL 血液。当 PO_2 从 100mmHg 下降到 60mmHg 时，氧饱和度为 90%，变化不大，血氧含量下降也并不多。因此，在高原、高空或某些肺通气或肺换气功能障碍性疾病的患者，即使吸入气 PO_2 有所下降，只要动脉血 PO_2 不低于 60mmHg，氧饱和度仍能维持在 90% 以上，血液仍可携带足够量的 O_2，不致引起明显的低氧血症。但容易掩盖早期的缺氧，导致病情进一步恶化时，血 PO_2 稍有下降氧饱和度就会急转直下，使患者出现严重的缺 O_2。同时，也说明在此阶段仅靠提高吸入气中的 PO_2，对 O_2 的摄取并无帮助。

（2）氧解离曲线的中段：相当于血液 PO_2 在 40～60mmHg 时的氧饱和度，此段曲线较陡，表示 PO_2 出现轻度下降即可引起氧饱和度的较大下降。动脉血流经毛细血管转为静脉血时，PO_2 由 100mmHg 降到 40mmHg 时，氧饱和度由 97.4% 降低到 75%，血氧含量由 19.4mL/100mL 血液降低到 14.4mL/100mL 血液，即每 100mL 血液流经组织时释放 5mL O_2。因此，这段曲线反映安静状态下血液对组织的供 O_2 情况。

（3）氧解离曲线的下段：相当于血液 PO_2 在 15～40mmHg 时的氧饱和度，是曲线最为陡直的一段，表明血液 PO_2 发生较小变化即可导致氧饱和度的明显改变。在组织活动增强（如运动）时，组织中的 PO_2 可降至 15mmHg，HbO_2 进一步解离，释放出更多的 O_2，氧饱和度也降至更低水平，血氧含量约 4.4mL/100mL 血液。这样，每 100mL 血液能供给组织 15mL O_2，是安静时的 3 倍。因此，这段曲线反映了血液供 O_2 的储备能力。另外，该段曲线的这一特点还提示，当血液 PO_2 较低时，只要吸入少量的 O_2，就可以明显提高 PO_2，从而提高氧含量和氧饱和度。这就是慢性阻塞性呼吸障碍患者出现低氧血症时，可采用低流量、低浓度持续吸 O_2 疗法治疗的理论基础。

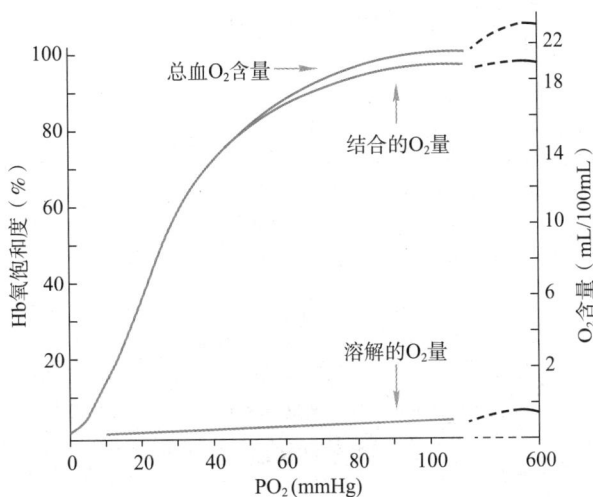

测定条件：血液 pH 7.4，PCO_2 为 40mmHg，温度为 37℃，Hb 浓度为 15g/100mL。

图 5-9　氧解离曲线

2. 影响氧解离曲线的因素 许多因素可影响 Hb 与 O_2 的结合或解离，使 Hb 对 O_2 的亲和力发生变化，引起氧解离曲线的位置发生偏移（图 5-10）。

（1）血液 pH 和 PCO_2：血液 pH 降低或 PCO_2 升高时，Hb 对 O_2 的亲和力降低，曲线右移；而 pH 升高或 PCO_2 降低时则相反。血液 pH 和 PCO_2 对 Hb 与 O_2 亲和力的影响称为波尔效应（Bohr effect）。波尔效应主要与 pH 改变时 Hb 的构象发生变化有关。酸度增加时，H^+ 与 Hb 多肽链某些氨基酸残基结合，促进盐键形成，对 O_2 的亲和力降低；酸度降低时，则促使盐键断裂并释放出 H^+，对 O_2 的亲和力增加。当 PCO_2 发生改变时，可通过改变 pH 产生间接效应；同时，CO_2 也可与 Hb 结合从而直接降低 Hb 与 O_2 的亲和力，但后者作用较弱。

当血液流经肺部时，CO_2 从血液向肺泡净扩散，血液 PCO_2 随之下降，H^+ 浓度也降低，两者均使 Hb 对 O_2 的亲和力增大，曲线左移，促进 Hb 与 O_2 的结合，使血氧含量增加。当血液流经组织时，CO_2 从组织向血液净扩散，血液 PCO_2 和 H^+ 浓度随之升高，Hb 对 O_2 的亲和力降低，曲线右移，促进 HbO_2 解离，为组织提供 O_2。因此，波尔效应既能促进肺毛细血管血液摄取 O_2，又有利于组织毛细血管血液释放 O_2。运动中的肌肉细胞不仅 CO_2 产生增多，还可通过无氧糖酵解使乳酸产生增多，促进 O_2 的释放。

（2）温度：温度升高时，Hb 对 O_2 的亲和力降低，氧解离曲线右移，促进 O_2 的释放；而温度降低时，曲线左移，不利于 O_2 的释放而有利于结合。温度对氧解离曲线的影响可能与 H^+ 的活度变化有关。温度升高时，H^+ 的活度增加，可降低 Hb 对 O_2 的亲和力；反之，则可增加其亲和力。

运动中的肌肉或其他代谢旺盛的细胞会产热，局部温度上升，使 HbO_2 释放更多的 O_2。临床上进行低温麻醉手术是因为低温有利于降低组织的耗氧量，但温度下降可增加 Hb 对 O_2 的亲和力，此时可因 HbO_2 对 O_2 的释放减少而导致组织缺氧，而血液却因 O_2 含量较高而呈红色，因此容易疏忽组织缺氧的情况。

（3）红细胞内 2,3- 二磷酸甘油酸（2,3-diphosphoglycerate，2,3-DPG）：2,3-DPG 由红细胞无氧糖酵解时产生，可以与 Hb 可逆性结合，且可减少 Hb 对 O_2 的亲和力，氧解离曲线右移；反之，曲线左移。这种作用可能与 2,3-DPG 与 Hb 形成盐键，以及提高了细胞内 H^+ 浓度，通过波尔效应降低 Hb 对 O_2 的亲和力有关。

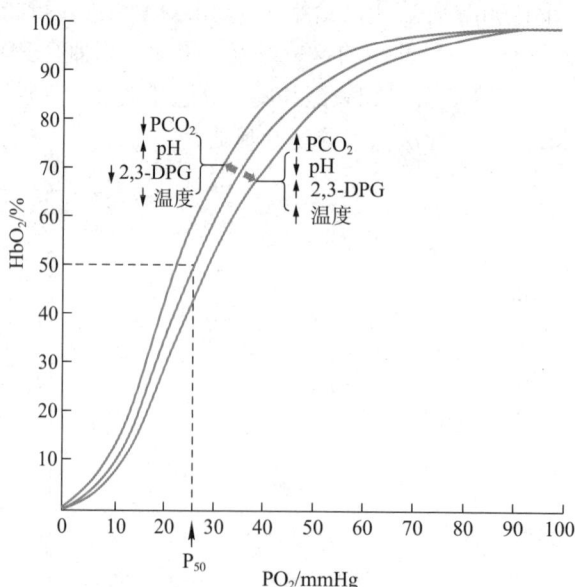

图 5-10 影响氧解离曲线的主要因素

慢性缺氧、贫血、高海拔低氧等情况下，糖酵解加强，红细胞内 2,3-DPG 增加，氧解离曲线右移，有利于 HbO_2 释放较多的 O_2，改善组织的缺氧状态；但此时红细胞内过多的 2,3-DPG 也会降低 Hb

在肺部对 O_2 的结合。在血库中用抗凝剂枸橼酸 – 葡萄糖液保存 3 周后的血液，糖酵解停止，红细胞内 2,3-DPG 含量下降，导致 Hb 与 O_2 的亲和力增加，O_2 不易解离出来。所以临床上给患者输入大量经过长期储存的血液时，应考虑这种血液在组织中释放 O_2 的能力。

考点与重点　氧解离曲线

二、二氧化碳的运输

（一）CO_2 的运输形式

血液中约 5% 的 CO_2 以物理溶解的形式运输，其余 95% 则以化学结合形式运输。CO_2 的化学结合运输形式有两种：一是碳酸氢盐（bicarbonate，HCO_3^-），约占 88%；二是氨基甲酰血红蛋白（carbaminohemoglobin，$HbCO_2$），约占 7%。

1. 碳酸氢盐　组织或细胞产生的 CO_2 溶解于血浆，绝大部分 CO_2 扩散进入红细胞，大部分 CO_2 在红细胞内碳酸酐酶（carbonic anhydrase，CA）的催化下，与 H_2O 结合生成 H_2CO_3，H_2CO_3 解离成 H^+ 和 HCO_3^-：

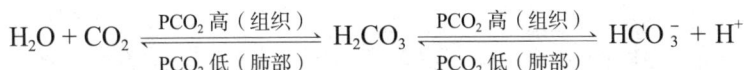

$$H_2O + CO_2 \xrightleftharpoons[PCO_2 低（肺部）]{PCO_2 高（组织）} H_2CO_3 \xrightleftharpoons[PCO_2 低（肺部）]{PCO_2 高（组织）} HCO_3^- + H^+$$

此反应极为迅速，且可逆，不到 1 秒即达平衡。生成的 HCO_3^-，小部分与红细胞内 K^+ 结合，以 $KHCO_3$ 的形式运输 CO_2；大部分顺浓度梯度通过红细胞膜进入血浆，以 $NaHCO_3$ 的形式运输 CO_2。

2. 氨基甲酰血红蛋白　进入红细胞的少部分 CO_2 可与 Hb 的氨基结合，生成氨基甲酰血红蛋白（HHbNHCOOH）：

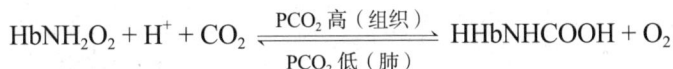

$$HbNH_2O_2 + H^+ + CO_2 \xrightleftharpoons[PCO_2 低（肺）]{PCO_2 高（组织）} HHbNHCOOH + O_2$$

此反应无须酶的催化，而且迅速、可逆。调节这一反应的主要因素是氧合作用。Hb 与 CO_2 结合形成 HHbNHCOOH 的能力比与 O_2 结合形成 HbO_2 的能力强。在组织，部分 HbO_2 解离释出 O_2，变成 Hb，与 CO_2 结合成 HHbNHCOOH，反应向右进行。在肺部，HbO_2 生成增多，促使 HHbNHCOOH 解离，释放 CO_2 和 H^+，反应向左进行。

考点与重点　二氧化碳在血液中运输的主要形式

（二）影响 CO_2 运输的因素

Hb 是否与 O_2 结合是影响 CO_2 运输的主要因素。Hb 与 O_2 结合可促进 CO_2 释放，而释放 O_2 之后的 Hb 则容易与 CO_2 结合，这一现象称为霍尔丹效应（Haldane effect）。因此，在组织中，HbO_2 释出 O_2 而成为去氧 Hb，通过霍尔丹效应促进血液摄取并结合 CO_2；反之，在肺部，因 Hb 与 O_2 结合，通过霍尔丹效应则促进 CO_2 释放。综上所述，O_2 和 CO_2 的运输是相互影响的。CO_2 通过波尔效应影响 O_2 的运输，O_2 又通过霍尔丹效应影响 CO_2 的运输。

第四节　呼吸运动的调节

呼吸运动是整个呼吸过程的基础，其节律起源于呼吸中枢。呼吸运动的深度和频率随机体活动水平而改变，以适应机体代谢的需要。呼吸肌的节律性舒缩活动受中枢神经系统的自主性和随意性双重控制。如在一定限度内的随意屏气或加深加快呼吸就是靠大脑皮层随意控制实现的，虽然人们可以随意屏气，但是随着屏气持续时间延长，低位脑干自主调节的呼吸驱动就会增加，最终在自主呼吸控制系统的调节下产生吸气。机体在完成其他某些功能活动（如说话、唱歌、吞咽以及喷嚏反射、咳嗽反射等）时，呼吸运动也将受到相应调控，使这些功能活动得以实现。

一、呼吸中枢

呼吸中枢是指在中枢神经系统内产生呼吸节律和调节呼吸运动的神经元细胞群。呼吸中枢广泛分布于中枢神经系统各级水平，包括脊髓、延髓、脑桥、间脑和大脑皮层等，在呼吸节律的产生和呼吸运动的调节中发挥不同作用，通过各级中枢之间的相互协调和制约，共同完成机体的正常呼吸运动。

（一）脊髓

脊髓中有支配呼吸肌的运动神经元，其胞体位于第 3—5 颈段（支配膈肌）和胸段（支配肋间肌和腹肌等）脊髓前角。动物实验发现，当在脊髓和延髓之间横切时（图 5-11），呼吸运动立即停止，提示脊髓本身以及呼吸肌不能产生节律性呼吸，脊髓的呼吸神经元是联系高位呼吸中枢和呼吸肌的中继站，以及整合某些呼吸反射的初级中枢。

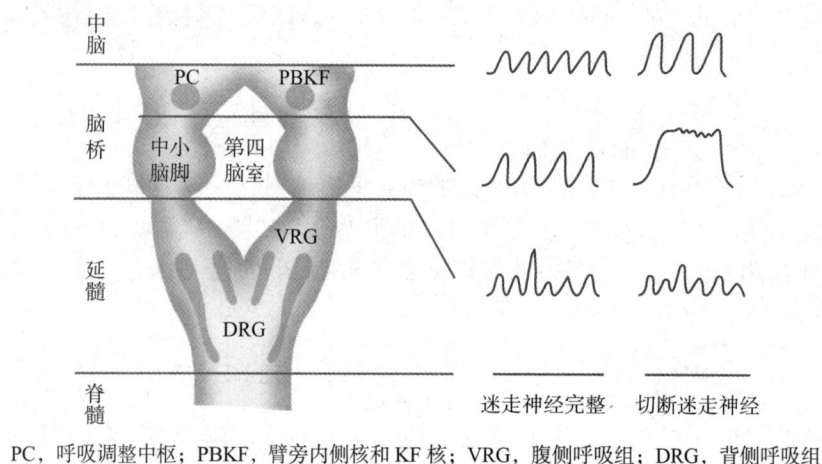

PC，呼吸调整中枢；PBKF，臂旁内侧核和 KF 核；VRG，腹侧呼吸组；DRG，背侧呼吸组

图 5-11　不同平面横切脑干后呼吸的变化

（二）延髓

动物实验发现，在延髓与脑桥之间横切，发现动物呼吸不会停止，只是呼吸运动的节律出现不规则现场，呈喘息样呼吸。这表明延髓是产生呼吸节律的基本中枢，但正常呼吸节律的形成还需要上位呼吸中枢的调节作用。

在中枢神经系统内，随呼吸运动同步节律性自发放电的神经元，称为呼吸神经元。延髓的呼吸神经元主要集中分布于左右对称的两个区域：①背侧呼吸组（dorsal respiratory group，DRG），该区在延髓的背内侧，相当于孤束核腹外侧部，主要含吸气神经元，其作用是兴奋膈运动神经元，引起膈肌收缩而吸气。②腹侧呼吸组（ventral respiratory group，VRG），该区在延髓的腹外侧区，相当于后疑核、疑核和面神经后核以及它们的邻近区域，含有吸气和呼气神经元，机体代谢增强（如运动）时，其活动使脊髓呼吸运动神经元兴奋，进而加强吸气并引起主动呼气，增加肺通气量；此外，还可调节咽喉部辅助呼吸肌的活动，调节气道阻力。

（三）脑桥

动物实验证明，若在脑桥的中、上部之间横断，呼吸将会变慢变深，如果再切断双侧迷走神经，吸气将会大大延长；在脑桥和中脑之间横断，呼吸无明显变化。上述现象说明，脑桥下部为长吸中枢，它使吸气延长，来自肺部的迷走神经传入冲动有抑制吸气和促进吸气转为呼气的作用；脑桥上部为呼吸调整中枢（pneumotaxic center，PC），对长吸中枢产生抑制作用，抑制吸气，促使吸气转换为呼气，防止吸气过长过深。

脑桥的呼吸神经元主要位于左右对称的臂旁内侧核和相邻的 Köllikr–Fuse（KF）核，两者合称为PBKF 核群，为呼吸调整中枢所在部位，主要含呼气神经元，其作用是限制吸气，使吸气向呼气转换。

（四）高位脑

呼吸运动还受脑桥以上中枢的影响，如下丘脑、边缘系统、大脑皮层等。大脑皮层可随意控制脊髓、延髓和脑桥呼吸神经元的活动，以保证其他与呼吸相关的活动，如说话、唱歌、哭笑、咳嗽、吞咽和排便等活动的完成。

脑桥和延髓对呼吸运动的调节属于自主呼吸节律调节系统，而大脑皮层对呼吸运动的调节属于随意呼吸节律调节系统。这两个系统的下行神经通路是完全分开的，故在临床上可出现自主呼吸和随意呼吸分离的现象。例如，位于脊髓前外侧索下行的自主呼吸通路受损的患者，虽自主呼吸运动障碍或消失，但仍可进行随意呼吸，但是该患者一旦入睡，呼吸运动就会立即停止，因此，常需人工机械通气来维持肺通气。另外，如果大脑皮层运动区或皮层脊髓束受损，患者可以进行自主呼吸，但不能完成对呼吸运动的随意调控。

二、呼吸的反射性调节

呼吸的节律性活动虽然受中枢神经系统控制，但呼吸运动的深度和频率等都受来自呼吸器官本身、血液循环器官等其他系统感受器传入冲动的反射性调节。

（一）化学感受性反射

化学因素对呼吸运动的调节是一种反射性调节，称为化学感受性反射。化学因素是指动脉血液、组织液或脑脊液中的 O_2、CO_2 和 H^+，通过化学感受器反射性调节呼吸运动，以维持机体正常的代谢活动。

1. 化学感受器 根据所在部位的不同，化学感受器分为外周化学感受器和中枢化学感受器。

（1）外周化学感受器：位于颈动脉体和主动脉体（图 5–12）。在动脉血 PO_2 降低、PCO_2 或 H^+ 浓度升高时，外周化学感受器兴奋，神经冲动分别沿窦神经（后并入舌咽神经，分布于颈动脉体）和迷走神经（分布于主动脉体）传入延髓孤束核，反射性引起呼吸加深加快和血液循环功能的变化。

（2）中枢化学感受器：在脑内还存在一些不同于呼吸中枢但可影响呼吸活动的化学感受区，被称为中枢化学感受器。中枢化学感受器位于延髓腹外侧浅表部位，左右对称。中枢化学感受器的生理性刺激是脑脊液和局部细胞外液中的 H^+。但血液中的 CO_2 能迅速通过血–脑屏障，使化学感受器周围细胞外液中的 H^+ 浓度升高，从而刺激中枢化学感受器，引起呼吸中枢兴奋，使呼吸运动加深、加快，肺通气量增加。而血液中的 H^+ 不易透过血–脑屏障，故血液 pH 变化对中枢化学感受器的直接作用不大，也较缓慢。

2. CO_2、H^+ 和 O_2 对呼吸的调节

（1）CO_2 对呼吸的调节：动脉血液中必须保持一定的 PCO_2，呼吸中枢才能保持正常的兴奋性。因此，CO_2是调节呼吸最重要的生理性化学因素。正常人动脉血中 PCO_2 兴奋呼吸中枢的阈值大约为 40mmHg。如果机体过度通气，排出过多的 CO_2，动脉血中 PCO_2 下降低

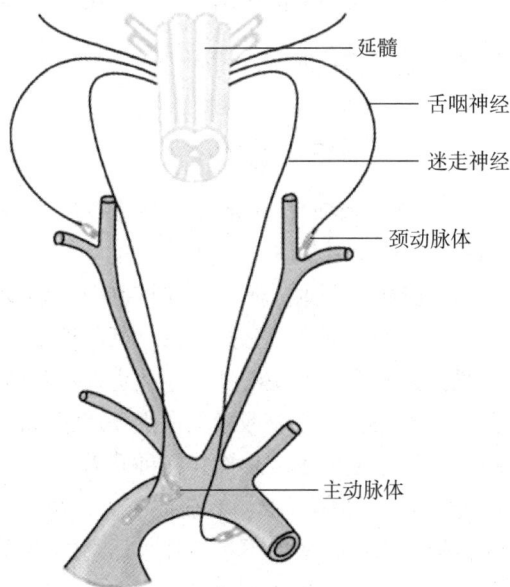

延髓

舌咽神经

迷走神经

颈动脉体

主动脉体

图 5–12　外周化学感受器

于 40mmHg，对呼吸中枢的刺激减弱，可发生呼吸暂停。吸入气中 CO_2 浓度适量增加，可使动脉血中 PCO_2 增大，使呼吸加深加快，肺通气量增加，例如，当吸入气中的 CO_2 含量由正常的 0.04% 增加到 1% 时，呼吸开始加深，肺通气量开始增加；若吸入气中的 CO_2 增加到 4% 时，呼吸频率也增加，肺通气量可增加 1 倍。然而当吸入气中 CO_2 含量超过 7% 时，肺通气量不再相应增加，CO_2 在体内堆积，导致中枢神经系统包括呼吸中枢活动抑制，产生呼吸困难、头痛、头晕等症状；若超过 15% ～ 20%，肺通气显著降低，产生惊厥、昏迷，出现 CO_2 麻醉，甚至呼吸停止。

CO_2 刺激呼吸有两条途径：一是于脑组织内与 H_2O 生成 H_2CO_3，H_2CO_3 解离出 H^+，H^+ 作用于中枢化学感受器，兴奋呼吸运动；二是刺激外周化学感受器，冲动传入延髓，反射性地使呼吸加深加快，肺通气量增加。动脉血 PCO_2 升高 2mmHg 即可刺激中枢化学感受器，出现肺通气加强的反应，而刺激外周化学感受器，则须升高 10mmHg，可见中枢化学感受器在 CO_2 引起的通气反应中起主要作用。

（2）H^+ 对呼吸的调节：当动脉血的 H^+ 浓度升高（如呼吸性或代谢性酸中毒）时，可导致呼吸加深加快，肺通气量增加；相反，当 H^+ 浓度降低（如呼吸性或代谢性碱中毒）时，呼吸受到抑制，肺通气量减少。H^+ 对呼吸的调节也是通过外周化学感受器和中枢化学感受器实现的。中枢化学感受器对 H^+ 的敏感性约为外周化学感受器的 25 倍，但由于 H^+ 不易通过血 – 脑屏障，因此，血液中 H^+ 对呼吸运动的调节主要是通过刺激外周化学感受器起作用，而脑脊液中 H^+ 是中枢化学感受器最有效的刺激物。

（3）O_2 对呼吸的调节：当吸入气 PO_2 降低（如初上高原）以及肺通气或肺换气功能障碍时，动脉血液中 PO_2 将下降，反射性使呼吸运动加深加快，肺通气量增加；反之，则肺通气量减少。通常在动脉血 PO_2 下降到 80mmHg 以下时，肺通气量才出现可觉察到的增加。可见，动脉血 PO_2 的改变对正常呼吸运动的调节作用不大，仅在机体严重缺 O_2 时才有重要意义。此外，在严重肺气肿、肺心病患者，由于肺通气功能障碍，导致机体慢性缺 O_2 和 CO_2 潴留，长时间 CO_2 潴留能使中枢化学感受器对 CO_2 的刺激作用发生适应，而外周化学感受器对低 O_2 刺激的适应很慢，在这种情况下，低 O_2 对外周化学感受器的刺激就成为驱动呼吸运动的主要刺激因素。因此，如果在慢性肺通气功能障碍引起机体缺 O_2 的情况下给患者吸入纯 O_2，则可能由于解除了低 O_2 的刺激作用而引起呼吸抑制，所以对于这类患者，不宜快速大量给 O_2，应该采取低浓度持续给 O_2。

低 O_2 对呼吸的兴奋作用完全是通过外周化学感受器实现的。低 O_2 对中枢的直接作用是抑制。通常轻、中度低 O_2 时，低 O_2 通过外周化学感受器对呼吸中枢的兴奋作用可对抗其对中枢的直接抑制效应，所以一般表现为呼吸加强、通气量增加。但在严重缺 O_2（动脉血 PO_2 降到 40mmHg 以下）时，来自外周化学感受器的兴奋作用不足以克服低 O_2 对中枢的直接抑制作用，将导致呼吸减弱甚至停止。

考点与重点　化学因素对呼吸的反射性调节

（二）肺牵张反射

由肺扩张或缩小所引起的反射性呼吸变化，称为肺牵张反射，又称黑 – 伯反射（Hering–Breuer reflex）。主要分为以下两种。

1. 肺扩张反射　肺扩张时抑制吸气活动的反射，称为肺扩张反射。其感受器位于从气管到细支气管的平滑肌中，属于牵张感受器，其阈值低，对牵拉刺激敏感，且适应慢。当肺扩张时，牵拉呼吸道使牵张感受器兴奋，冲动增加，经迷走神经传入延髓，通过延髓和脑桥呼吸中枢的作用，促使吸气转换为呼气。肺扩张反射的生理意义在于加速吸气向呼气的转换，使呼吸频率增加。

肺扩张反射的敏感性存在种属差异，兔的肺扩张反射最明显，而人的最弱。人出生 4 ～ 5 天后，该反射的敏感性显著减弱。在成年人，潮气量要超过 1500mL 时才能引起肺扩张反射，因此在平静呼吸时，肺扩张反射一般不参与呼吸运动的调节。但在肺炎、肺水肿、肺充血等病理情况下，由于肺顺应性降低，肺泡的可扩张程度减小，肺不易扩张，吸气时对支气管的牵张刺激较强，可以引起肺扩张反射，使呼吸变浅、变快。

2. 肺萎陷反射 肺缩小时引起吸气兴奋或促进呼气转换为吸气的反射，称为肺萎陷反射。感受器同样位于气道平滑肌内，但其性质尚不清楚。该反射在较大程度肺萎陷时才出现，所以它在平静呼吸时并不重要，但对防止呼气过度以及在肺不张等情况下可能起一定作用。临床上开放性气胸的患者呼吸运动会增强，部分原因来自肺萎缩。

（三）防御性呼吸反射

呼吸道黏膜受到刺激时所引起的一系列保护性呼吸反射，称为防御性呼吸反射，主要有咳嗽反射和喷嚏反射。

1. 咳嗽反射 是很常见也很重要的防御性反射。当喉、气管和支气管的黏膜受到机械性或化学性刺激时，位于这些部位的呼吸道黏膜下的感受器兴奋，冲动经迷走神经传入延髓，先引起短促的深吸气，继而声门紧闭，强烈收缩呼吸肌，使肺内压骤增，然后声门突然开放，在极大气压差的推动下，气流喷射而出，同时将喉以下呼吸道内的异物或分泌物排出。

2. 喷嚏反射 类似于咳嗽反射，不同的是刺激作用于鼻黏膜的感受器，传入神经是三叉神经，反射效应是腭垂下降，舌压向软腭，而不是声门关闭，呼出气主要从鼻腔喷出，以清除鼻腔中的刺激物。

❓ 思 考 题

1. 口对口人工呼吸法的目的是什么？请解释其机制。
2. 低海拔居民坐飞机到拉萨旅游，到达后呼吸可能会有什么变化？请解释其机制。
3. 严重肺气肿患者发生呼吸衰竭而严重缺氧时，给患者吸氧的原则是什么？请简要解释其机制。

本章数字资源

第六章 消化和吸收

📋 **案例**

患者，女，45 岁，教师，因"体检测得幽门螺杆菌阳性"就诊。行胃镜检查，显示慢性糜烂性胃炎。予抗幽门螺杆菌治疗。停药后 1 个月复查幽门螺杆菌阴性，胃镜显示慢性充血性胃炎。

问题：1. 幽门螺杆菌为何会导致胃黏膜损伤？
    2. 生理情况下，机体是如何保护胃黏膜的？

食物中的大分子营养物质在消化道内被分解为可吸收的小分子物质的过程，称为消化。消化有两种方式，一是机械性消化，即通过消化道肌肉的收缩和舒张，将食物磨碎，并使之与消化液充分混合，同时把食物不断向消化道的远端推送；二是化学性消化，即通过消化腺分泌的酶将食物中的大分子营养物质分解为可被吸收的小分子物质。

经消化后的营养成分透过消化道黏膜进入血液或淋巴液的过程，称为吸收。未被吸收的食物残渣则以粪便的形式被排出体外。

第一节 消化生理概述

一、消化道平滑肌的特性

在整个消化道中，除了口腔、咽、食管上段的肌肉和肛门外括约肌是骨骼肌，其余部分的肌肉均由平滑肌组成。

（一）一般生理特性

1. 兴奋性较低，收缩缓慢 消化道平滑肌的兴奋性较骨骼肌低，其收缩的潜伏期、收缩期和舒张期所占的时间均比骨骼肌长。

2. 具有自律性 离体消化道平滑肌置于适宜的人工环境内，仍能自动进行节律性收缩和舒张。

3. 具有紧张性 消化道平滑肌经常保持在一种微弱的持续收缩状态，即具有一定的紧张性。这种紧张性有利于消化道各部分（如胃、肠等）保持一定的形状和位置，使消化道内经常保持一定的基础压力，既有助于消化液向食物中渗透，也是平滑肌各种收缩活动的基础。

4. 富有伸展性 消化道平滑肌具有很大的伸展性，可容纳数倍于自己原初体积的食物，而消化道内压力却不明显升高。

5. 对不同刺激的敏感性不同 消化道平滑肌对电刺激较不敏感，而对机械牵拉、温度和化学性刺激却特别敏感。消化道内食物对平滑肌的机械扩张、温度和化学性刺激可促进消化腺分泌及消化道运动，有助于食物的消化。

（二）电生理特性

消化道平滑肌电位变化主要有静息电位、慢波电位和动作电位等 3 种形式。平滑肌收缩主要继动作电位之后产生，而动作电位则在慢波去极化的基础上发生。因此，慢波被认为是平滑肌收缩的起步电位，是平滑肌收缩节律的控制波，它决定消化道运动的方向、节律和速度。

二、消化道的神经支配及其作用

消化道除受外来自主神经支配外，还受内在肠神经系统调控，精细调节消化道的功能。

（一）外来神经

1. 副交感神经 支配消化道的副交感神经主要来自迷走神经和盆神经。副交感神经的大部分节后纤维释放乙酰胆碱（ACh），通过激活 M 受体，促进消化道的运动和消化腺的分泌，但对消化道的括约肌则起抑制作用；少数释放肽类物质因而称为肽能神经，在胃容受性舒张、机械刺激引起的小肠充血等过程中起调节作用。

2. 交感神经 支配消化道的交感神经来自第 5 胸段至第 2 腰段脊髓侧角。节后纤维末梢释放的递质为去甲肾上腺素（NE）。一般情况下，交感神经兴奋可抑制胃肠运动和分泌。

考点与重点 消化道的外来神经支配及其作用

（二）内在神经丛

从食管中段到肛门的绝大部分消化道管壁内，含有两层内在的神经结构，称为肠神经系统。根据其所在位置又分为黏膜下神经丛和肌间神经丛。前者位于黏膜下层，主要调节腺细胞和上皮细胞的功能；后者则分布于环形肌与纵行肌之间，主要支配平滑肌的活动。

在整体情况下，外来神经对内在神经丛具有调节作用，但去除外来神经后，内在神经丛仍可独立调节胃肠运动、分泌、血流量以及水、电解质的转运。

先天性巨结肠又称希尔施普龙病，多见于乙状结肠。因先天性肠神经系统发育不良，致使受损段结肠处于不能蠕动的麻痹状态，近端结肠内粪便淤积、扩张而成为巨结肠。

三、消化系统的内分泌功能

消化道黏膜层内存在 40 多种内分泌细胞，由于这些内分泌细胞合成和释放的激素主要在消化道内发挥作用，因此将这些激素合称为胃肠激素。胃肠激素的生理作用极为广泛，但主要在于调节消化器官的功能（表 6-1）。

表 6-1　4 种主要胃肠激素的分泌部位和主要生理作用

胃肠激素	分泌部位	主要生理作用
促胃液素	胃窦、十二指肠	促进胃肠运动和胃液分泌；促进胰液、胆汁分泌；延缓胃排空；促进胃肠上皮生长
促胰液素	小肠上部	促进胰液和胆汁分泌；抑制胃液分泌及胃肠运动；抑制胃排空；促进胰腺外分泌部生长
缩胆囊素	小肠上部	促进胰液分泌和胆囊收缩；增强肠运动；抑制胃排空；促进胰腺外分泌部的生长
抑胃肽	十二指肠、空肠	抑制胃液分泌及胃排空；促进胰岛素分泌

考点与重点 主要胃肠激素及其作用

第二节　消　化

一、口腔内消化

食物的消化是从口腔开始的。在口腔内，通过唾液中酶和咀嚼的作用，食物得到初步消化，被唾液浸润和混合的食团经吞咽动作通过食管进入胃内。

（一）唾液

唾液是口腔内三对大唾液腺（腮腺、下颌下腺及舌下腺）和无数散在分布的小唾液腺分泌的混合液。

1. 唾液的性质和成分　唾液为无色无味近于中性（pH 6.6～7.1）的低渗液体。唾液的成分主要是水、有机物和无机物。其中水分约占99%；有机物主要为黏蛋白，还有免疫球蛋白、氨基酸、尿素、尿酸、唾液淀粉酶和溶菌酶等；无机物有Na^+、K^+、Ca^{2+}、Cl^-和硫氰酸盐（SCN^-）等。此外，还有一定量的气体，如O_2、N_2、NH_3和CO_2。

2. 唾液的生理作用　①湿润和溶解食物，使之便于吞咽，并有助于引起味觉；②唾液淀粉酶可水解淀粉为麦芽糖；③清除口腔内的食物残渣，稀释与中和有毒物质，其中的溶菌酶和免疫球蛋白具有杀菌和杀病毒作用，可以保护和清洁口腔；④某些进入体内的重金属（如铅、汞）、氰化物和狂犬病毒可通过唾液分泌而被排泄。

3. 唾液分泌的调节　在安静情况下，唾液约以0.5mL/min的速度分泌，量少稀薄，称为基础分泌，其主要功能是湿润口腔。进食时唾液分泌明显增多，主要依靠神经调节，包括条件反射和非条件反射。食物对舌、口腔和咽部黏膜的机械性、化学性和温热性刺激引起的唾液分泌为非条件反射；食物的性状、颜色、气味、进食环境、进食信号甚至与食物和进食有关的第二信号（言语）等，均可引起明显的唾液分泌。"望梅止渴"是条件反射性唾液分泌的典型例子。

唾液腺受副交感神经和交感神经的双重支配，以副交感神经作用为主。副交感神经兴奋使唾液腺分泌主要为量多而固体成分少的稀薄的唾液；交感神经兴奋使唾液腺分泌量少而固体成分多的黏稠的唾液。此外，唾液分泌还受下丘脑和大脑皮层嗅觉、味觉感受区等高级中枢神经系统的调节，例如当人们闻到或吃到自己喜欢的食物时，唾液的分泌量往往比闻到或吃到不喜欢的食物时多。食管、胃和十二指肠上部受到刺激也能引起唾液分泌，通常在吞咽刺激性的食物或发生恶心时唾液分泌增多，其主要生理意义在于稀释或中和刺激性物质。

（二）咀嚼

咀嚼是咀嚼肌按一定顺序收缩而组成的复杂的节律性动作。咀嚼肌属于骨骼肌，可做随意运动。咀嚼的主要作用是对食物进行机械性加工，将食物切割或磨碎，切碎的食物与唾液混合形成食团以便吞咽。咀嚼可使唾液淀粉酶与食物充分接触而产生化学性消化，还能加强食物对口腔内各种感受器的刺激，反射性地引起胃、胰、肝和胆囊的活动加强，为下一步消化和吸收做好准备。

（三）吞咽

吞咽是指食团由舌背推动经咽和食管进入胃的过程。根据食团在吞咽时经过的解剖部位，可将吞咽动作分为3个时期。

1. 口腔期　是指食团从口腔进入咽的时期，主要通过舌的运动把食团由舌背推入咽部。这是一种随意运动，受大脑皮层控制。

2. 咽期　是指食团从咽部进入食管上端的时期。其基本过程是：食团刺激咽部的触觉感受器，冲动传到吞咽中枢，使软腭上举，咽后壁向前突出，以封闭鼻、口、喉通路，防止食物进入气管或逆流到鼻腔，而食管上括约肌舒张，以利于食团从咽部进入食管。

3. 食管期 是指食团由食管上端经贲门进入胃的时期。此期主要通过食管的蠕动实现。蠕动是空腔器官平滑肌普遍存在的一种运动形式，由平滑肌的顺序舒缩引起，形成一种向前推进的波形运动。食管蠕动时，食团前的食管出现舒张波，食团后的食管跟随有收缩波，从而挤压食团，使食团向食管下端移动。

食管下端近胃贲门处虽然在解剖上并不存在括约肌，但此处有一段长 3 ～ 5cm 的高压区，压力比胃内压高 5 ～ 10mmHg。在正常情况下，这一高压区能阻止胃内容物逆流入食管，起类似括约肌的作用，故将其称为食管下括约肌。当食物进入食管后，刺激食管壁上的机械感受器，可反射性地引起食管下括约肌舒张，允许食物进入胃内。食团进入胃后，食管下括约肌收缩，恢复其静息时的张力，可防止胃内容物反流入食管。当食管下 2/3 部的肌间神经丛受损时，食管下括约肌不能松弛，导致食团入胃受阻，出现吞咽困难、胸骨下疼痛、食物反流等症状，称为食管失弛缓症。

二、胃内消化

胃是消化道中最膨大的部分，成年人胃的容量为 1 ～ 2L，具有储存和初步消化食物的功能。食物入胃后，经过胃的机械性和化学性消化，食团逐渐被胃液水解和胃运动研磨，形成食糜。胃的运动还使食糜逐次、少量地通过幽门，进入十二指肠。

（一）胃液

胃对食物的化学性消化通过胃黏膜中多种外分泌腺细胞分泌的胃液实现。胃黏膜内还含有多种内分泌细胞，通过分泌胃肠激素调节消化道和消化腺的活动。

1. 胃液的性质、成分和作用 纯净的胃液是一种无色的酸性液体，pH 0.9 ～ 1.5。正常成年人每日分泌 1.5 ～ 2.5L。其主要成分有盐酸、胃蛋白酶原、黏液和内因子，其余为水、HCO_3^-、Na^+、K^+ 等无机物。

（1）盐酸：胃液中的盐酸（hydrochloric acid，HCl）也称胃酸。空腹 6h 后，在无任何食物刺激的情况下，胃酸也有少量分泌，称为基础胃酸分泌。基础胃酸分泌量受迷走神经的紧张性和少量促胃液素自发释放的影响。在食物或药物的刺激下，胃酸分泌量大大增加。

盐酸由壁细胞分泌：CO_2 从血浆中弥散至壁细胞内并与水分子结合，在碳酸酐酶（carbonic anhydrase，CA）的催化作用下形成碳酸。碳酸可解离为 H^+ 和 HCO_3^-。HCO_3^- 通过壁细胞基底侧膜上的 Cl^-–HCO_3^- 转运蛋白顺浓度差转运至组织间液，而组织间液中的 Cl^- 则被转运至细胞内，再经顶端膜上的氯通道进入分泌小管内。H^+ 通过质子泵由壁细胞的顶端膜分泌至分泌小管内，与进入分泌小管内的 H^+ 形成 HCl。当需要时，HCl 则可由壁细胞进入胃腔。临床上采用质子泵选择性抑制剂奥美拉唑抑制酸的分泌。在消化期，胃酸大量分泌的同时有大量 HCO_3^- 进入血液，使血液暂时碱化，形成所谓的餐后碱潮（图 6-1）。

盐酸的作用是：①激活胃蛋白酶原，并为胃蛋白酶提供适宜的酸性环境；②使食物中的蛋白质变性，有利于蛋白质的水解；③杀灭随食物进入胃内的细菌，对维持胃及肠内的正常肠道微生态具有重要意义；④盐酸随食糜进入小肠后，可促进促胰液素和缩胆囊素的分泌，进而引起胰液、胆汁和小肠液的分泌；⑤盐酸造成的酸性环境有利于小肠对铁和钙的吸收。由于盐酸属于强酸，对胃和十二指肠黏膜具有侵蚀作用，如果盐酸分泌过多，将损伤胃和十二指肠黏膜，诱发或加重溃疡病。若胃酸分泌过少，则可引起腹胀、腹泻等消化不良症状。

（2）胃蛋白酶原：胃蛋白酶原主要由主细胞合成和分泌，以无活性的酶原形式储存在细胞内。进食、迷走神经兴奋及促胃液素等可促进其释放。胃蛋白酶原进入胃腔后，在 HCl 作用下转变成有活性的胃蛋白酶。已被激活的胃蛋白酶对胃蛋白酶原也有激活作用（正反馈）。胃蛋白酶可水解食物中的蛋白质，使之分解成胨和胨、少量多肽及游离氨基酸。胃蛋白酶只有在酸性环境中才能发挥作用，其最适 pH 为 1.8 ～ 3.5。当 pH 超过 5.0 时，胃蛋白酶便完全失活。

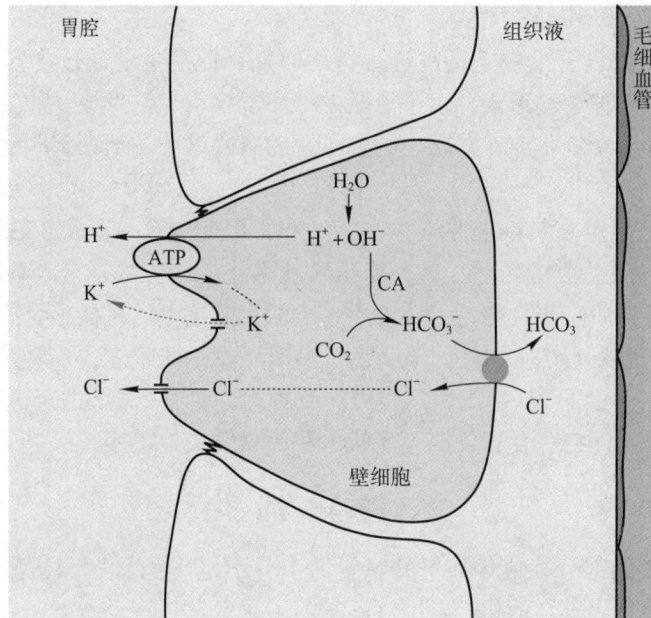

图 6-1　壁细胞分泌盐酸基本过程

（3）内因子：壁细胞在分泌盐酸的同时，也分泌一种被称为内因子的糖蛋白。内因子有两个活性部位，一个活性部位与胃内的维生素 B_{12} 结合，形成内因子 – 维生素 B_{12} 复合物，可保护维生素 B_{12} 免遭肠内水解酶的破坏；另一个活性部位与回肠黏膜细胞膜的相应受体结合，促进维生素 B_{12} 的吸收。若缺乏内因子，可因维生素 B_{12} 吸收障碍而影响红细胞生成，引起巨幼红细胞贫血。能促使胃酸分泌的各种刺激，如迷走神经兴奋、促胃液素、组胺等，均可使内因子分泌增多；而萎缩性胃炎、胃酸缺乏的人则内因子分泌减少。

（4）黏液和碳酸氢盐：胃液中含有大量的黏液，是由胃黏膜表面的上皮细胞、泌酸腺、贲门腺和幽门腺的黏液细胞共同分泌的，其主要成分为糖蛋白。由于黏液具有较高的黏滞性和形成凝胶的特性，分泌后即覆盖于胃黏膜表面，形成一层厚约 500μm 的保护层，在黏膜表面起润滑作用，可减少粗糙食物对胃黏膜的机械损伤。

胃黏膜内的非泌酸细胞能分泌 HCO_3^-。进入胃内的 HCO_3^- 与胃黏膜表面黏液联合形成抗胃黏膜损伤的屏障，称为黏液 – 碳酸氢盐屏障（图 6-2），能有效保护胃黏膜免受胃内盐酸和胃蛋白酶的损伤。黏液很黏稠，可显著减慢离子在黏液层中的扩散速度。当胃腔内的 H^+ 通过黏液层向黏膜细胞方向扩散时，其移动速度明显减慢，并不断与从黏液层近黏膜细胞侧向胃腔扩散的 HCO_3^- 发生中和。因此，胃黏膜表面的黏液层可有效防止胃内 H^+ 对胃黏膜的直接侵蚀和胃蛋白酶对胃黏膜的消化。

大量饮酒或大量服用吲哚美辛、阿司匹林等药物，可抑制黏液及 HCO_3^- 的分泌，破坏黏液 – 碳酸氢盐屏障，从而损伤胃黏膜。目前已公认，消化性溃疡的发病是由幽门螺杆菌感染所致。幽门螺杆菌能损伤胃黏液层和黏膜细胞，破坏黏液 – 碳酸氢盐屏障和胃黏膜屏障，致使 H^+ 向黏膜逆向扩散，从而导致消化性溃疡的发生。硫糖铝等药物具有抗酸作用，对胃黏液 – 碳酸氢盐屏障和胃黏膜屏障都有保护和加强作用，因而被用于临床治疗消化性溃疡。

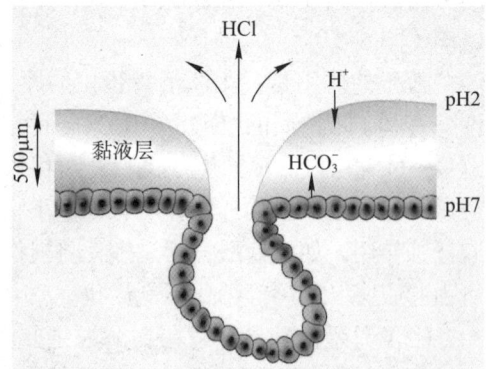

图 6-2　胃黏液 – 碳酸氢盐屏障

医者仁心

"固执己见"的创新精神和为科学献身的精神

2005 年诺贝尔生理学或医学奖联合授予澳大利亚两位科学家巴里·马歇尔和罗宾·沃伦，以表彰他们发现了幽门螺杆菌以及由此导致的胃炎和胃溃疡、十二指肠溃疡，使胃溃疡从慢性病变成一种采用短疗程抗生素和酸分泌抑制剂就可以治愈的疾病。虽然沃伦早在 1979 年就初步发现了幽门螺杆菌，但因有悖于当时的医学认识而未被承认，直至他和马歇尔合作，坚持继续研究，最终才获得广泛肯定。为了证明致病机制，马歇尔还曾喝下了含有幽门螺杆菌的溶液，结果大病一场。

考点与重点 胃液的性质、主要成分及其作用

2. 胃液分泌的调节

（1）促进胃液分泌的主要因素：①迷走神经，迷走神经可通过末梢释放 ACh 而促进胃酸分泌，该作用均可被阿托品所阻断。②组胺，组胺具有极强的促胃酸分泌作用。组胺作用于壁细胞的 H_2 型受体引起壁细胞分泌胃酸。西咪替丁及其类似物可阻断组胺与 H_2 受体的结合而抑制胃酸分泌，有助于消化性溃疡愈合，该类物质也是临床上常用的抑酸药物。③促胃液素，促胃液素可强烈刺激壁细胞分泌胃酸。促胃液素可直接刺激壁细胞分泌盐酸，也可促进组胺的分泌，再通过组胺刺激壁细胞分泌盐酸。

（2）抑制胃液分泌的主要因素：①盐酸，当胃内 HCl 泌过多时，可负反馈抑制胃酸分泌。②脂肪，当食物中的脂肪及其消化产物进入小肠后，可刺激小肠黏膜分泌多种胃肠激素，如促胰液素、缩胆囊素、抑胃肽等，具有抑制胃液分泌和胃运动的作用。③高张溶液，消化期，当食糜进入十二指肠后，可使肠腔内出现高张溶液，高张溶液可抑制胃液分泌。

（二）胃的运动

1. 胃的运动形式

（1）紧张性收缩：胃壁平滑肌经常处于一定程度的缓慢持续收缩状态，称为紧张性收缩。紧张性收缩在空腹时即已存在，充盈后逐渐加强。这种运动能使胃保持一定的形状和位置，防止胃下垂；也能使胃内保持一定压力，以利于胃液渗入食团中；还是其他运动形式的基础。

（2）容受性舒张：进食时食物刺激口腔、咽、食管等处的感受器，可反射性引起胃底和胃体舒张，称为容受性舒张，是胃特有的运动形式。正常人空腹时，胃的容量仅约 50mL，进餐后可达 1.5L。

（3）蠕动：食物入胃后约 5min，蠕动便开始。胃的蠕动始于胃中部，并向幽门方向推进。蠕动波约需 1min 到达幽门，频率约为每分钟 3 次，表现为一波未平，一波又起。蠕动波开始时较弱，在传播途中逐渐加强，速度也明显加快，一直传到幽门。当幽门括约肌舒张时，在蠕动波产生的压力下，胃窦内少量食糜（1～2mL）被排入十二指肠；当幽门括约肌收缩时，食糜将被反向推回。食糜的这种后退有利于食物和消化液的混合，也可对块状食物起碾磨粉碎作用。

胃蠕动的生理意义在于磨碎进入胃内的食团，使其与胃液充分混合，形成糊状食糜，并将食糜逐步推入十二指肠。

考点与重点 胃的运动形式

2. 胃排空 食物由胃排入十二指肠的过程称为胃排空。食物入胃后 5min 左右就开始胃排空，排空速度与食物的物理性状及化学组成有关。液体食物较固体食物排空快，小颗粒食物比大块食物快，等渗液体较非等渗液体快，三大营养物质中糖类食物排空最快，蛋白质次之，脂肪最慢。混合食物需要

4～6h 完全排空。胃内因素促进胃排空，而十二指肠内因素抑制胃排空，共同控制着胃排空。

考点与重点 胃排空

3. 呕吐 呕吐是将胃内容物从口腔强力驱出的过程。当舌根、咽部、胃、肠、胆总管、泌尿生殖器官、视觉和前庭器官（如晕船时）等处的感受器受到刺激时均可引发呕吐。呕吐中枢位于延髓网状结构的背外侧缘，颅内压升高时，可直接刺激呕吐中枢，引起喷射性呕吐。

呕吐前常有恶心、流涎、呼吸急促和心搏加快而不规则等表现。剧烈呕吐时，十二指肠和空肠上段也强烈收缩，使十二指肠内容物倒流入胃，故呕吐物中有时混有胆汁和小肠液。

呕吐可将胃肠内有害物质排出，因而具有保护意义；但持续、剧烈的呕吐则可导致水、电解质和酸碱平衡紊乱。

三、小肠内消化

食糜由胃进入十二指肠后便开始小肠内的消化。小肠内消化是整个消化过程中最重要的阶段。在这里，食糜受到胰液、胆汁和小肠液的化学性消化以及小肠运动的机械性消化，许多营养物质也都在此处被吸收，因而食物在经过小肠后消化过程基本完成，未被消化的食物残渣从小肠进入大肠。

（一）胰液

胰腺是兼有外分泌和内分泌功能的腺体。胰腺的内分泌功能主要与糖代谢调节有关，将在内分泌章节中讨论。胰腺的外分泌物为胰液，由胰腺的腺泡细胞和小导管管壁细胞分泌，具有很强的消化能力。

1. 胰液的性质、成分和作用 胰液是无色无臭的碱性液体，pH 为 7.8～8.4，渗透压与血浆大致相等。成年人每日分泌的胰液量为 1～2L。

胰液中含有无机物和有机物。无机成分中，HCO_3^- 的含量很高，由胰腺内的小导管细胞分泌，其主要作用是中和进入十二指肠的胃酸，使肠黏膜免受强酸的侵蚀；同时也提供小肠内多种消化酶活动的最适 pH 环境（pH 7～8）。

胰液中的有机物主要是蛋白质，含量 0.1%～10%。胰液中的蛋白质主要是多种消化酶，由腺泡细胞分泌。

（1）胰淀粉酶：胰淀粉可水解淀粉为糊精、麦芽糖，其发挥作用的最适 pH 为 6.7～7.0。

（2）胰脂肪酶：胰脂肪可分解甘油三酯为脂肪酸、单酰甘油和甘油，最适 pH 为 7.5～8.5。

胰液中还含有一定量的胆固醇酯酶和磷脂酶 A_2，可分别水解胆固醇酯和卵磷脂。

（3）胰蛋白酶和糜蛋白酶：这两种酶均以无活性的酶原形式存在于胰液中。肠液中的肠激酶是激活胰蛋白酶原的特异性酶，可使胰蛋白酶原变为有活性的胰蛋白酶，已被激活的胰蛋白酶也能激活胰蛋白酶原而形成正反馈，加速其活化。此外，酸、组织液等也能使胰蛋白酶原活化。糜蛋白酶原主要在胰蛋白酶作用下转化为有活性的糜蛋白酶。胰蛋白酶和糜蛋白酶的作用极为相似，都能分解蛋白质为脲和脈，当两者一同作用于蛋白质时，则可将蛋白质消化为小分子多肽和游离氨基酸；糜蛋白酶还有较强的凝乳作用。

此外，正常胰液中还含有羧基肽酶、核糖核酸酶、脱氧核糖核酸酶等水解酶，也以酶原的形式分泌，在已活化的胰蛋白酶作用下激活。激活后，羧基肽酶可作用于多肽释出氨基酸，核酸酶则可使核酸水解为单核苷酸。

胰液由于含有水解糖、脂肪和蛋白质 3 类营养物质的消化酶，因而是最重要的消化液。临床和实验均证明，当胰液分泌障碍时，即使其他消化液分泌都正常，食物中的脂肪和蛋白质仍不能完全消化和吸收，常可引起脂肪泻，但糖的消化和吸收一般不受影响。

各种原因造成胰蛋白酶渗入胰腺组织中而被激活，则胰腺组织自身被消化，会导致胰腺细胞和间质水肿引起急性胰腺炎。临床用生长抑素及其类似物奥曲肽抑制胰酶分泌，用加贝酯和抑肽酶抑制胰蛋白酶。

考点与重点　胰液的性质、主要成分及其作用

2.胰液分泌的调节　食物是刺激胰液分泌的自然因素。进食时胰液分泌受神经和体液双重控制，但以体液调节为主。

（1）神经调节：食物的性状、气味以及对口腔、食管、胃和小肠的刺激都可通过神经反射（包括条件反射和非条件反射）引起胰液分泌。反射的传出神经主要是迷走神经，切断迷走神经或注射阿托品阻断迷走神经的作用，均可显著减少胰液分泌。迷走神经主要作用于胰腺的腺泡细胞，对小导管细胞的作用较弱，因此，迷走神经兴奋引起胰液分泌的特点是水和碳酸氢盐含量很少，而酶的含量却很丰富。

（2）体液调节：调节胰液分泌的体液因素主要有促胰液素和缩胆囊素。

促胰液素是历史上第一个被发现的激素，当酸性食糜进入小肠后，可刺激小肠黏膜释放促胰液素。促胰液素主要作用于胰腺小导管上皮细胞，使其分泌大量的水和HCO_3^-，从而使胰液的分泌量大为增加，而酶的含量却很低。

缩胆囊素的一个重要作用是促进胰液中各种酶的分泌，故也称促胰酶素；另一个重要作用是促进胆囊强烈收缩，排出胆汁。缩胆囊素对胰腺组织还有营养作用，可促进胰组织蛋白质和核糖核酸的合成。引起缩胆囊素释放的因素按由强至弱的顺序为蛋白质分解产物、脂酸钠、盐酸、脂肪；糖类没有刺激作用。

（二）胆汁

肝细胞能持续分泌胆汁。在非消化期，肝脏分泌的胆汁主要储存于胆囊内。进食后，食物及消化液可刺激胆囊收缩，将储存于胆囊内的胆汁排入十二指肠。直接从肝细胞分泌的胆汁称为肝胆汁，储存在胆囊内并由胆囊排出的胆汁称为胆囊胆汁。

1.胆汁的性质、成分　胆汁是一种有色、味苦、较稠的液体。肝胆汁呈金黄色，透明清亮，呈弱碱性（pH 7.4）。胆囊胆汁因被浓缩而颜色加深，为深棕色，因HCO_3^-在胆囊中被吸收而呈弱酸性（pH 6.8）。成年人每日分泌胆汁量为 0.8 ～ 1.0L。

胆汁中除水分外，还含有胆盐、卵磷脂、胆固醇和胆色素等有机物和Na^+、K^+、Ca^{2+}、HCO_3^-等无机物。胆汁是唯一不含消化酶的消化液。胆汁中最重要的成分是胆盐，胆色素是决定胆汁颜色的主要成分，胆固醇是肝脏脂肪代谢的产物。

胆盐与卵磷脂可聚合成微胶粒，胆固醇可溶入微胶粒中。卵磷脂是胆固醇的有效溶剂，胆固醇的溶解量取决于胆汁中它与卵磷脂的适当比例。当胆固醇含量过多或卵磷脂含量过少时，胆固醇便从胆汁中析出而形成胆固醇结石。另外，胆汁中绝大部分胆红素在正常情况下以溶于水的结合形式存在，仅约1%以不溶于水的游离形式存在，后者能与Ca^{2+}结合形成胆红素钙而发生沉淀。在某些情况下游离型胆红素增多，便有可能形成胆红素结石。

考点与重点　胆汁的主要成分及其作用

2.胆汁的作用　胆汁的主要作用是促进脂肪的消化和吸收。

（1）促进脂肪的消化：胆汁中的胆盐、卵磷脂和胆固醇等均可作为乳化剂，降低脂肪的表面张力，使脂肪乳化成微滴分散在水性的肠液中，因而可增加胰脂肪酶的作用面积，促进脂肪的分解消化。

（2）促进脂肪和脂溶性维生素的吸收：在小肠绒毛表面覆盖有一层不流动水层，即静水层，脂肪分解产物不易穿过静水层到达肠黏膜表面而被上皮细胞吸收。肠腔中的脂肪分解产物均可掺入由胆盐聚合成的微胶粒中，形成水溶性的混合微胶粒。混合微胶粒则很容易穿过静水层而到达肠黏膜表面，从而促进脂肪分解产物的吸收。胆汁的这一作用，也有助于脂溶性维生素 A、D、E、K 的吸收。

（3）中和胃酸及促进胆汁自身分泌：胆汁排入十二指肠后，可中和一部分胃酸。进入小肠的胆盐绝

大部分由回肠黏膜吸收入血，通过门静脉回到肝脏再形成胆汁，这一过程称为胆盐的肠肝循环。返回到肝脏的胆盐有刺激肝胆汁分泌的作用，称为胆盐的利胆作用。

考点与重点　胆汁的作用

3.胆汁分泌和排出的调节　食物是引起胆汁分泌和排出的自然刺激物，其中以高蛋白食物刺激作用最强，高脂肪和混合食物次之，而糖类食物作用最弱。胆汁的分泌和排出受神经和体液因素的调节，以体液调节为主。

（1）神经调节：进食动作或食物对胃、小肠黏膜的刺激均可通过神经反射引起肝胆汁分泌少量增加，胆囊收缩轻度加强。

（2）体液调节：①促胃液素，可通过血液循环作用于肝细胞引起肝胆汁分泌；也可先引起盐酸分泌，然后由盐酸作用于十二指肠黏膜，使其释放促胰液素，进而促进胆汁分泌。②促胰液素，主要作用是促进胰液分泌，对肝胆汁分泌也有一定刺激作用，主要促进胆管上皮分泌大量的水和HCO_3^-，而刺激肝细胞分泌胆盐的作用不显著。③缩胆囊素，可通过血液循环作用于胆囊平滑肌和壶腹括约肌，引起胆囊收缩，壶腹括约肌舒张，促使胆汁排出；此外，也有较弱的促胆汁分泌的作用。④胆盐，通过胆盐的肠–肝循环返回肝脏的胆盐有刺激肝胆汁分泌的作用。

（三）小肠液

小肠内有两种腺体，即位于十二指肠黏膜下层的十二指肠腺和分布于整个小肠黏膜层的小肠腺。前者又称布伦纳腺，分泌含黏蛋白的碱性液体，黏稠度很高，其主要作用是保护十二指肠黏膜上皮，使其免受胃酸侵蚀；后者又称李氏腺，其分泌液为小肠液的主要部分。

1. 小肠液的性质、成分和作用　小肠液是一种弱碱性液体，pH约为7.6，渗透压与血浆相等。小肠液的分泌量变化范围很大，成年人每日分泌量为1～3L。

大量的小肠液可稀释消化产物，使其渗透压下降，有利于吸收。小肠液分泌后又很快被绒毛上皮重新吸收，这种液体交流为小肠内营养物质的吸收提供一个大容量媒介。小肠腺分泌肠激酶能将胰液中的胰蛋白酶原活化为胰蛋白酶，以利于蛋白质的消化。

2. 小肠液分泌的调节　食糜对局部黏膜的机械性刺激和化学性刺激均可引起小肠液分泌。小肠黏膜对扩张性刺激最为敏感，小肠内食糜的量越多，小肠液分泌也越多。此外，促胃液素、促胰液素、缩胆囊素和血管活性肠肽等都能刺激小肠液的分泌。

（四）小肠的运动

1. 小肠的运动形式

（1）紧张性收缩：紧张性收缩是小肠进行其他运动的基础，并能使小肠保持一定的形状和位置。当小肠紧张性增高时，肠内容物的混合与运送速度增快。

（2）分节运动：分节运动是以环形肌为主的节律性收缩和舒张交替进行的运动。表现为食糜所在肠道的环形肌以一定的间隔交替收缩，把食糜分割成许多节段；随后，原收缩处舒张，原舒张处收缩，使原来节段的食糜被分成两半，邻近的两半合在一起，形成新的节段。如此反复，食糜得以不断分开，又不断混合（图6-3）。由上至下，小肠的分节运动存在频率梯度，小肠上部频率较高，向小肠远端逐步降低。空腹时分节运动几乎不存在，食糜进入小肠后逐步加强。

分节运动的意义在于：①使食糜与消化液充分混合，有利于化学性消化；②增加食糜与小肠黏膜的接触，并不断挤压肠

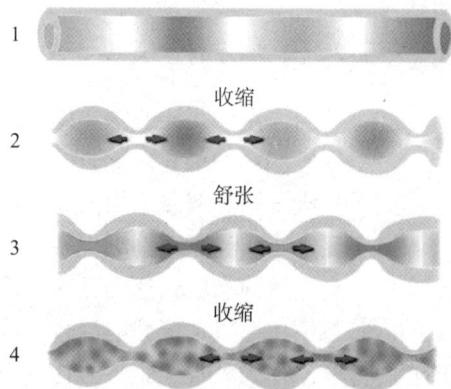

图6-3　小肠分节运动

壁以促进血液和淋巴回流，有助于吸收；③分节运动本身对食糜的推进作用很小，但分节运动存在由上而下的频率梯度，这种梯度对食糜有一定推进作用。

（3）蠕动：小肠的蠕动可发生在小肠的任何部位，推进速度为 0.5～2.0cm/s，行数厘米后消失。其作用是将食糜向小肠远端推进一段后，在新的肠段进行分节运动。此外，有一种传播很快（2～25cm/s）、很远的运动，称为蠕动冲，可一次把食糜从小肠始段推送到末端，有时可推送到大肠。蠕动冲由进食时的吞咽动作或食糜进入十二指肠而引起。有时在回肠末段可出现与一般蠕动方向相反的逆蠕动，其作用是防止食糜过早通过回盲瓣进入大肠，增加食糜在小肠内的停留时间，以便于对食糜进行更充分地消化和吸收。

考点与重点 小肠的运动形式

2. 回盲括约肌的功能 回肠末端与盲肠交界处的环形肌明显加厚，称为回盲括约肌。该括约肌平时保持轻度的收缩状态，使回肠末端内压力升高，高于大肠内压力，一方面可防止小肠内容物过快排入大肠，有利于小肠的完全消化和吸收；另一方面能阻止大肠内食物残渣的倒流。

（五）大肠的功能

食糜的消化和吸收在小肠内已大部分完成，大肠没有重要的消化活动。大肠的主要功能在于吸收水分和无机盐，同时为消化、吸收后的食物残渣提供暂时储存场所，并将食物残渣转变为粪便。此外，大肠还有较强的免疫功能，如大肠的免疫组织接受抗原刺激后可产生局部的免疫应答。

1. 大肠液 大肠液由在肠黏膜表面的柱状上皮细胞及杯状细胞分泌。大肠的分泌物富含黏液和 HCO_3^-，其 pH 为 8.3～8.4。大肠液中可能含有少量二肽酶和淀粉酶，但它们对物质的分解作用不大。大肠液中起主要作用的是黏液蛋白，能保护肠黏膜和润滑粪便。

2. 大肠运动的形式 大肠的运动少而慢，对刺激的反应也较迟缓，这些特点与大肠作为粪便的暂时储存场所相适应。

（1）袋状往返运动：是在空腹和安静时最常见的一种运动形式。由环行肌无规律收缩引起，使结肠出现一串结肠袋，结肠内压力升高，结肠袋内容物向前、后两个方向做短距离的往返位移，但并不向前进行远距离推进。这种运动有助于促进水的吸收。

（2）分节推进和多袋推进运动：分节推进运动是指环行肌有规律地收缩，将一个结肠袋内容物推移到邻近肠段，收缩结束后，肠内容物不返回原处。如果一段结肠上同时发生多个结肠袋收缩，并且其内容物被推移到下一段，则称为多袋推进运动。进食后或副交感神经兴奋时可见这种运动。

（3）蠕动：大肠的蠕动由一些稳定向前的收缩波组成。收缩波前方的肌肉舒张，往往充有气体；收缩波后面的肌肉则保持在收缩状态，使这段肠管闭合并排空。在大肠还有一种进行很快且前进很远的蠕动，称为集团蠕动，通常始于横结肠，可将一部分肠内容物推送至降结肠或乙状结肠。集团蠕动常见于进食后，最常发生在早餐后 60min 内。

3. 大肠内细菌的消化作用 大肠内有大量细菌，大多是大肠埃希菌、葡萄球菌等，主要来自食物和空气。外界的细菌由口腔进入胃时，大部分被胃酸杀灭，而在大肠，由于肠腔内容物呈弱碱性，且移动缓慢，有利于细菌的大量繁殖。

据估计，粪便中死的和活的细菌占粪便固体重量的 20%～30%。大肠内的酸碱度和温度较适合一般细菌的繁殖和活动，这些细菌通常不致病。细菌体内含有能分解食物残渣的酶，它们对糖及脂肪的分解称为发酵，其产物有乳酸、乙酸、CO_2、甲烷、脂肪酸、甘油、胆碱等；它们对蛋白质的分解称为腐败，其产物有胨、氨基酸、NH_3、H_2S、组胺、吲哚等，其中有的成分由肠壁吸收后到肝脏进行解毒。此外，大肠内的细菌还能利用肠内较为简单的物质来合成维生素 B 复合物和维生素 K，这些维生素可被人体吸收利用。

4. 排便 食物残渣在结肠内停留的时间较长，一般在十余小时。在这一过程中，食物残渣中的一部分水分被结肠黏膜吸收,剩余部分经结肠内细菌的发酵和腐败作用后形成粪便。粪便中除食物残渣外,还包括脱落的肠上皮细胞和大量细菌。此外,机体的某些代谢产物,包括由肝排出的胆色素衍生物,以及由血液通过肠壁排至肠腔中的某些金属,如钙、镁、汞等的盐类,也随粪便排出体外。

大肠内的粪便通常存留在乙状结肠,正常人的直肠内通常没有粪便。当结肠发生强烈的推进性运动时将粪便推入直肠,刺激直肠壁内的感受器,冲动沿盆神经和腹下神经传至腰、骶段脊髓的初级排便中枢,同时上传到大脑皮层引起便意。如果条件允许,大脑皮层即下传冲动使脊髓初级排便中枢发出冲动,冲动由盆神经传出,使降结肠、乙状结肠和直肠收缩,肛门内括约肌舒张;同时阴部神经的传出冲动减少,使肛门外括约肌舒张,于是粪便被排出体外,这一过程称为排便反射。在排便过程中,支配腹肌和膈肌的神经也兴奋,因而腹肌和膈肌收缩,腹内压增加,有助于粪便排出。正常人的直肠对粪便的机械性扩张刺激有一定的感觉阈,当达到此感觉阈时即可产生便意。但若在粪便刺激直肠时,环境和条件不适宜排便,便意可受大脑皮层的抑制。人们若对便意经常予以制止,将使直肠逐渐失去对粪便刺激正常的敏感性,加之粪便在结肠内停留过久,水分吸收过多而变得干硬,引起排便困难,这是发生功能性便秘最常见的原因。

5. 食物中的纤维素对肠功能的影响 食物中的纤维素对肠功能和胃肠疾病具有重要影响,近年来已受到医学界的重视。一般认为,适当增加食物中的纤维素含量有益于增进健康,可预防便秘、痔疮、结肠癌等疾病的发生。

第三节 吸 收

食物中的糖、脂肪和蛋白质是人体能量的主要来源,但是这些大分子营养物质必须先被分解为小分子物质才能被吸收,所以大分子营养物质吸收是在消化的基础上进行的。

一、吸收的部位

消化道不同部位所吸收的物质和吸收速度是不同的。食物在口腔和食管内一般不被吸收。食物在胃内的吸收也很少,胃能吸收乙醇和少量水。小肠是吸收的主要部位,糖类、蛋白质和脂肪的消化产物大部分在十二指肠和空肠被吸收;回肠具有其独特的功能,能吸收胆盐和维生素 B_{12}。食物中大部分营养在到达回肠时,通常已被吸收完毕,因此回肠是吸收功能的储备部分。小肠内容物在进入大肠后可被吸收的物质已非常少。大肠可吸收的主要是水和盐类,大肠一般可吸收大肠内容物中 80% 的水和 90% 的 Na^+、Cl^-。

小肠之所以是物质吸收的主要部位,主要是因为:①小肠的吸收面积大。正常成年人的小肠长 $4 \sim 5m$。小肠内面黏膜具有许多环状皱襞,皱襞上有大量绒毛,绒毛的柱状上皮细胞顶端又有许多微绒毛。由于环状皱襞、绒毛和微绒毛的存在,最终使小肠的吸收面积比同样长短的简单圆筒的面积增加约 600 倍,可达 $200 \sim 250m^2$。②食物在小肠内停留的时间较长,一般为 $3 \sim 8h$。③食物在小肠内已被消化为适于吸收的小分子物质。④小肠绒毛内部含有丰富的毛细血管、毛细淋巴管。动物在空腹时绒毛不活动,进食则可引起绒毛产生节律性的伸缩和摆动,可加速绒毛内血液和淋巴流动,有助于吸收。

考点与重点 小肠作为吸收主要部位的特征

二、主要物质的吸收

(一)水的吸收

成年人每日分泌入消化道内的各种消化液总量可达 $6 \sim 8L$,每日还饮水 $1 \sim 2L$,而每日由粪便中排出的水仅约 150mL。因此,由小肠每日吸收入体内的液体量可达 8L 以上。如此大量的水,若不能重新回到体内势必造成严重脱水，致使内环境稳态遭受破坏。急性呕吐和腹泻时，在短时间内损失大量液体的严重性就在于此。

大部分水在小肠被吸收。肠腔内水的吸收与肠腔中内容物的渗透压以及成分有关。水的吸收是跟随溶质分子的吸收而被动吸收的，各种溶质，特别是 NaCl 的主动吸收所产生的渗透压梯度是水吸收的主要动力。

（二）无机盐的吸收

一般说来，单价碱性盐类如 Na^+、K^+、NH_4^+ 的吸收很快，多价碱性盐类则吸收很慢。凡能与 Ca^{2+} 结合而形成沉淀的盐，如硫酸盐、磷酸盐、草酸盐等，则不能被吸收。

1. 钠的吸收　成年人每日经口摄入 Na^+ 5 ~ 8g，每日分泌入消化液中的 Na^+ 为 20 ~ 30g，而每日肠道吸收的 Na^+ 总量为 25 ~ 35g，说明肠内容物中 95% ~ 99% 的 Na^+ 已被吸收。

小肠黏膜上皮从肠腔内吸收 Na^+ 是个主动过程，动力来自上皮细胞基底侧膜中钠泵的活动。钠泵的活动造成细胞内低 Na^+，且黏膜上皮细胞内的电位较膜外肠腔内约低 40mV，故 Na^+ 顺电 – 化学梯度，并与其他物质（如葡萄糖、氨基酸等逆浓度差）通过刷状缘上的转运体（如 Na^+– 葡萄糖同向转运体、Na^+– 氨基酸的转运系统）同向转运入细胞。进入细胞内的 Na^+ 再在基底侧膜经钠泵被转运出细胞，进入组织间液，随后进入血液。

2. 铁的吸收　成年人每日吸收铁约 1mg。铁的吸收与机体对铁的需要量有关，当服用相同剂量的铁后，缺铁患者可比正常人的铁吸收量高 2 ~ 5 倍。食物中的铁绝大部分是高铁（Fe^{3+}），不易被吸收，当它还原为亚铁（Fe^{2+}）时则较易被吸收。Fe^{2+} 的吸收速度要比相同量 Fe^{3+} 快 2 ~ 15 倍。维生素 C 能将 Fe^{3+} 还原为 Fe^{2+} 而促进铁的吸收。铁在酸性环境中易溶解而便于被吸收，故胃液中的盐酸有促进铁吸收的作用，胃大部切除的患者可伴缺铁性贫血。

铁主要在小肠上部被吸收。吸收过程包括黏膜细胞从肠腔摄取铁和向血浆转运铁两个过程，都是需要消耗能量的主动转运过程。黏膜细胞顶端膜中的二价金属转运体 1 将 Fe^{2+} 转运到肠上皮细胞内，被氧化为 Fe^{3+}，并与脱铁铁蛋白结合成铁蛋白，暂时储存在细胞内，以后缓慢向血液中释放。最终未被利用的黏膜细胞内的铁，会随着黏膜细胞的更新而脱落，排出体外。这种巧妙的平衡吸收机制，既保证了肠黏膜对铁的强大吸收能力，又能防止过量的铁进入机体形成铁过载。

3. 钙的吸收　食物中的钙 20% ~ 30% 被吸收，大部分随粪便排出。食物中的钙必须变成 Ca^{2+} 才能被吸收，影响 Ca^{2+} 吸收的主要因素是维生素 D 和机体对钙的需要量。高活性的维生素 D（1,25- 二羟维生素 D_3）能促进小肠对 Ca^{2+} 的吸收。儿童和哺乳期女性因对钙的需要量增大而吸收增多。此外，钙盐只有在水溶液状态（如 $CaCl_2$、葡萄糖酸钙溶液），而且在不被肠腔中其他任何物质沉淀的情况下，才能被吸收。肠内容物的酸度对钙的吸收有重要影响，在 pH 约为 3 时，钙呈离子化状态，吸收最好。肠内容物中磷酸过多，将使之形成不溶解的磷酸钙，使 Ca^{2+} 不能被吸收。此外，脂肪食物对钙的吸收有促进作用，脂肪分解释放的脂肪酸，可与 Ca^{2+} 结合成钙皂，后者可和胆汁酸结合，形成水溶性复合物而被吸收。

4. 负离子的吸收　在小肠内吸收的负离子主要是 Cl^- 和 HCO_3^-。由钠泵产生的电位差可促进肠腔负离子向细胞内移动。

（三）糖的吸收

食物中的糖类一般须分解为单糖后才能被小肠上皮细胞吸收。各种单糖的吸收速率有很大差别，己糖的吸收很快，戊糖则很慢。在己糖中，又以半乳糖和葡萄糖的吸收为最快，果糖次之，甘露糖最慢。

大部分单糖的吸收是主动过程，是逆浓度差进行的。在肠黏膜上皮细胞刷状缘膜中存在一种依赖 Na^+ 的葡萄糖载体，即钠 – 葡萄糖耦联转运体–1，可将 Na^+ 和葡萄糖或半乳糖通过黏膜细胞刷状缘从肠腔转运入细胞内，这种转运方式属于继发性主动转运；进入细胞的单糖则通过细胞基底侧膜上的非 Na^+ 依赖性葡萄糖转运体-2 以经载体易化扩散的方式吸收入血。各种单糖与转运体的亲和力不同，因此吸收速率也不同。

（四）蛋白质的吸收

食物中的蛋白质经消化分解为氨基酸后，几乎全部被小肠吸收。蛋白质经加热处理后因变性而易于被消化，在十二指肠和近端空肠即被迅速吸收，未经加热处理的蛋白质则较难被消化，须到达回肠后才基本被吸收。

氨基酸的吸收与单糖相似，氨基酸自肠腔进入黏膜上皮细胞的过程也属于继发性主动转运，进入上皮细胞的氨基酸也以经载体易化扩散的方式进入组织间液，然后进入血液为机体利用。

蛋白质经水解生成的寡肽也能被吸收。许多二肽和三肽可被小肠上皮细胞吸收，进入细胞内进一步分解为氨基酸，再进入循环血液。此外，少量小分子食物蛋白可完整进入血液，由于吸收量很少，从营养角度看并无多大意义，但可作为抗原引起过敏反应或中毒反应，这对人体是不利的。

（五）脂肪的吸收

在小肠内，脂类的消化产物脂肪酸、一酰甘油、胆固醇等很快与胆汁中的胆盐形成混合微胶粒，通过小肠静水层到达上皮细胞表面，一酰甘油、脂肪酸和胆固醇等从混合胶粒释出，透过上皮细胞膜而进入肠上皮细胞。

长链脂肪酸及一酰甘油在肠上皮细胞中大部分重新合成为甘油三酯，并与载脂蛋白合成乳糜微粒，随后被质膜结构包裹形成囊泡。当囊泡移行到细胞底侧膜时，以出胞的方式释出其中的乳糜微粒进入细胞间液，再扩散进入淋巴循环。中、短链甘油三酯水解产生的脂肪酸和一酰甘油是水溶性的，可直接扩散出细胞的基底膜侧进入血液。由于膳食中的动、植物油中含有 15 个以上碳原子的长链脂肪酸较多，所以脂肪的吸收途径以淋巴为主。

（六）胆固醇的吸收

进入肠道的胆固醇主要来自食物和肝脏分泌的胆汁。胆汁中的胆固醇是游离的，而食物中的胆固醇部分是酯化的。酯化的胆固醇须经消化液中胆固醇酯酶的水解，使之变为游离胆固醇后才能被吸收。游离胆固醇通过形成混合微胶粒，在小肠上部被吸收。被吸收的胆固醇大部分在小肠黏膜上皮细胞内又重新酯化，生成胆固醇酯，最后与载脂蛋白一起组成乳糜微粒，经由淋巴系统进入循环血液。

胆固醇的吸收受很多因素影响：①食物中胆固醇含量越高，其吸收也越多，但两者不呈线性关系。②食物中的脂肪和脂肪酸可促进胆固醇的吸收，而各种植物固醇（如豆固醇、β- 谷固醇）则通过竞争性抑制妨碍其吸收。③胆盐可与胆固醇形成混合微胶粒，有助于胆固醇的吸收，食物中不能被利用的纤维素、果胶、琼脂等易与胆盐结合而形成复合物，可阻碍微胶粒的形成，从而能降低胆固醇的吸收。④抑制肠黏膜细胞载脂蛋白合成的物质可因妨碍乳糜微粒的形成而减少胆固醇的吸收。

（七）维生素的吸收

大部分维生素在小肠上段被吸收，只有维生素 B_{12} 是在回肠被吸收的。大多数水溶性维生素（如维生素 B_1、维生素 B_2、维生素 B_6、维生素 PP）是通过依赖于 Na^+ 的同向转运体被吸收的。游离的维生素 B_{12} 与内因子结合，在回肠上皮细胞顶端膜受体蛋白的作用下，将维生素 B_{12} 转运到肠上皮细胞中。当机体发生萎缩性胃炎或胃大部切除后，由于内因子分泌不足，可因维生素 B_{12} 吸收障碍而发生巨幼细胞贫血。脂溶性维生素 A、D、E、K 的吸收与脂类消化产物相同。

链接

小肠的吸收功能

　　小肠是吸收的主要部位。在小肠中被吸收的物质不仅包括经口摄入的食物和水，还包括各种消化腺分泌入消化道内的水、无机盐和某些有机成分。小肠吸收的潜力很大，机体需要增加时，小肠对糖、脂肪、氨基酸以及离子的吸收量可比正常情况下增加数倍。

　　各种原因引起广泛小肠切除或旷置后，肠道有效吸收面积将显著减少，残存的功能性肠管不能维持患者的营养，并出现腹泻，酸碱、水、电解质紊乱，以及各种营养物质吸收及代谢障碍，即短肠综合征，须进行肠外营养或小肠移植治疗。回肠对水分、电解质及各类营养物质的吸收能力均优于空肠，又具有吸收胆盐和维生素 B_{12} 的作用，并且肠道蠕动相对缓慢，可减缓肠内容物通过。因此，空肠切除后，剩余的回肠可以部分代偿空肠的功能，但回肠切除后，空肠难以弥补回肠的功能。

❓ 思考题

1. 胃液中的胃酸和胃蛋白酶为何不会对胃产生自身消化？

2. 行胃大部切除术或回肠切除术后的患者可出现什么类型的贫血？请简要阐述其机制。

3. 胰液分泌过多或过少，分别会对机体产生什么影响？请简要阐述其机制。

本章数字资源

第七章 能量代谢与体温

📋 案例

　　患者，女，19岁，学生，因"服用某网红减肥胶囊后心慌、头晕、手抖、口干、恶心3天，加重伴呕吐1天"入院。查体：体温37.5℃，心率112次/分（窦性心动过速），血压150/90mmHg；肥胖体形，BMI 27；四肢震颤，甲状腺无肿大。辅助检查：血常规正常；电解质：血钾3.0mmol/L；肝功能正常；甲状腺功能正常。初步诊断为减肥药不良反应（拟交感神经兴奋综合征）。

问题：1. 患者哪些指标有异常？
　　　2. 根据能量代谢的原理，应如何减重？

第一节　能量代谢

　　新陈代谢是生命最基本的特征之一，包括物质代谢和能量代谢。机体通过物质代谢，从外界摄取营养物质，然后经过体内分解代谢将营养物质蕴藏的化学能转化为组织和细胞可以利用的能量，以维持人体各项生命活动。通常将在物质代谢过程中伴随发生的能量的释放、转移、储存和利用的过程称为能量代谢（energy metabolism）。

一、机体能量的来源与去路

（一）能量的来源

　　机体生命活动中所需的能量主要来源于食物中三大营养物质的氧化分解供能。

　　1. 糖　一般情况下，人体所需能量的70%来源于糖类（carbohydrate）的氧化分解。食物中的糖类在消化道被分解为可吸收的单糖，主要为葡萄糖。在氧供充足时，葡萄糖进行有氧氧化，可释放32mol ATP；在氧供不足（缺氧）时，则进行无氧酵解生成乳酸，只生成2mol ATP。脑组织主要靠糖的有氧氧化供能，所以当低血糖或缺氧时，可引起脑功能活动障碍，出现头晕、昏迷甚至抽搐。

　　2. 脂肪　脂肪是人体内重要的储能和供能物质。体内储存的脂肪约占体重的20%，一般情况下机体所消耗的能量有30%来自脂肪。脂肪氧化所释放的能量约为等量糖或蛋白质释放能量的2倍，通常成年人储存的脂肪可供机体使用10余天至2个月，因此，在短期饥饿时，脂肪则成为主要的供能物质。但由于脂肪酸经过β氧化形成大量中间产物酮体，因此长期饥饿者易发生酮症酸中毒。

　　3. 蛋白质　蛋白质主要是用来构成机体组织的成分和实现自我更新，一般不作为主要供能物质。只有在长期不能进食或体力极度消耗时才作为能源物质被氧化供能，以维持机体基本的生命活动。

（二）能量的去路

体内各种营养物质在氧化分解的过程中释放的能量约 50% 以上直接转化为热能，用以维持体温。其余部分则以化学能的形式储存于三磷酸腺苷（adenosine triphosphate，ATP）等的高能磷酸键中，ATP 去磷酸化生成二磷酸腺苷（adenosine diphosphate，ADP），同时释放能量，供机体进行各种生理功能活动，如物质的跨膜主动转运、产生生物电活动、腺体的分泌、递质的释放以及肌肉收缩等过程。当机体生物氧化释放的能量过剩时，ATP 能将释放的能量转移给磷酸肌酸（creatine phosphate，CP），CP 在肌肉中含量丰富，其功能之一是在 ATP 消耗过多过快时能够将贮存的能量再重新转给 ADP，迅速生成 ATP 以补充 ATP 的消耗。因此，ATP 既是体内重要的贮能物质，又是直接的供能物质。

（三）能量平衡

能量平衡（energy balance）是指机体摄入的能量与消耗的能量基本相等的状态。若在一段时间内，机体摄入的能量与消耗的能量基本相等，即能量达到了"收支"平衡，则体质量基本保持不变。临床上常用体质指数（BMI）和腰围作为判断肥胖的简易诊断指标。BMI（kg/m^2）= 体重 ÷ 身高^2。世界卫生组织规定 BMI 在 18.5 ～ 24.9 属于正常范围，大于 25 为超重，大于 30 为肥胖。腰围（waist circumference）主要反映腹部脂肪的分布，成年人腰围在男性不宜超过 85cm，女性不宜超过 80cm。

二、影响能量代谢的因素

影响能量代谢的主要因素有肌肉活动、精神活动、环境温度和食物的特殊动力效应等。

1. 肌肉活动　肌肉活动对能量代谢的影响最为显著。人体任何轻微的运动即可提高代谢率。实验表明，人体持续进行体育运动或劳动时耗氧量可达安静时的 10 ～ 20 倍。肌肉活动强度通常用单位时间内机体的产热量表示。

2. 精神活动　脑组织的血流量大，代谢水平高。精神和情绪活动对能量代谢有较大影响，当人处于精神紧张状态时，如情绪激动、烦恼、恐惧或焦虑时，能量代谢率可显著增高。这是由于随精神紧张出现的无意识的肌紧张，交感神经兴奋以及甲状腺激素、肾上腺素等刺激代谢的激素释放增多，使能量代谢增强所致。

3. 环境温度　当人处于安静状态下，环境温度在 20 ～ 30℃时，能量代谢水平较低，也较为稳定。当环境温度升高或降低时，能量代谢率均增高。

4. 食物的特殊动力效应　进食后机体即使处在安静状态，其产热量也要比进食前有所增加。这种由进食后引起机体额外产生热量的现象称为食物的特殊动力效应，推测可能与进食后食物在体内消化、吸收和储存过程中能量消耗有关，也与褐色脂肪组织激活产热有关。实验证明，蛋白质产生的特殊动力效应最显著，进食蛋白质可增加约 30% 的热量，糖和脂肪可增加产热量 4% ～ 6%。

考点与重点　影响能量代谢的因素

链接

穴位埋线减肥法

穴位埋线减肥是结合中医针灸理论和现代医学技术的一种辅助减肥方法。将可吸收的医用线体（如羊肠线）埋入特定穴位，持续刺激穴位以达到调节代谢、抑制食欲等作用。医生根据体质辨证选穴，常用穴位包括中脘（腹部）、天枢（促消化）、足三里（调节代谢）、丰隆（祛湿）等。局部消毒后，用一次性埋线针将线体植入穴位深层（肌肉层或脂肪层）。由于线体在穴位内缓慢吸收，持续刺激经络，调节内分泌，促进脂肪代谢，同时抑制饥饿感。但效果因人而异，单靠埋线减肥效果通常有限，需控制热量摄入并增加运动。

三、基础代谢

（一）基础代谢率

基础代谢率（basal metabolism rate，BMR）是指单位时间内机体在基础状态下的能量代谢。所谓基础状态，是指人体处在清醒、安静，不受肌肉活动、精神紧张、食物及环境温度等因素影响时的状态。测定时无精神紧张，前夜睡眠良好，测定前至少禁食 12h，室温在 20 ～ 25℃时。在基础状态下，机体的能量代谢比较稳定，各种生理活动维持在较低水平，只限于维持心搏、呼吸等基本的生命活动。因此，基础代谢率通常作为评价机体能量代谢水平的指标。

（二）基础代谢率测定及其临床意义

BMR 与人体的体表面积成正比，通常以每小时体表面积的产热量作为计量单位，用 kJ/（m²·h）表示。BMR 与年龄和性别有关，年龄越大 BMR 越低，同年龄组男性的 BMR 高于女性。人体体表面积可应用史蒂文森（Stevenson）公式推算：

$$体表面积（m^2）=0.0061× 身高（cm）+0.0128× 体质量（kg）-0.1529$$

临床上测定 BMR 时常采用更简化的计算方法：只需测出体表面积和基础状态下一定时间（通常为 6min）内的耗氧量，即可算出 BMR。基础状态下的非蛋白呼吸商定为 0.82，其对应的氧热价为20.20kJ/L，根据公式：产热量 =20.20（kJ/L）× 耗氧量（L/h）÷ 体表面积（m²），求得每小时每平方米体表面积的产热量，即基础代谢率。我国正常人基础代谢率的平均值见表 7–1。

表 7–1　我国正常人基础代谢率正常均值　　　　　　　　　　单位：kJ/m²·h

年龄（岁）	男	女
11 ～ 15	195.53	172.50
16 ～ 17	193.44	181.72
18 ～ 19	166.22	154.08
20 ～ 30	157.85	146.55
31 ～ 40	158.69	146.96
41 ～ 50	154.08	142.36
> 51	149.06	138.59

临床上评价基础代谢率时，常将实测值和表 7–1 中的正常均值进行比较，即采用相对值来表示。具体公式如下：

$$基础代谢率 = \frac{实测值 - 正常平均值}{正常平均值} ×100\%$$

一般认为，基础代谢率的实际数值与上述正常的平均值比较，相差 ±15% 之内，无论较高或较低，都不属于病态；相差超过 ±20% 时，才有可能是病理性变化。临床上很多疾病都伴有 BMR 的改变，如甲状腺功能减退时，BMR 可比正常值低 20% ～ 40%；而甲状腺功能亢进时，可比正常值高25% ～ 80%；长期饥饿致营养不良（过度节食减肥）可使 BMR 比正常值低 20% ～ 30%；肾上腺素、瘦素、雄激素、生长激素也可提高机体代谢率。当人体发热时，BMR 也会升高，一般情况下，体温每升高 1℃，BMR 将升高 13% 左右。因此，临床上 BMR 的测定可作为某些疾病的辅助诊断方法，如BMR 是检测甲状腺功能的重要指标，在甲状腺功能亢进的治疗过程中，BMR 可用于疗效观察。此外，测定 BMR 还可以用于指导肥胖者控制摄入的食物热量及运动强度，以达到适当降低体重的目的。

考点与重点　基础代谢率

第二节　体　温

体温不仅是人体基本的生命体征，也是判断人体健康状况的重要指标。由于人体各组织器官的代谢水平和散热条件不同，各部位的温度有差异（图7-1）。体表散热快，比深层温度低，且不稳定。深部温度因各器官代谢水平不同也存在差别，但由于血液的循环流动，热量不停地交换，使各处温度差别较小，且较为稳定。生理学或临床医学中所说的体温（body temperature）通常是指人体深部组织的平均温度。

正常情况下，人和大多数哺乳动物的体温不会大幅度波动。体温过低会使酶的活性降低，人体代谢受抑制，体温过高会导致酶和蛋白质变性，尤其是脑组织对温度的变化非常敏感，当脑温超过42℃时，脑功能将严重受损，进而危及生命。因此，发热或中暑等体温异常升高时，须及时应用物理降温以防止脑功能损伤。

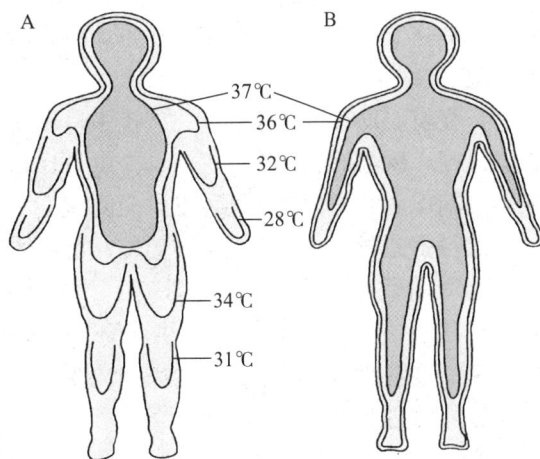

A. 环境温度 20℃；B. 环境温度 35℃

图7-1　人体体温不同环境分布

医者仁心

急诊科上演"失温"救治奇迹

2025年3月18日中午，一名22岁女子在0℃左右的严寒天气中下海游泳，因长时间浸泡导致体温急速下降，陷入失温昏迷。危急时刻，某医院急诊科团队在主任带领下，与公安、120急救人员紧密协作，经过两个多小时的全力抢救，成功让患者从昏迷中苏醒，最终转危为安。据参与抢救的医护人员回忆，患者入院时已处于深度昏迷状态，肢体僵硬、生命体征微弱。急诊科团队凭借丰富的临床经验，迅速制定精准的复温方案：从控制性体外复温到静脉输注温盐水，从持续监测核心体温到多器官功能保护，每一步都科学严谨。在团队的默契配合下，患者体温逐渐回升，意识从模糊到清醒，最终脱离生命危险。在日常工作中，该医院急诊科建立了完善的低温急救流程，定期组织模拟演练，将"黄金救治窗口期"的每一分钟转化为生的希望。

一、正常体温及生理变动

（一）正常体温

临床上，通常用直肠、口腔和腋下等部位的温度来代表机体深部温度。直肠温度最接近机体深部温度，正常值为36.9～37.9℃，测量时须将涂有润滑剂的温度计从肛门插入6cm以上，5min后读数，多用于婴幼儿和神志不清者；口腔温度（舌下部）平均比直肠温度低0.3℃；腋下温度平均比口腔温度低0.4℃左右。测量腋温不易造成交叉感染，是日常测量体温最常用的方法。但由于腋窝不是密闭腔体，实测值易受环境温度、出汗和测量姿势等影响。

此外，人体耳内鼓膜的温度与下丘脑温度十分接近，可以反映脑组织的温度。体温筛查时也可应用红外线测温计测定手部或额部的皮肤温度。随着电子鼓膜温度计的开发和利用，现在临床上和生活中也常通过测定鼓膜温度来监测体温。

考点与重点　正常体温

（二）体温的生理性波动

人体体温可随昼夜、年龄、性别、肌肉活动和精神状态等因素的影响而产生波动，但波动变化一般不超过1℃。

1. 昼夜波动　人体体温在一昼夜中呈现周期性的波动状态。清晨2～6时体温最低，下午1～6时体温最高。体温的昼夜周期性波动是由下丘脑"生物钟"控制，称为体温的日节律或昼夜节律。长时间从事夜间作业的人，日节律可发生颠倒。

2. 性别差异　通常情况下，男性和女性体温虽略有差别，但并无临床意义。育龄期女性的基础体温随月经周期呈现规律性波动（图7-2）。所谓基础体温是指在基础状态下的体温，一般在早晨起床前测定。在月经周期中，体温在月经期和卵泡期较低，尤其是排卵日最低，排卵后体温回升，直至下次月经期到来。这主要与孕激素分泌的周期性变化有关。育龄期女性通过每天测定基础体温有助于了解有无排卵和排卵的时间。

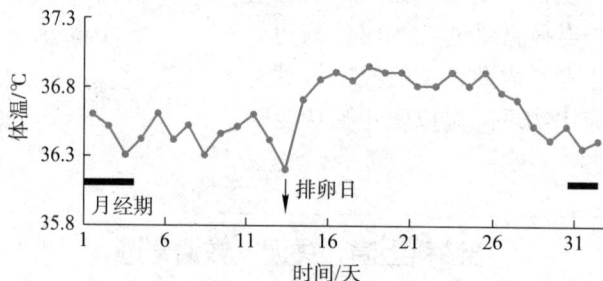

图7-2　女性月经周期体温变化

3. 年龄　儿童和青少年的体温较高，老年人体温偏低。新生儿，特别是早产儿，由于体温调节机制尚未发育完善，体温调节能力较差，易受环境因素的影响而发生变动。例如，婴儿洗澡时，如果不注意保暖，体温可降低2～4℃。因此，对婴幼儿要注意保温护理。

4. 其他　运动时，产热量显著增加，体温升高。所以，临床上测量体温时应让受试者先安静一段时间后再进行，测量小儿体温时应防止哭闹。麻醉情况下，肌肉松弛，血管紧张度降低，代谢减弱，使产热减少，可造成体温降低。因此，麻醉术中和术后一段时间，均应注意患者体温。此外，环境温度起伏、情绪激动、精神紧张及进食等也可对体温产生影响。

考点与重点　体温的生理性波动

二、产热与散热

恒温动物之所以能维持体温相对稳定，是因为产热和散热两个生理过程在体温调节中枢控制下取得动态平衡的结果。

（一）产热过程

1. 主要产热器官　体内的热量是伴随机体进行各种功能活动时产生的，因此，代谢水平高的组织器官，其产热量也大。安静时，肝脏是代谢最为旺盛的器官，产热量最大；运动时，骨骼肌成为主要的产热器官。

2. 产热的形式及调节

（1）产热形式：机体除正常新陈代谢产热之外，在寒冷环境下，机体首先出现肌紧张增强，或称战栗前肌紧张，此时代谢率有所增加，在此基础上出现战栗，可使代谢率增加 4～5 倍，产热量明显增多，有利于维持体热平衡。此外，机体还可通过非寒战产热又称代谢性产热的形式增加产热，主要以褐色脂肪组织的代谢实现，约占非寒战产热总量的 70%。褐色脂肪主要分布人体腹股沟、腋窝、肩胛下区及颈部大血管周围等处，褐色脂肪细胞内的线粒体丰富，表明它具有很高的代谢潜力。新生儿的褐色脂肪比例高，其介导的非寒战产热对新生儿来说尤为重要。

（2）产热活动的调节：寒冷刺激可使位于下丘脑后部的寒战中枢兴奋，经传出通路到达脊髓前角运动神经元，引起战栗；也可兴奋交感神经系统，促进肾上腺髓质释放肾上腺素和去甲肾上腺素，通过神经 - 体液调节使代谢性产热增加；还可通过神经系统促使甲状腺激素释放增加，而甲状腺激素是调节产热活动最重要的体液因素。

考点与重点 机体主要产热器官

（二）散热过程

皮肤是人体的主要散热部位。当环境温度低于体表温度时，大部分体热通过皮肤向外界散发，小部分随着呼吸、尿和粪便等排泄物散发。

1. 散热的方式

（1）辐射散热：人体以热射线的形式将体热传给外界的一种散热方式。辐射散热量的多少主要取决于皮肤与周围环境之间的温度差以及有效散热面积。当皮肤温度高于环境温度时，温差越大，辐射散热量就越多；反之，当环境温度高于皮肤温度时，机体不仅不能散热，反而会通过辐射吸收周围环境中的热量。人体四肢的表面积较大，在辐射散热中起着重要的作用。

（2）传导散热：人体将热量直接传给与其接触的较冷物体的一种散热方式。散热量的多少取决于皮肤与接触物之间的温差、接触面积以及接触物的导热性能等。由于脂肪组织的导热性能较差，因而肥胖者身体深部的热量不易传向表层，在炎热的天气里容易出汗；棉、毛织物是热的不良导体，故穿衣可以保暖；水的比热较大，导热性能较好，故在临床治疗中常利用水的热传导作用进行局部加温或利用冰帽、冰袋等对高热患者实施降温。

（3）对流散热：通过气体流动使机体热量散发的一种方式。对流散热量不仅取决于皮肤与环境之间的温差、机体的有效散热面积，也受风速的影响。对流散热实际上是传导散热的一种特殊形式。风速越大，对流散热量就越多；反之，风速越小，对流散热量越少。增添衣物可通过减少对流而实现保温。

（4）蒸发散热：水分从体表汽化时吸收体热而散发热量的一种方式。在正常体温条件下，每蒸发 1g 水可使机体散发 2.43kJ 的热量，可见蒸发是一种十分有效的散热形式。蒸发散热可分为不感蒸发和可感蒸发（出汗）两种形式。①不感蒸发：水分直接透出皮肤和黏膜（主要是呼吸道黏膜），并未聚成水滴就向外界蒸发，也称不显汗，不易察觉，与汗腺活动无关。在环境温度低于 30℃ 时，人体每日不感蒸发所丢失的水分约 1000mL，其中通过皮肤蒸发 600～800mL，经呼吸道黏膜蒸发 200～400mL。婴幼儿不感蒸发的速率比成年人大，因此，在缺水的情况下，婴幼儿更容易发生严重脱水。在临床上给患者补液时，应注意补充不感蒸发丢失的体液量。②可感蒸发：指人体通过汗腺分泌汗液向外界蒸发散热，即出汗。患有无汗症的人，在冷环境中与正常人无异，但在热环境中不能通过出汗散热，较容易中暑。临床上对高热患者进行酒精周身擦浴，就是利用酒精蒸发增加散热。

考点与重点 散热方式

2. 散热的调节　人体主要通过调节皮肤血流量和发汗来调节散热。

（1）皮肤血流量的调节：当流向皮肤的血流量加大时，体表温度升高；反之，体表温度下降。环境温度升高时，交感神经紧张性下降，皮肤血管扩张，动 - 静脉吻合支开放，皮肤血流量增大，散热增多。临床上皮肤温度的变化在一定程度上可以反映血管的功能状态，特别是手的皮肤温度，可从 30℃ 骤降至 24℃，因此，利用红外线热影像仪检测手的温度可辅助诊断外周血管疾病。

（2）发汗的调节：发汗是一种反射性活动，在下丘脑有基本的发汗中枢。汗腺受交感胆碱能神经纤维支配，当交感神经兴奋时，其末梢释放乙酰胆碱（Ach），作用于 M 受体促进汗腺分泌；使用 M 受体阻断剂阿托品，可阻断汗腺分泌。肾上腺素和去甲肾上腺素也能调控汗腺分泌，主要参与运动时机体散热。

三、体温调节

体温调节有自主性和行为性两种基本方式。自主性体温调节是指在体温调节中枢的控制下，通过增减皮肤的血流量、出汗、战栗和调控代谢水平等生理性调节反应，维持产热和散热的动态平衡，使体温保持在相对稳定的水平。行为性体温调节是指有意识地进行有利于建立体热平衡的行为活动，如人们在日常生活中，气温变化时有意识的通过诸如增减衣物、搓手跺脚、踏步跑动、使用风扇、空调、暖气等行为方式来维持体温。行为性体温调节以自主性调节为基础，起到补充作用。

（一）温度感受器

根据温度感受器存在的部位不同，可分为外周温度感受器和中枢温度感受器；根据感受温度的性质不同，温度感受器又可分为冷感受器和热感受器。

1. 外周温度感受器 外周温度感受器是分布于皮肤、黏膜和腹腔内脏中的对温度变化敏感的游离神经末梢，包括热感受器和冷感受器。人体皮肤上冷感受器数量较多，皮肤对冷刺激较为敏感。

2. 中枢温度感受器 是存在于中枢神经系统内对温度变化敏感的神经元，包括热敏和冷敏神经元。动物实验表明，体温调控的主要区域位于视前区 - 下丘脑前部（preoptic-anterior hypothalamus area, PO/AH）。

（二）体温调节中枢

下丘脑 PO/AH 是机体最重要的体温调节中枢。若破坏 PO/AH，与体温调节有关的产热和散热反应都将明显减弱或消失。当局部脑组织温度升高时，热敏神经元放电频率增加；反之，温度降低时，冷敏神经元放电频率增加。但热敏神经元的数目约为冷敏神经元的 2 倍，提示下丘脑主要感受体温升高的刺激。

（三）体温调节机制

调定点学说认为，体温调节过程类似于恒温器的工作原理。PO/AH 的温度敏感神经元对温度的感受有一定阈值，在体温调节中起调定点的作用。一般认为是 37℃ 即调定点温度值。因此，调定点是指机体控制体温稳定的平衡点。当体温为 37℃ 时，机体的产热与散热处于一定的平衡状态；当体温超过 37℃ 时，PO/AH 促使机体产热活动减弱，散热活动加强；反之，当体温低于调定点水平时，PO/AH 促使机体产热活动加强，散热活动减弱，直到体温回到调定点水平。这样，机体的体温始终稳定在调定点水平，以保证机体各项生命活动和新陈代谢的正常进行。

临床上常见的感染、组织损伤、炎症或其他疾病引起的发热，是由于细菌毒素等致热原的作用使 PO/AH 调定点上移（如 39℃），此时机体通过战栗、皮肤血管收缩等方式使产热增加，散热减少，直到体温上升到 39℃。如果致热因素不消除，机体的产热和散热过程就在此温度水平上保持相对的平衡。当致热因素解除后，体温调定点下移（如 37℃），机体通过发汗等方式使散热大于产热，直至体温逐渐恢复正常。

❓ 思 考 题

1. 影响能量代谢的因素有哪些？

2. 人体主要散热器官是什么？临床上可采取哪些措施给发热患者降温？其散热原理是什么？

本章数字资源

第八章　肾脏的排泄功能

📋 **案例**

患者，女，16岁，学生，半月前发现咽部不适，轻咳，近1周双腿发胀，晨起眼睑水肿明显，尿量明显减少，每日 200～500mL，色较红，遂到医院就诊。查体：体温 36.2℃，脉搏 96 次/分，血压 150/90mmHg，眼睑水肿和双下肢凹陷性水肿。辅助检查：尿中有大量的红细胞和蛋白质，血液中抗链球菌溶血素升高、氮质血症。临床诊断：急性肾小球肾炎（链球菌感染后）。

问题：1. 患者为何会出现血尿和蛋白尿？
　　　2. 肾脏病变为何会产生水肿和高血压？

排泄（excretion）是指机体经血液循环通过排泄器官，将新陈代谢过程中产生的终产物以及进入人体的异物和体内过剩的物质排出体外的过程。未经血液循环和未进入内环境而排出的物质不属于排泄，如食物残渣排出体外。人体具有排泄功能的器官有肾脏、肺、皮肤、汗腺等，其中肾脏是人体最重要的排泄器官。肾脏的主要功能是以生成尿液的方式排出废物，不但种类最多，数量也最大。肾脏还能根据机体的需要，有选择地保留营养物质和电解质，调节体内水盐代谢、渗透压和酸碱平衡，调节动脉血压等，从而维持机体内环境的稳态。肾脏也是一个内分泌器官，能合成和释放多种生物活性物质，如合成和释放肾素、前列腺素和激肽，参与心血管活动，调节血压；合成和释放促红细胞生成素，调节骨髓红细胞的生成；肾脏中的 1α- 羟化酶可使 25- 羟维生素 D_3 转化为 1,25- 二羟维生素 D_3，调节钙磷的吸收和血钙水平；此外，肾脏还是糖异生的场所之一。

第一节　肾小球的滤过功能

尿生成包括 3 个基本过程：肾小球的滤过、肾小管和集合管的重吸收、肾小管和集合管的分泌。血浆通过肾小球的滤过作用形成原尿，再通过肾小管和集合管的重吸收、分泌作用以及对尿液的浓缩或稀释作用，最后形成终尿。

一、肾小球的滤过作用

（一）滤过的结构基础——滤过膜

肾小球毛细血管内的血浆滤入肾小囊腔所通过的结构称为滤过膜。正常成年人两肾总滤过面积达 $1.5m^2$ 左右。由 3 层结构组成：内层是毛细血管内皮细胞，中间层为毛细血管基膜，外层是具有足突的肾小囊上皮细胞。每层结构上都存在不同孔径的孔道，构成滤过膜的机械屏障。此外，滤过膜的各层均含有带负电荷的物质（主要为涎蛋白），构成滤过膜的电学屏障，可限制血浆中带负电荷的物质（如血浆白蛋白）滤出到原尿中。因此，血浆中的物质能否通过滤过膜，取决于被滤过物质的有效半径及其所带电荷。但机械屏障作用大于电学屏障。

在动物实验中，用微穿刺方法获取肾小囊腔中原尿并进行微量化学分析，结果发现，肾小囊内液体的成分，除蛋白质外，其余成分和溶质的含量以及晶体渗透压、pH 值等都与血浆成分基本相同（表 8-1），由此可见，原尿就是血浆的超滤液。

表 8-1 血浆、原尿和终尿的主要成分比较 　　　　　　　　　单位：g/L

成分	血浆	原尿	终尿
Na^+	3.3	3.3	3.5
K^+	0.2	0.2	1.5
Cl^-	3.7	3.7	6.0
碳酸根	1.5	1.5	0.07
磷酸根	0.03	0.03	1.2
尿素	0.3	0.3	20.0
尿酸	0.02	0.02	0.5
肌酐	0.01	0.01	1.5
氨	0.001	0.001	0.4
葡萄糖	1.0	1.0	0
蛋白质	80.0	0	0

（二）滤过的动力——有效滤过压

有效滤过压是肾小球滤过的动力，主要取决于滤过的动力和阻力之差。滤过的动力是肾小球毛细血管血压，阻力是血浆胶体渗透压和肾小囊内压（图 8-1）。因此，可得到下式：
肾小球有效滤过压 = 肾小球毛细血管血压 −（血浆胶体渗透压 + 肾小囊内压）

由于入球小动脉粗而出球小动脉细，肾小球毛细血管血压在毛细血管网各处基本保持一致，入球小动脉端的血压和出球小动脉端的血压几乎相等，故囊内压也基本不变。肾小球毛细血管血压为 45mmHg，囊内压约为 10mmHg。但肾小球毛细血管内的血浆胶体渗透压却不是固定不变的，当血液流经肾小球毛细血管时，由于不断生成超滤液，血浆胶体渗透压也随之升高，有效滤过压逐渐下降。在入球小动脉端的血浆胶体渗透压约为 25mmHg，出球小动脉端的血浆胶体渗透压约为 35mmHg，故：

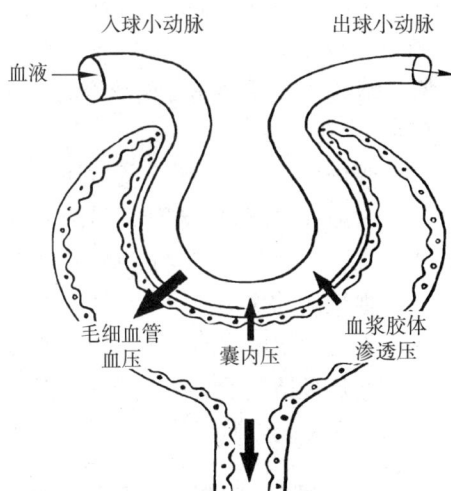

图 8-1 肾小球有效滤过率

入球端有效滤过压 = 45 −（25 + 10）= 10mmHg 有滤液生成
出球端有效滤过压 = 45 −（35 + 10）= 0mmHg 无滤液生成

由此可见，当滤过阻力等于滤过动力时，有效滤过压降为零，称为滤过平衡，此时滤过停止。出现滤过平衡处距入球小动脉端越近，能滤过形成超滤液的毛细血管越短，总有效滤过面积越小，肾小球滤过率越低，生成的原尿量就越少。相反，滤过平衡点越靠近出球小动脉端则生成的原尿量就越多。

考点与重点　有效滤过压

二、肾小球滤过功能的评价指标

肾小球滤过率和滤过分数是衡量肾功能的重要指标。

1. 肾小球滤过率（glomerular filtration rate，GFR）　是指单位时间内（每分钟）两肾生成的超滤液量或原尿量。正常成年人的肾小球滤过率约为 125mL/min，照此计算，每天两侧肾脏肾小球生成的原尿总量将高达 180L。

2. 滤过分数　肾小球滤过率与每分钟肾血浆流量的比值称为滤过分数（filtration fraction，FF）。正常人安静时肾血浆流量约为 660mL/min，则滤过分数 =（125/660）×100%≈19%。这就意味着血液流经肾脏时，约有 1/5 的血浆经肾小球毛细血管滤出，进入肾小囊形成原尿。

考点与重点　肾小球滤过率和滤过分数

三、影响肾小球滤过的因素

肾小球的滤过受很多因素影响，其中主要包括有效滤过压、滤过膜面积及其通透性和肾血浆流量。

（一）有效滤过压

凡是影响肾小球毛细血管血压、肾小球毛细血管血浆胶体渗透压和肾小囊内压的因素都可改变有效滤过压，从而影响肾小球滤过。

1. 肾小球毛细血管血压　人体在安静状态下，全身动脉血压在 70～180mmHg 范围波动时，由于肾血流量的自身调节机制，肾血流量并不会随着全身动脉血压的变化而明显波动，GFR 可保持相对稳定。但超出这一范围时，动脉血压升高或降低，肾小球毛细血管血压可发生相应变化，GFR 也会随之变化。当动脉血压降至 40～50mmHg 及以下时，GFR 可降至零，将导致无尿。如低血容量性休克，可由于严重腹泻、剧烈呕吐、大面积烧伤等多种原因造成体内或血管内大量丢失血液、血浆或体液，引起有效血容量急剧减少所致的血压降低和微循环障碍，其临床表现有尿少，甚至无尿。或高血压病晚期，入球动脉发生器质性病变而狭窄时，亦可使肾小球毛细血管血压明显降低，引起 GFR 减少而导致少尿或无尿。

2. 囊内压　正常情况下囊内压一般比较稳定。在肾盂或输尿管结石、肿瘤压迫或其他原因引起的肾小管堵塞或任何原因引起输尿管阻塞时，小管液或终尿不能排出，可引起逆行性压力升高，最终导致囊内压升高，从而影响有效滤过压和肾小球的滤过。

3. 血浆胶体渗透压　血浆胶体渗透压对肾小球滤过的影响较为复杂。正常情况下，血浆胶体渗透压不会发生大幅度波动。某些原因如静脉快速输入大量生理盐水，血液稀释，将导致血浆胶体渗透压降低，或在病理情况下肝功能严重受损，血浆蛋白合成减少，或因肾小球毛细血管通透性增大，大量血浆蛋白从尿中丢失，血浆胶体渗透压降低，此时有效滤过压将升高，GFR 也随之增高，尿量随之增加。

（二）滤过膜的面积和通透性

正常情况下，滤过膜的面积和通透性保持相对稳定。但在某些病理情况下，可发生变化。如急性肾小球肾炎时，因肾小球毛细血管管腔狭窄或阻塞，使滤过膜面积减少，肾小球滤过率 GFR 下降，可出现少尿甚至无尿。此外，某些肾脏疾病、缺血、缺氧等可使滤过膜上带负电荷的糖蛋白减少或消失，或者导致滤过膜的结构破坏，最终使滤过膜的机械屏障和电学屏障作用减弱，其通透性增大，使血浆蛋白甚至血细胞漏出，而出现蛋白尿、血尿。

（三）肾血浆流量

肾血浆流量对肾小球滤过率的影响是通过改变滤过平衡点而非有效滤过压实现的。如肾血浆流量增大时，肾小球毛细血管中血浆胶体渗透压上升的速度减缓，滤过平衡点向出球小动脉端移动，甚至不出现滤过平衡的情况，即有效滤过面积增大，故肾小球滤过率增加；反之，当肾血浆流量减少时，滤过平衡点则靠近入球小动脉端，即有效滤过面积减小，故肾小球滤过率降低。当肾交感神经强烈兴奋引起入球小动脉阻力明显增加时（如剧烈运动、大失血、缺氧和中毒性休克等），肾血流量和肾血浆流量明显减少，肾小球滤过率也显著降低。

链接

蛋　白　尿

　　由于机械和电学屏障的存在，正常尿液中仅含微量小分子蛋白。当尿中蛋白增加即为蛋白尿，主要病因有：①肾小球滤过膜病变，蛋白漏出增加，见于急性肾小球肾炎等；②肾小管重吸收障碍，见于间质性肾炎如肾静脉血栓形成等；③肾小管代谢产生的蛋白质渗入尿液中所致，如远曲小管上皮细胞产生的 Tamm-Horsfall 糖蛋白（THP），THP 糖蛋白排出量与肾脏疾病有一定的相关性；④其他器官组织产生的蛋白经肾小球滤出进入尿液，见于恶性肿瘤尿中蛋白质等；⑤下尿路蛋白质混入尿液引起蛋白尿，见于泌尿系统感染等。

　　中医认为，蛋白尿可由肾气虚衰、其他脏腑功能失常或病邪内扰所造成。肾气失固，蛋白精微失守，漏泄于尿中排出体外是其主要发病机制。找到病因对症治疗是治疗的关键。

考点与重点　影响肾小球滤过的因素

第二节　肾小管和集合管的重吸收与分泌功能

一、肾小管和集合管的重吸收功能

　　肾小球滤过形成的原尿或超滤液进入肾小管后，称为小管液。小管液中的成分被肾小管上皮细胞转运回血液的过程，即重吸收（reabsorption）。

（一）重吸收的部位、方式和途径

　　小管液经肾小管和集合管的重吸收和分泌形成终尿，同原尿相比，终尿的质和量均发生了明显的变化。肾小球滤过液中 99% 以上的水和无机盐以及全部的葡萄糖和氨基酸，在流经肾小管和集合管时被重吸收回体内，所以正常情况下，尿中是不含葡萄糖的。正常情况下，营养成分如葡萄糖和氨基酸等在近端小管完全被重吸收；水和电解质，如 Na^+、Cl^-、HCO_3^-、Ca^{2+} 等被不同程度地重吸收；而一些代谢产物如尿素、肌酐、尿酸等物质，重吸收很少或完全不被重吸收。提示肾小管和集合管的重吸收具有高度选择性。

　　1. 重吸收的部位　肾小管各段和集合管都有重吸收功能，但各段对物质重吸收率不尽相同。近端小管的重吸收能力最强，是重吸收的主要部位。其他各段吸收的量少于近端小管，却是机体对水、电解质、酸碱平衡的调节部位。这种选择性既可保留对机体有益的物质，又可清除机体内有害或过剩的物质。另外，由于肾小管和集合管上皮细胞膜上的载体数量是有限的，对某些物质的转运或重吸收也有最大限度，若血浆中某物质浓度过高，继而小管液中该物质浓度过高，超过上皮细胞对其最大转运限度即饱和状态，该物质不能全部被重吸收，导致小管液中溶质浓度的改变，影响肾小管和远曲小管对水的重吸收，将引起尿量和尿液成分的变化。

　　2. 重吸收的方式　肾小管和集合管重吸收物质的方式可分为被动转运和主动转运。

　　3. 重吸收的途径　重吸收的途径有跨细胞途径和细胞旁途径，以前者为主。小管液中的溶质先通过

管腔膜进入肾小管上皮细胞内，再通过基底膜进入管周组织间隙及毛细血管，为跨细胞转运途径。而小管液中的溶质直接通过肾小管上皮细胞之间的紧密连接直接进入细胞间隙而被重吸收，则是细胞旁途径。

（二）重要物质的重吸收

1. NaCl 和水的重吸收　小管液中 65% ～ 70% 的 Na^+、Cl^- 和水在近端小管被重吸收，约 20% 的 Na^+、Cl^- 和约 15% 的水在髓袢被重吸收，约 12% 的 Na^+、Cl^- 和不等量的水在远曲小管和集合管被重吸收。

（1）近端小管：近端小管是 Na^+、Cl^- 和水重吸收的主要部位，其中约 2/3 在近端小管的前半段经跨细胞途径被重吸收；其余 1/3 在近端小管的后半段经细胞旁途径被重吸收（图 8-2）。

在近端小管的前半段，Na^+ 进入上皮细胞的过程与 H^+ 的分泌以及与葡萄糖、氨基酸的转运相耦联。由于上皮细胞基底侧膜中钠泵的作用，Na^+ 被泵至细胞间隙，造成细胞内低 Na^+，小管液中的 Na^+ 和细胞内的 H^+ 由顶端膜的 Na^+–H^+ 交换体进行逆向转运，H^+ 被分泌到小管液中，而小管液中的 Na^+ 则顺浓度梯度进入上皮细胞内。小管液中的 Na^+ 还可由顶端膜中的 Na^+–葡萄糖同向转运体和 Na^+–氨基酸同向转运体与葡萄糖、氨基酸共同转运，在 Na^+ 顺电–化学梯度通过顶端膜进入细胞的同时，也将葡萄糖和氨基酸转运入细胞内。进入细胞内的 Na^+，再经基底侧膜中的钠泵被泵出细胞，进入组织间液。进入细胞内的葡萄糖和氨基酸则经载体易化扩散的方式通过基底侧膜离开上皮细胞，进入组织间液和血液

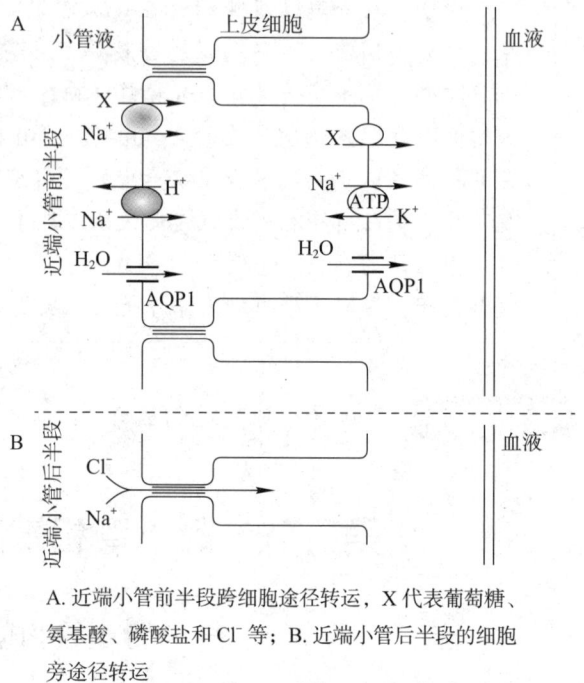

A. 近端小管前半段跨细胞途径转运，X 代表葡萄糖、氨基酸、磷酸盐和 Cl^- 等；B. 近端小管后半段的细胞旁途径转运

图 8-2　近端小管重吸收 Na^+ 和水

循环。在近端小管前半段，由于 Na^+–H^+ 交换使细胞内的 H^+ 进入小管液，HCO_3^- 便被重吸收，小管液的水随其他溶质被重吸收，其结果使小管液中的 Cl^- 浓度高于管周组织间液中的 Cl^- 浓度。

在近端小管后半段，上皮细胞顶端膜中存在 Na^+–H^+ 交换体和 Cl^-–HCO_3^- 交换体，其转运结果使 Na^+ 和 Cl^- 进入细胞内，H^+ 和 HCO_3^- 进入小管液，HCO_3^- 可以 CO_2 的形式重新进入细胞。进入细胞内的 Cl^- 由基底侧膜中的 K^+–Cl^- 同向转运体转运至细胞间液，再吸收入血。由于进入近端小管后半段小管液的 Cl^- 浓度较细胞间液中的 Cl^- 浓度高 20% ～ 40%，Cl^- 顺浓度梯度经紧密连接进入细胞间液（即细胞旁途径）而被重吸收。由于 Cl^- 被动扩散进入间隙后，小管液中正离子相对增多，造成管内外电位差，管腔内带正电荷，驱使小管液内的部分 Na^+ 顺电位梯度也通过细胞旁途径被动重吸收。

近端小管对水的重吸收主要是通过水通道蛋白 1（AQP1）在渗透压作用下完成的。AQP1 主要分布在近端小管上皮细胞顶端膜和基底侧膜，参与超滤液中 60% ～ 70% 水的重吸收。上皮细胞主动和被动重吸收 Na^+、HCO_3^-、Cl^-、葡萄糖和氨基酸后，小管液渗透压降低，细胞间液渗透压升高。水在这一渗透压差的作用下经跨细胞（通过 AQP1）和细胞旁两条途径进入细胞间液，然后进入管周毛细血管而被重吸收。因此，近端小管中物质的重吸收为等渗性重吸收，小管液为等渗液。

（2）髓袢：髓袢降支细段、升支细段和升支粗段 3 个节段功能不同。①髓袢降支细段：该段对水的通透性高，对 NaCl 几乎无通透性。这段小管上皮细胞的顶端膜和基底外侧膜存在大量 AQP1，促进水的重吸收，使水能迅速进入管周组织液，小管液中的溶质浓度和渗透压不断增加（图 8-3A）。②髓袢升支细段：该段对水不通透，但对 NaCl 通透性高。NaCl 不断通过被动易化扩散进入组织间液，小管

液渗透浓度逐渐降低。③髓袢升支粗段：该段对水也不通透，但对 Na^+、K^+ 和 Cl^- 具有主动重吸收作用（图 8-3B）。

升支粗段重吸收钠的机制是：①升支粗段上皮细胞基底侧膜上的钠泵是维持细胞内低 Na^+ 浓度的动力，有助于 Na^+ 的重吸收。②升支粗段中 Na^+ 跨管腔膜的迁移是通过 Na^+-K^+-$2Cl^-$ 共转运体介导的，同向转运 1 个 Na^+、1 个 K^+ 和 2 个 Cl^-。呋塞米（furosemide）和依他尼酸（ethacrynic acid）抑制 Na^+-K^+-$2Cl^-$ 共转运体后，能抑制髓袢对 Na^+ 和 Cl^- 的重吸收，是较强的利尿剂。③进入细胞内的 Na^+ 通过基底侧膜中的钠泵转运至组织间液，Cl^- 顺浓度梯度经基底侧膜中的氯通道进入组织间液，而 K^+ 则顺浓度梯度经顶端膜返回小管液中，并使小管液呈正电位。用哇巴因抑制钠泵后，Na^+ 和 Cl^- 的重吸收明显减少。

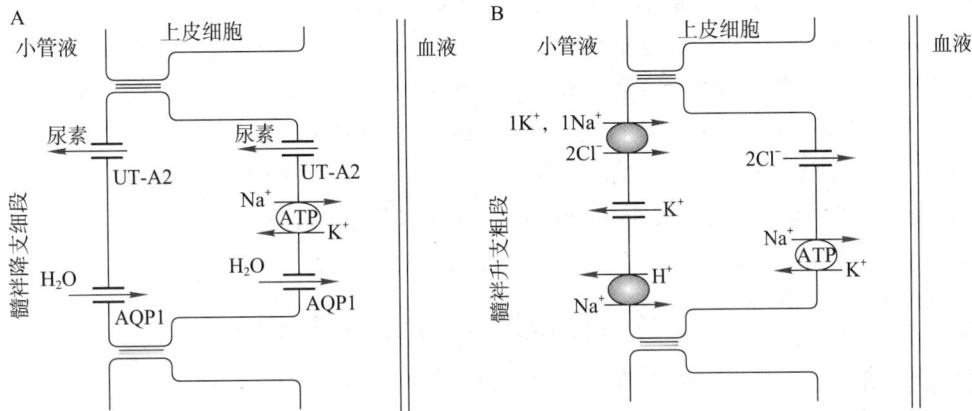

A. 髓袢降支细段对水和尿素的重吸收机制；B. 髓袢升支粗段对 Na^+ 和 Cl^- 的重吸收机制。UT-A2，尿素通道蛋白 -A2

图 8-3 髓袢对物质的重吸收机制

（3）远曲小管和集合管：此处对 Na^+、Cl^- 和水的重吸收可根据机体水和盐平衡的状况进行调节。Na^+ 的重吸收主要受醛固酮的调节，水的重吸收则主要受抗利尿激素的调节。

2. HCO_3^- 的重吸收 在正常情况下，从肾小球滤过的 HCO_3^- 约 80% 由近端小管重吸收。由于小管液中的 HCO_3^- 不易通过管腔膜，因此它先与肾小管分泌的 H^+ 结合生成 H_2CO_3，再分解为 CO_2 和水。因 CO_2 脂溶性高，故以单纯扩散的形式迅速通过管腔膜进入上皮细胞内，在碳酸酐酶的催化下生成 H_2CO_3，H_2CO_3 又解离出 H^+ 和 HCO_3^-。H^+ 通过 Na^+-H^+ 逆向转运进入小管液中，HCO_3^- 与 Na^+ 形成 $NaHCO_3$ 被重吸收回血液（图 8-4）。由此可见，小管液中的 HCO_3^- 是以 CO_2 的形式被动重吸收，而且在近端小管中 HCO_3^- 的重吸收比 Cl^- 优先。因 HCO_3^- 是体内重要的贮备碱，优先重吸收的有利于体内酸碱平衡的维持。碳酸酐酶抑制剂乙酰唑胺可抑制 H^+ 的分泌。

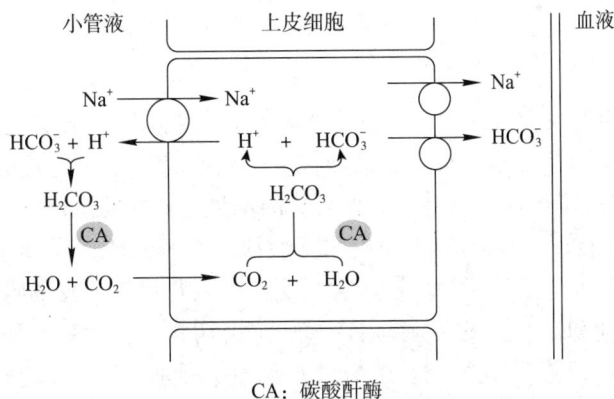

CA：碳酸酐酶

图 8-4 近端小管重吸收 HCO_3^-

3. K⁺ 的重吸收　血浆中滤出进入小管液中的 K⁺ 在肾小管各段几乎全部被重吸收入血。终尿中的 K⁺ 主要是由远端小管和集合管的上皮细胞所分泌，且 K⁺ 的分泌与 Na⁺ 的重吸收密切相关。

4. 葡萄糖的重吸收　正常情况下，小管液在流经近端小管时，其中的葡萄糖以 Na⁺– 葡萄糖同向转运的方式，几乎全部被重吸收入血（图 8-2）。近端小管以后的小管液中几乎不含葡萄糖，因此，终尿中也不含葡萄糖。因葡萄糖的重吸收部位仅限于近端小管，而近端小管细胞膜上同向转运体的数量有限，因此近端小管对葡萄糖的重吸收有一定限度。原尿中葡萄糖的浓度和血浆中的相等，正常人血糖浓度为 $4.48 \sim 6.72$ mmol/L（$80 \sim 120$ mg/100mL）。若血浆中葡萄糖浓度升高，则小管液中的葡萄糖也将升高，当血糖浓度高于 $8.96 \sim 10.08$ mmol/L（$160 \sim 180$ mg/100mL）时，部分近端小管上皮细胞对葡萄糖的重吸收已达极限，未被重吸收的葡萄糖将随尿排出，出现糖尿。通常将这种尿中刚出现葡萄糖时的最低血糖浓度，或尿中不出现葡萄糖时的最高血糖浓度称为肾糖阈。

血糖浓度超过肾糖阈后，随着血糖浓度的升高，随尿排出的葡萄糖也随之增多。当然，如果肾小管的重吸收能力降低，血糖浓度即使低于肾糖阈时也可出现糖尿。人肾对葡萄糖的吸收极限量，成年男性为 20.95 mmol/L（0.375 mg/min），成年女性为 16.78 mmol/L（0.3 mg/min）。

5. 其他物质的重吸收　小管液中氨基酸、HPO_4^{2-}、SO_4^{2-} 等物质的重吸收机制与葡萄糖相似，需 Na⁺ 的协助，属继发性主动转运。通过肾小管和集合管的重吸收作用，可回收血浆流经肾小球毛细血管时滤过的各种营养物质，使体内的酸碱度、电解质、渗透浓度等保持相对稳定。

二、肾小管和集合管的分泌功能

肾小管和集合管的分泌是指肾小管和集合管上皮细胞将自身代谢产物或血液中的物质经顶端膜分泌到小管液中的过程。肾小管和集合管主要通过调节 H⁺、NH_3 和 K⁺ 的分泌量，调节机体的酸碱平衡和电解质平衡。

（一）H⁺ 的分泌

正常情况下，肾小球滤过的 pH 值与血浆相同，保持在 $7.35 \sim 7.45$，而终尿的 pH 值在 $5.0 \sim 7.0$。肾小管和集合管的上皮细胞均可分泌 H⁺，但主要在近端小管以 Na⁺–H⁺ 交换的方式进行。上皮细胞代谢产生或从小管液进入细胞的 CO_2 在碳酸酐酶的催化下，与水生成 H_2CO_3，后者解离成 H⁺ 和 HCO_3^-。细胞内的 H⁺ 和小管液中的 Na⁺ 与细胞膜上的转运体结合后，H⁺ 被分泌到小管液中，小管液中的 Na⁺ 则被重吸收入血液，这个过程即是 Na⁺–H⁺ 交换。进入小管液的 H⁺ 与 HCO_3^- 生成 H_2CO_3，后又分解成 CO_2。CO_2 又扩散入细胞再次生成 H_2CO_3，不断循环。在细胞内生成的 HCO_3^- 大部分以 Na⁺–HCO_3^- 同向转运的方式进入细胞间隙再被重吸收入血。如此，每分泌一个 H⁺，就可重吸收一个 Na⁺ 和一个 HCO_3^-（图 8-5）。因此，H⁺ 的分泌与 HCO_3^- 的重吸收密切相关，H⁺ 的分泌可促进 HCO_3^- 的重吸收，起到排酸保碱的作用，这对维持体内酸碱平衡具有非常重要的意义。

（二）NH_3 的分泌

NH_3 是肾小管上皮细胞在代谢过程中经谷氨酰胺脱氨后产生的，其分泌主要发生在远曲小管和集合管。NH_3 是脂溶性物质，可通过细胞膜自由扩散而被分泌到小管液中。进入小管液的 NH_3 与其中的 H⁺ 结合成 NH_4^+，NH_4^+ 的生成可降低小管液中 NH_3 和 H⁺ 的浓度，这样既加速 NH_3 向小管液的继续扩散，也促进 H⁺ 的继续分泌（图 8-5）。生成的 NH_4^+ 则与强酸盐（如 NaCl）的负离子结合形成铵盐（NH_4Cl）随尿排出。而强酸盐的正离子（Na⁺）则通过 Na⁺–H⁺ 交换进入肾小管上皮细胞，然后和细胞内的 HCO_3^- 一起被重吸收回血。由此可见，NH_3 的分泌与 H⁺ 的分泌密切相关，NH_3 的分泌不仅促进 H⁺ 的分泌而排酸，也促进 $NaHCO_3$ 的重吸收；反之，H⁺ 的分泌被抑制，则 NH_3 的分泌减少，而在慢性酸中毒时，NH_3 的分泌则会增加。因此，NH_3 的分泌是肾脏调节酸碱平衡的重要机制之一。

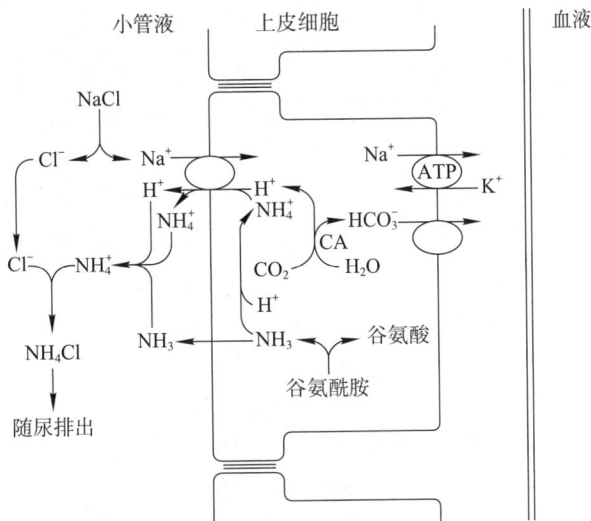

图 8-5　肾小管分泌 H^+ 和 NH_3/NH_4^+ 的机制

（三）K^+ 的分泌

K^+ 的分泌与 Na^+ 的重吸收密切相关，即以 Na^+-K^+ 交换的形式进行，即小管液中的 Na^+ 被主动重吸收入细胞内的同时，K^+ 被分泌到小管液中。如阿米洛利抑制上皮细胞顶端膜的 Na^+ 通道，减少 Na^+ 的重吸收，也减少 K^+ 的分泌，故称为保钾利尿剂。在远端小管和集合管，由于 Na^+-K^+ 交换和 Na^+-H^+ 交换都依赖 Na^+，故二者有竞争性抑制现象，即 Na^+-H^+ 交换增多时 Na^+-K^+ 交换则减少。如机体发生酸中毒时，肾小管上皮细胞内 H^+ 增多，Na^+-H^+ 交换增强，Na^+-K^+ 交换就受到抑制，故尿 K^+ 排出减少而引起血 K^+ 浓度升高，所以酸中毒时易出现高血钾。反之，高血钾的患者，由于血 K^+ 浓度增高，Na^+-K^+ 交换增强，则 Na^+-H^+ 交换减弱，导致 H^+ 在体内聚积，故高钾血症时可出现酸中毒。正常情况下，机体 K^+ 的代谢特点是：多吃多排，少吃少排，但不吃也排。因此，临床上对于长期不能进食或肾功能不全的患者，要注意监测血 K^+ 浓度，保持 K^+ 浓度的相对稳定。此外，K^+ 的分泌还受机体其他因素的调节如醛固酮。

（四）其他物质的分泌

肾小管上皮细胞可将机体代谢所产生的肌酐、尿素等物质或进入体内的其他物质如酚红、青霉素等通过肾小管的分泌而排出体外。进入体内的酚红，94% 由近端小管主动分泌进入小管液中并随尿液排出。因此，检测尿中酚红的排泄量可作为判断近端小管排泄功能的粗略指标。

三、影 响 因 素

（一）小管液中溶质的浓度

小管液中溶质所形成渗透压，是对抗肾小管重吸收水分的力量。当小管液中某些溶质因未被重吸收而留在小管液中时，可使小管液溶质浓度升高，其渗透压升高，阻碍肾小管对水的重吸收，尿量和 NaCl 排出量增多。这种现象称为渗透性利尿。糖尿病患者由于血糖浓度升高超过了肾糖阈，而使超滤液中的葡萄糖量超过近端小管对糖的最大转运率，造成小管液溶质浓度升高，结果使水的重吸收减少，尿量增加。

临床上利用渗透性利尿的原理，给患者静脉滴注可经肾小球滤过但不被肾小管重吸收的物质，如甘露醇和山梨醇等，提高小管液中溶质的浓度对抗水的重吸收，可治疗脑水肿和青光眼等，以降低颅内压和眼内压，也可用于心肾功能正常的水肿和少尿以及预防肾衰竭。

考点与重点　渗透性利尿

（二）球 – 管平衡

实验证明，无论肾小球滤过率增加或是减少，近端小管中 Na^+ 和水的重吸收率总是占肾小球滤过率的 65% ～ 70%，这种定比重吸收的现象称为球 – 管平衡。

球 – 管平衡的生理意义在于缓冲尿量，使尿量和尿中溶质不致因肾小球滤过率的增减而发生大幅度的变动。如果没有球 – 管平衡现象，近端小管重吸收为定值，人体尿量就会因为肾小球滤过率的变化而发生大幅度的波动。此时一旦滤过率降低，近端小管重吸收就会相对过多，导致机体尿量明显减少而发生水肿；而一旦滤过率增加，近端小管重吸收就会相对过少，由于远端小管和集合管的重吸收能力有限，机体很可能会发生尿崩而引起脱水。

球 – 管平衡在某些情况下可被破坏，如发生渗透性利尿时，虽然肾小球滤过率不变，但近端小管重吸收率减少，将明显低于 65% ～ 70%，尿量和尿 Na^+ 排出量明显增多；又如充血性心力衰竭患者，虽然动脉血压和血流量明显下降，但其出球小动脉可发生代偿性收缩，维持肾小球毛细血管充盈度，有效滤过压不减少，其肾小球滤过率仍能保持正常水平，这时患者近端小管旁毛细血管血压会明显下降，而血浆胶体渗透压显著增高，导致近端小管重吸收比例明显增加，患者可因少尿、无尿而导致水肿。

第三节　尿液的浓缩和稀释

尿液的浓缩和稀释是以血浆渗透压为参照的。当体内缺水时，尿渗透压明显高于血浆渗透压，即高渗尿，此时尿液被浓缩；当体内液体量过多时，尿液渗透压低于血浆渗透压，为低渗尿，则尿液被稀释。肾脏浓缩和稀释尿液的能力在维持体液的渗透压平衡和机体水平衡方面起到极为重要的作用。

一、尿液的浓缩机制

尿液的浓缩是由于小管液中的水被重吸收增加，而溶质的重吸收减少而产生的。尿浓缩的基础一是建立肾髓质渗透梯度，二是保持集合管对水的通透性。

髓质渗透梯度是指随着肾皮质向肾髓质方向的深入，组织间隙的渗透压不断升高（图 8-6）。这种肾髓质高渗梯度的存在是促进远曲小管和集合管重吸收水分，使尿液得以浓缩的基础。在远曲小管和集合管对水保持良好通透性的前提下，当低渗的小管液顺着远曲小管和集合管向肾乳头方向流动时，由于管周组织液为高渗，加上抗利尿激素的作用，水便不断被重吸收，小管液被高度浓缩，形成高渗尿。因此，肾髓质的高渗梯度是尿浓缩的必备条件；抗利尿激素的释放量，是决定尿浓缩程度的关键因素。

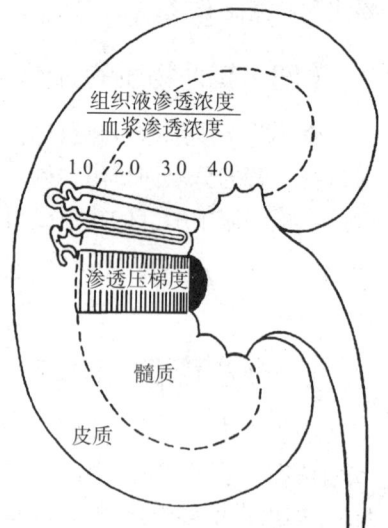

图 8-6　肾髓质渗透压梯度

（一）肾髓质间液渗透浓度梯度的形成

髓袢的形态和功能特性是形成肾髓质间液渗透浓度梯度的重要条件。根据髓袢的 U 形结构、髓袢和集合管各段对水和溶质的通透性和重吸收的不同，以及髓袢和集合管小管液的流动方向，肾脏可通过逆流倍增机制建立从外髓部至内髓部间液由低到高的渗透浓度梯度。

1. 髓袢降支细段　该段对水易通透，但 NaCl 和尿素不易通透，在内髓组织高渗透压的作用下，小管液中的水分不断被重吸收，使小管液中 NaCl 浓度和渗透压逐渐增高，在髓袢折返处达到最高值。

2. 髓袢升支细段　该段对水不通透，对 NaCl 能通透，对尿素中等度通透。当小管液从内髓部向皮质方向流动时，NaCl 不断向组织间液扩散，结果小管液的 NaCl 浓度越来越低。

3. 髓袢升支粗段 该段对水不通透，但可主动重吸收 NaCl，故小管液在流经该段时，随着 NaCl 的主动重吸收，小管液的浓度和渗透压均逐渐降低，而升支粗段管周组织液的渗透压逐渐升高形成髓质高渗。因此，外髓部组织间隙液的高渗是 NaCl 主动重吸收形成的。越靠近皮质部，渗透压越低；越靠近内髓部，渗透压越高，于是形成了外髓部的高渗梯度。

4. 髓质集合管 尿素除在近端小管被重吸收外，髓袢升支对尿素中等度通透，内髓部集合管对尿素高度通透，其余部位对尿素几乎不通透。因此，当小管液流经远曲小管时，由于水的重吸收，小管液中尿素的浓度逐渐升高，到达内髓部集合管时，尿素则顺浓度差迅速向内髓部组织液扩散，使内髓部渗透压增高。因此内髓部组织液的高渗是由尿素和 NaCl 共同形成的。由于升支细段对尿素有一定的通透性，且小管液中尿素的浓度比管外组织液低，故髓质组织液中的尿素可扩散进入升支细段小管液，并随小管液重新进入内髓部，再扩散到内髓部组织液，形成尿素的再循环，这有助于内髓高渗梯度的形成和进一步加强。由此可见，髓袢升支粗段对 NaCl 的主动重吸收是整个肾髓质高渗梯度形成的主要动力，而尿素和 NaCl 是建立髓质高渗梯度的主要物质（图 8-7）。

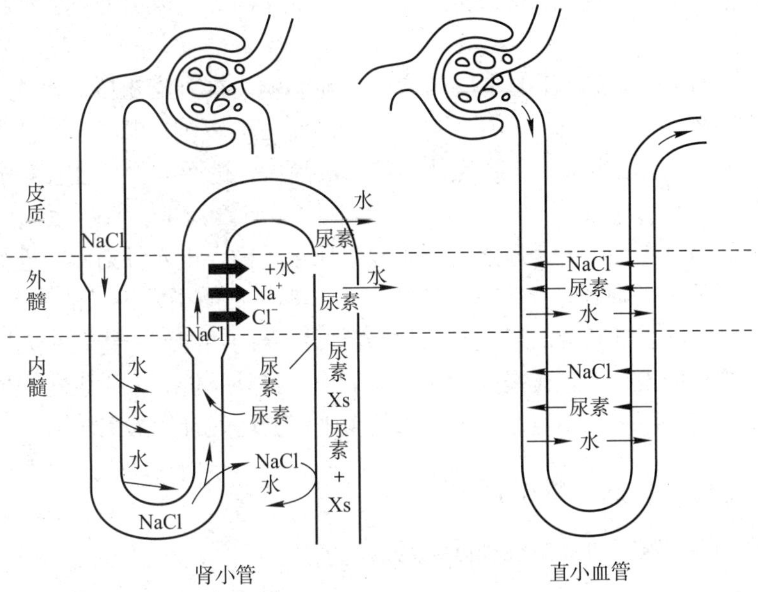

粗箭头表示升支粗段主动重吸收 Na^+、Cl^-；粗线表示髓袢升支粗段和
远曲小管前段对水不通透；Xs 表示未被重吸收的溶质

图 8-7 髓质渗透梯度的形成

（二）直小血管的逆流交换机制

肾髓质间液高渗的建立主要是由于 NaCl 和尿素在小管外组织间液中积聚。这些物质能持续滞留在该部位而不被循环血液带走，从而维持肾髓质间液的高渗环境，这与直小血管的逆流交换作用密切相关。直小血管与髓袢平行，呈 U 形，对水和溶质都有高度的通透性。当血液经直小血管降支下行时，由于其周围组织液中的 NaCl 和尿素的浓度逐渐增高，故顺浓度差扩散入直小血管，而直小血管中的水则渗出到组织液中，导致越靠近内髓部其直小血管中的血浆渗透压越高，到髓袢折返处达最高值。当直小血管内血液沿升支回流时，由于其中的 NaCl 和尿素浓度比同一水平的组织液高，因此 NaCl 和尿素又不断向组织液扩散，而水又重新渗透入直小血管。可见，逆流交换过程使直小血管将髓质中多余的溶质和水带回血液，从而维持肾髓质的渗透梯度。

二、尿液的稀释机制

尿液的稀释与浓缩相反，主要发生在远端小管和集合管。如果体内水过多（如饮大量清水）造成血浆晶体渗透压降低，使抗利尿激素的释放被抑制，集合管对水的通透性降低，而NaCl将继续被主动重吸收，溶质重吸收大大超过水重吸收，则导致小管液的渗透浓度进一步下降，尿液被稀释。若抗利尿激素完全缺乏或肾小管和集合管缺乏抗利尿激素受体时，每天机体可排出高达20L的低渗尿，从而出现尿崩症。

三、影响尿液浓缩和稀释的因素

（一）影响肾髓质高渗形成的因素

肾髓质间液高渗与髓袢逆流倍增机制密切相关，而逆流倍增的效率又与髓袢长度、对水和溶质的通透性和髓质的组织结构等有关。髓袢长则逆流倍增效率高，从皮质到髓质的渗透梯度大，浓缩效率也高；反之，髓袢短则逆流倍增效率低，渗透梯度小，浓缩效率也低。小儿髓袢较成年人短，逆流倍增效率较低，故尿量较多，渗透浓度较低。髓袢结构的完整性也是逆流倍增的重要基础。肾髓质受损，尤其是内髓部的髓袢受损（如髓质钙化、萎缩或纤维化等疾病）时，逆流倍增效率将减退或丧失而影响尿浓缩。

Na^+ 和 Cl^- 是形成肾髓质间液高渗的重要因素。凡能影响髓袢升支粗段主动重吸收 Na^+ 和 Cl^- 的因素都能影响髓质间液高渗的形成，如袢利尿剂呋塞米和依他尼酸可抑制髓袢升支粗段的 $Na^+-K^+-2Cl^-$ 同向转运，减少 Na^+ 和 Cl^- 的主动重吸收，降低外髓部间液高渗，进而减少集合管对水的重吸收，阻碍尿的浓缩。

形成肾髓质高渗的另一重要因素是尿素。尿素通过尿素再循环进入肾髓质，进入髓质的数量取决于尿素的浓度和集合管对尿素的通透性。一些营养不良、长期蛋白质摄入不足的患者，蛋白质代谢减少，尿素生成量减少，可影响内髓部高渗的形成，从而降低尿浓缩的功能。一些老年人尿浓缩能力降低，若增加蛋白质摄入量或给予尿素，可迅速提高其尿浓缩能力。另外，抗利尿激素能增加内髓部集合管对尿素的通透性，有助于提高髓质间液高渗，增加对水的重吸收，增强肾的浓缩能力。

（二）影响集合管对水通透性的因素

集合管对水的通透性依赖于血液中抗利尿激素的浓度。

（三）直小血管血流量和血流速度对髓质高渗维持的影响

直小血管的逆流交换作用对维持髓质间液高渗极为重要。直小血管血流量和速度影响髓质间液高渗的维持，直小血管的血流量增加或血流速度过快时，可从肾髓质组织间液中带走较多的溶质，使肾髓质间液渗透浓度梯度下降；如果肾血流量明显减少，血流速度变慢，则可导致供氧不足，使肾小管转运功能发生障碍，特别是髓袢升支粗段主动重吸收 Na^+ 和 Cl^- 的功能受损，从而影响髓质间液高渗的维持，上述两种情况均可降低肾的浓缩功能。

第四节　尿生成的调节

正常情况下，肾脏通过自身调节机制保持肾血流量相对稳定，从而使肾小球滤过率和终尿的生成量保持相对恒定。此外，尿生成的全过程，包括肾小球的滤过、肾小管和集合管的重吸收和分泌，都受神经和体液因素的调节。

一、神　经　调　节

肾交感神经在肾脏内不仅支配肾血管，还支配肾小管上皮细胞和球旁细胞，对肾小管的支配以近端小管、髓袢升支粗段和远曲小管为主。

肾交感神经兴奋时，释放去甲肾上腺素，通过下列方式调节尿液的生成：①与肾脏血管平滑肌 α 受体相结合，引起肾血管收缩而减少肾血流量。由于入球小动脉比出球小动脉收缩更明显，使肾小球毛细血管血浆流量减少，毛细血管血压下降，肾小球滤过率下降。②通过激活 β 受体，球旁器的球旁细胞释放肾素，导致循环血液中血管紧张素 II 和醛固酮浓度增加，增加肾小管对水和 NaCl 的重吸收，使尿量减少。③与 α_1 肾上腺素能受体结合，刺激近端小管和髓袢（主要是近端小管）对 Na^+、Cl^- 和水的重吸收。这一效应可被 α_1 肾上腺素能受体拮抗剂哌唑嗪所阻断。

肾交感神经活动受许多因素的影响。例如循环血量增加可以通过心肺感受器反射抑制交感神经的活动；动脉血压增高可以通过压力感受器反射减弱交感神经活动；当机体出现功能紊乱，如严重失血的应激状态时，肾交感神经兴奋，传出冲动使肾小球滤过率减少，以保证重要器官的血供。

二、体 液 调 节

（一）抗利尿激素

血管升压素（vasopressin，VP）也称抗利尿激素（antidiuretic hormone，ADH），由下丘脑视上核和室旁核的神经内分泌细胞合成，经下丘脑垂体束的轴突被转运并储存在神经垂体。抗利尿激素的受体有 V_1 和 V_2 两种。V_1 受体分布于血管平滑肌，激活后引起血管收缩，血流阻力增大，血压升高。V_2 受体主要分布在肾集合管主细胞基底侧膜，属于 G 蛋白耦联受体，激活后增加水的重吸收，浓缩尿液。

抗利尿激素的分泌和释放受多种因素的调节和影响，其中最重要的是血浆晶体渗透压和循环血量。

1. 血浆晶体渗透压　血浆晶体渗透压是调节抗利尿激素分泌最重要的因素。血浆晶体渗透压改变，刺激位于下丘脑前部室周器的渗透压感受器，引起抗利尿激素分泌量的改变。渗透压感受器对 Na^+ 和 Cl^- 形成的渗透压变化最为敏感，而对葡萄糖或较弱。静脉注射甘露醇和蔗糖也能刺激渗透压感受器，使抗利尿激素分泌。

大量出汗、严重腹泻、呕吐、高热等导致机体失水多于溶质的丢失，血浆晶体渗透压升高，刺激渗透压感受器，使神经垂体释放抗利尿激素，集合管对水的重吸收增多，尿液浓缩，尿量减少。相反，若大量饮清水后，血液被稀释，血浆晶体渗透压降低，引起抗利尿激素分泌减少，集合管对水的重吸收减少，尿液稀释，尿量增加。若饮用的是等量生理盐水，则排尿量不会出现上述饮清水后的变化。这种大量饮用清水后引起尿量增多的现象，称为水利尿，临床上可利用此现象来检测肾的稀释能力。

2. 循环血量　当循环血量降低 5%～10% 时，位于左心房和胸腔大静脉的容量感受器（心肺感受器），可经迷走神经反射性调节抗利尿激素的合成和释放。当循环血量减少时，容量感受器所受刺激减弱，经迷走神经传入中枢的冲动减少，使抗利尿激素合成和释放增多，尿量减少，有利于血容量的恢复；反之，当循环血量增多时，容量感受器所受的刺激增强，抑制抗利尿激素的合成和释放，使尿量增加，血容量回降。

3. 其他因素　当动脉血压升高时，可刺激颈动脉窦压力感受器，反射性抑制抗利尿激素的合成和释放；当动脉血压低于正常水平时，抗利尿激素释放增加。此外，恶心也是引起抗利尿激素分泌的有效刺激；疼痛、窒息、应激、低血糖和血管紧张素 II 等均可刺激抗利尿激素分泌；某些药物，如烟碱和吗啡等，也能刺激抗利尿激素分泌；乙醇则可抑制抗利尿激素分泌，故饮酒后尿量可增加。

考点与重点　抗利尿激素对尿生成的调节

（二）醛固酮

醛固酮是由肾上腺皮质球状带细胞分泌的激素，主要作用是促进远曲小管和集合管上皮细胞对 Na^+ 的主动重吸收，同时促进 Cl^- 和水的重吸收以及 K^+ 的排泄。因此，醛固酮有保 Na^+、保水、排 K^+，维持细胞外液容量稳定的作用。

醛固酮的分泌主要受肾素－血管紧张素－醛固酮系统和血 K^+、血 Na^+ 浓度的调节。

1. 肾素－血管紧张素－醛固酮系统 肾素是一种蛋白水解酶，由球旁器的球旁细胞合成、储存和释放，可以催化血浆中的血管紧张素原转变为血管紧张素 I。血管紧张素 I（Ang I）在血管紧张素转换酶作用下可生成血管紧张素 II（Ang II）。Ang II 可刺激肾上腺皮质球状带合成和分泌醛固酮。这一系统称为肾素－血管紧张素－醛固酮系统（RAAS）。当体内细胞外液量或循环血量不足时，或动脉血压明显下降时，交感神经兴奋，肾上腺髓质激素（儿茶酚胺）释放增多、肾血流量减少，刺激肾素释放，通过 RAAS 系统，使细胞外液量或循环血量以及动脉血压恢复正常，这一调节属于负反馈调节。

2. 血 K^+ 和血 Na^+ 浓度 血 K^+ 浓度升高或血 Na^+ 浓度降低时，可直接刺激肾上腺皮质球状带细胞分泌醛固酮；反之，血 K^+ 浓度降低或血 Na^+ 浓度升高，则抑制醛固酮的分泌。实验证明，血 K^+ 浓度的变化对醛固酮的调节更为敏感。

考点与重点 醛固酮对尿生成的调节

（三）心房钠尿肽

心房钠尿肽（atrial natriuretic peptide，ANP）是由心房肌细胞合成并释放的肽类激素。当心房壁受牵拉（如血量过多、头低足高位、中心静脉压升高和身体浸入水中等）时可刺激心房肌细胞释放心房钠尿肽。心房钠尿肽的主要作用是抑制集合管对 NaCl 和水的重吸收，具有强大利钠、利水作用。ANP 可抑制肾素、醛固酮及 ADH 的分泌，使 NaCl 和水的重吸收减少；使入球小动脉舒张，增加肾血浆流量，肾小球滤过率增加。

链接

心 肾 相 交

中医理论认为心和肾存在密切关系，称为"心肾相交"。心居于上，主藏神，为阳中之阳，在五行中对应火；肾居于下，主藏精，为阴中之阴，在五行中对应水。心火下降可以温养肾水，使肾水不寒；肾水上济以资助心火，使心火不亢，最终达到阴阳平衡。肾阳必须得到心阳温化，才能正常发挥主水的功能。随着现代医学对心脏生理及临床病理研究的发展，这一理论逐渐得到发展。心脏分泌的"心房钠尿肽"能直接作用于肾脏，降低肾脏近球细胞对肾素的分泌，从而使血管紧张素和醛固酮分泌减少，产生较强的利尿、利钠作用。

第五节 清 除 率

一、清除率的概念及计算方法

两肾在单位时间（一般为每分钟）内能将一定容积（通常是毫升）血浆中所含的某种物质完全清除，这个能完全清除某物质的血浆毫升数就称为该物质的清除率（clearance rate，C）。肾血浆清除率可以反映肾脏对不同物质的清除能力。因此，血浆清除率对衡量肾脏的排泄功能具有重要意义。由清除率的定义可知，具体计算某种物质（X）的清除率（C_X）需要测定 3 个数据：①尿中该物质的浓度（U_X，mg/100mL）；②每分钟尿量（V，mL/min）；③血浆中该物质的浓度（P_X，mg/100mL）。由于尿中的物质均来自血浆（滤过或分泌），所以

$$U_X \times V = P_X \times C_X$$

亦即

$$C_X = \frac{U_X \times V}{P_X}$$

　　清除率能反映肾对不同物质的排泄能力，是一个较好的肾功能测定方法。但实际上，肾不可能将某一部分血浆中的某种物质完全清除出去，所以清除率只是一个推算的数值，它更能反映的是每分钟内所清除的某种物质的量来自多少毫升血浆，或相当于多少毫升血浆中所含的某物质的量。

链接

尿毒症与血液透析

　　健康肾脏如同人体的"净水器"，负责过滤血液中的毒素、调节电解质和水分平衡。当肾脏衰竭出现尿毒症时，毒素（如肌酐、尿素氮）在体内蓄积，患者会出现恶心、水肿、高血压、贫血等症状，严重时可引发心脏衰竭或昏迷。此时，血液透析成为延续生命的重要治疗手段。血液透析指通过半渗透膜滤过作用除去血液中的一些废物，是一种较为安全、易行、应用广泛的血液净化方法。透析时，血液和透析液在透析器内借半透膜和浓度差进行物质交换，使血液中的代谢废物和过多的电解质交换至透析液，透析液中的钙离子、碱基等交换至血液。

二、清除率的测定及意义

（一）测定肾小球滤过率

　　肾小球滤过功能通常用肾小球滤过率（GFR）来衡量，GFR下降则提示肾功能受损。然而GFR不能直接测定，需要用某物质的血浆清除率来推测。测定GFR的常用物质分为两类，外源性和内源性，外源性物质通过静脉或皮下注射，菊粉是理想的标志物；内源性物质是体内存在的物质，如肌酐、尿素氮、胱抑素C。临床评价肾小球滤过功能常用方法包括菊粉清除率、内生肌酐清除率、血清尿素氮和血清胱抑素C测定等。

　　1. 菊粉清除率　如果血浆中某种物质经肾小球自由滤过，则该物质在肾小囊超滤液中的浓度应与血浆浓度相同；同时，如果该物质在肾小管和集合管中既不被重吸收又不被分泌，则该物质的清除率就等于肾小球滤过率。如给受试者静脉滴注一定量菊粉以保持血浆菊粉浓度恒定，然后测定单位时间内的尿量和尿中菊粉浓度。如果血浆菊粉浓度维持在1mg/100mL，尿量为1mL/min，尿菊粉浓度为125mg/100mL，则菊粉的清除率为

$$C = U \times V/P = \frac{125mg/100mL \times 1mL/min}{1mg/100mL} = 125mL/min$$

则肾小球滤过率为125mL/min。

　　2. 内生肌酐清除率　应用菊粉测定肾小球滤过率虽准确可靠，但操作不便，而内生肌酐（endogenous creatinine）清除率在数值上较接近肾小球滤过率，故临床上常用它来推测肾小球滤过率。内生肌酐是指体内组织代谢所产生的肌酐。由于肉类食物中含肌酐且肌肉剧烈活动可产生肌酐，故在检测内生肌酐前应禁食肉类食物，避免剧烈运动。内生肌酐清除率可按下式计算：

$$内生肌酐清除率 = \frac{尿肌酐浓度（mg/L）\times 尿量（L/24h）}{血浆肌酐浓度（mg/L）}$$

　　由于肾小管和集合管能分泌少量肌酐，也可重吸收少量肌酐，故内生肌酐清除率的值可以大致评估肾小球滤过率。我国成年人内生肌酐清除率平均为128L/24h。

（二）测定肾血浆流量、滤过分数和肾血流量

　　碘锐特或对氨马尿酸钠盐在肾小球可自由滤过，肾小管和集合管对其无重吸收但可分泌，保持这类物质在动脉血中一定的浓度，如测得其在肾静脉中的浓度几乎为零，说明经肾循环一周后，该物质已被完全清除。因此，其清除率实际上代表肾血浆流量。如静脉滴注碘锐特，使之在血浆中保持恒定浓度，

同时测定其在尿中的浓度和单位时间的尿量，则肾血浆流量应和该物质的血浆清除率相等。如测得血浆浓度为 1mg/100mL，尿中浓度为 220mg/100mL，尿量为 3mL/min，则可计算血浆清除率为 660mL/min，也就是单位时间的肾血浆流量。在测得肾小球滤过率和血细胞比容的前提下，据此可计算出滤过分数和肾血流量。

（三）推测肾小管的功能

通过测定各种物质的清除率，可推测哪些物质能被肾小管净重吸收，哪些物质能被肾小管净分泌，从而推论肾小管对不同物质的转运功能。例如，葡萄糖可通过肾小球自由滤过，但其清除率几近于零，表明葡萄糖可全部被肾小管重吸收。尿素清除率小于肾小球滤过率，表明它被滤过之后，又被肾小管和集合管净重吸收。假如某一物质的清除率小于肾小球滤过率，可以肯定该物质必定在肾小管被重吸收，但不能排除它也能被肾小管分泌的可能性，因为当重吸收量大于分泌量时，其清除率仍小于肾小球滤过率；如果某种物质的清除率大于肾小球滤过率，则表明肾小管必定能分泌该物质，但不能排除该物质也可被肾小管重吸收的可能性，因为当其分泌量大于重吸收量时，清除率仍高于肾小球滤过率。因此，血浆清除率能更好地反映肾小管对某物质的排泄能力，从而能更好地反映肾排泄功能。

第六节　尿液及尿的排放

尿液作为机体很重要的排泄物之一，其质和量除反映肾脏本身的结构及功能状态外，还可反映机体其他各个方面的功能变化。因此，临床上将尿量及尿液理化性质的检验作为很重要的一项检查指标。尿液生成是连续不断的，当尿液在膀胱内储存达一定量时，即可引起反射性排尿，将尿液经尿道排出体外，膀胱的排尿是间歇进行的。

一、尿　液

（一）尿量

正常人肾脏有较强的浓缩和稀释能力，尿液的渗透压可随体内液体量的变化而大幅变动，根据机体缺水与否，正常成年人 24h 尿量在 1 ～ 2L 变动。24h 尿量超过 2.5L 称为多尿，少于 400mL 称为少尿，不足 100mL 称为无尿。

（二）尿液的理化特性

正常尿液为淡黄色，透明，比重为 1.015 ～ 1.025。尿少或存放时间较长时，尿液颜色会加深且变浑浊。服用某些药物或在某些病理情况下，尿液的颜色也可发生变化，如出现血尿、血红蛋白尿和乳糜尿等。尿液的主要成分是水，占 95% ～ 97%；其余是溶质，溶质以电解质和非蛋白含氮化合物为主。尿液的 pH 值介于 5.0 ～ 7.0，其酸碱度主要与饮食有关，临床上可通过测定可滴定酸（$H_2PO_4^-$）和 NH_4^+ 的含量反映尿液酸碱度。荤素杂食者，因尿中硫酸盐和磷酸盐较多，尿液偏酸性，pH 值约为 6.0。素食者，因尿中酸性产物较少而碱性物质较多，尿液偏碱性。

二、排　尿

（一）膀胱和尿道的神经支配

支配膀胱和尿道的神经有盆神经、腹下神经、阴部神经。

1. 盆神经　盆神经起自骶髓 2—4 侧角，属副交感神经，兴奋时引起膀胱逼尿肌收缩、尿道内括约肌舒张，促进排尿。

2. 腹下神经　腹下神经起自脊髓腰段，属交感神经，兴奋时可引起膀胱逼尿肌舒张、尿道内括约肌收缩，抑制排尿。

3. 阴部神经　阴部神经起自骶髓，属躯体运动神经，因此，其所支配的尿道外括约肌活动可受意识控制。阴部神经兴奋时，引起尿道外括约肌收缩。排尿反射时，可反射性抑制阴部神经的活动，引起尿道外括约肌舒张。

上述 3 种神经都含有感觉传入纤维。盆神经能感受膀胱壁被牵拉的程度，可传导膀胱充盈的感觉；腹下神经中含有可传导膀胱痛觉的传入神经；阴部神经含有传导尿道感觉的传入神经。

（二）排尿反射

排尿是一个脊髓反射过程，但受脑高级中枢的随意控制。当膀胱内尿量充盈达一定程度（400 ～ 500mL 或以上）时，膀胱壁上的牵张感受器受到刺激，特别是后尿道的感受器受刺激而兴奋，冲动沿盆神经传入排尿反射的初级中枢即脊髓骶段，同时，冲动经上传到达脑干和大脑皮层的排尿反射高级中枢，并产生尿意。如条件允许，排尿反射高级中枢发出的冲动将加强初级中枢的兴奋，使盆神经传出冲动增多，引起膀胱逼尿肌收缩、尿道内括约肌舒张，于是尿液被压向后尿道。进入后尿道的尿液又刺激后尿道感受器，冲动沿传入神经再次传至初级中枢，可进一步反射性地加强初级中枢的活动，使膀胱逼尿肌收缩更强、尿道外括约肌舒张，于是尿液被排出。由此可见，排尿反射是一个正反馈过程，而且这一正反馈过程可反复进行，直至排完膀胱内的尿液。

在上述情况下，若不进行排尿或条件不允许排尿，则随着尿液不断生成，膀胱内尿液继续增多，当达到 700mL 及以上时，由于膀胱内牵张感受器不断传入冲动，使排尿欲明显增强，但此时还可由意识控制而不排尿；若膀胱尿量继续增加，膀胱内压过高则会出现明显的痛感，以致不得不排尿。

（三）排尿异常

如前所述，排尿是一个反射过程，但受高位中枢的随意控制。如果排尿反射弧的任何一个部位受损，或骶段脊髓排尿中枢与高位中枢失去联系，都将导致排尿异常。

若膀胱的传入神经受损，膀胱充盈的传入信号将不能传到骶段脊髓，则膀胱充盈时不能反射性引起张力增加，故膀胱充盈膨胀，壁张力下降，称为无张力膀胱。当膀胱过度充盈时，可发生溢流性滴流，即从尿道溢出数滴尿液，称为充溢性尿失禁。如果支配膀胱的传出神经（盆神经）或骶段脊髓受损，排尿反射也不能发生，膀胱变得松弛扩张，大量尿液滞留在膀胱内，导致尿潴留。若高位脊髓受损，骶部排尿中枢的活动不能得到高位中枢的控制，虽然脊髓排尿反射的反射弧完好，但也可出现尿失禁，主要发生在脊髓休克恢复后。在脊髓休克期间，由于骶段脊髓排尿中枢处于休克状态，排尿反射消失，可发生溢流性尿失禁。小儿大脑发育未完善，对初级中枢的控制能力较弱，所以小儿排尿次数多，且易出现夜间遗尿现象，排尿活动受意识控制较弱。

❓ 思 考 题

1. 简述尿生成的基本过程。
2. 为什么糖尿病患者会出现糖尿和尿量增多现象？
3. 酸中毒患者血钾浓度有何变化？为什么？

本章数字资源

第九章 感觉器官

案例

患者，男，9岁，学生，因"看不清黑板上的字半年"就诊。患者有经常躺床上长时间玩手机和平板电脑的习惯。临床诊断为近视伴有轻度散光。

问题：1. 近视产生的原因是什么？该如何矫正？

2. 散光产生的原因是什么？该如何矫正？

感觉（sensation）是客观物质世界在脑的主观反映，是机体赖以生存的重要功能活动之一。人类通过感觉认识丰富多彩的客观世界，并使机体能够不断适应内、外环境的变化。感觉的产生是感受器或感觉器官、神经传导通路和感觉中枢三部分共同活动的结果。机体内的感受器多种多样，最简单的感受器是游离的传入神经末梢，而有些在结构和功能上都高度分化的感受细胞连同它们的附属结构共同构成了感觉器官，主要有眼、耳、鼻、舌及皮肤等。本章主要讨论感受器和感觉器官的功能。

第一节 概念与生理特性

一、感受器和感觉器官

感受器是指专门感受机体内、外环境变化的结构或装置。感受器的结构具有多样性，最简单的感受器是游离神经末梢，如痛觉和温度觉感受器；有些感受器是在裸露的神经末梢周围包绕一些由结缔组织构成的被膜样结构，如环层小体、鲁菲尼小体和肌梭等。另有一些感受器是结构和功能高度分化的感受细胞，如视网膜中的视杆细胞和视锥细胞，以及耳蜗中的毛细胞等。这些感受细胞连同它们的附属结构构成专门感受某一特定感觉类型的器官，即感觉器官。人和高等动物最主要的感觉器官有眼（视觉）、耳（听觉）、前庭（平衡觉）、鼻（嗅觉）、舌（味觉）等，称为特殊感觉器官，均位于头部。

感受器有多种分类方法。根据接受刺激来源的不同，可将感受器分为内感受器和外感受器，分别感受机体内、外环境变化。根据接受刺激性质的不同，也可将感受器分为光感受器、机械感受器、温度感受器和化学感受器等，但这种分类法也有不足之处，如机械感受器可包括皮肤触–压觉感受器、听觉感受器、平衡觉感受器和压力感受器等；化学感受器可涵盖嗅觉感受器、味觉感受器和感受血中 PO_2、PCO_2、H^+ 浓度等的化学感受器等。目前较普遍的分类法是综合考虑刺激物和所引起的感觉或效应，如视觉感受器、听觉感受器、嗅觉感受器、触–压觉感受器、平衡觉感受器、动脉压力感受器等。

二、感受器的一般生理特性

（一）适宜刺激

一种感受器通常只对某种特定形式的刺激最敏感，这种刺激称为该感受器的适宜刺激。如视网膜感光细胞的适宜刺激是一定波长的电磁波，而耳蜗毛细胞的适宜刺激是一定频率的机械振动。当然，感受器并不只对适宜刺激有反应，对某些非适宜刺激也可产生一定的反应，但所需的刺激强度通常要比适宜刺激大得多。感受器对适宜刺激的高敏感性是长期进化的结果，利于机体对环境变化做出精确反应。

（二）换能作用

感受器是一种生物换能器，其功能是将作用于它们的特定形式的刺激能量转换为相应的感受器电位或发生器电位，并最终引起传入神经的动作电位，这种能量转换称为感受器的换能作用。在感受器的换能过程中，首先要在感受器细胞或传入神经末梢产生一种过渡性的局部膜电位变化，这种电位变化称为感受器电位。感受器电位属于局部电位，其大小与刺激强度和感受器的功能状态有关，有总和现象，当总和达到一定水平时可在传入神经上产生动作电位。

（三）编码功能

感受器在将外界刺激转换为传入神经动作电位时，不仅发生了能量的转换，也将刺激所包含的环境变化信息转移到了动作电位的序列中，起到信息的转移作用，这就是感受器的编码功能。目前认为，感觉系统将刺激信号转变为可识别的感觉信号，主要包括刺激的类型、部位、强度和持续时间4种基本属性。如对刺激类型的编码：由于不同感受器具有不同的适宜刺激，感受特殊形式能量的感受器，对特定范围的能量带宽敏感，这样就决定了感受器对刺激类型的识别，从而允许机体感知许多种类的机械、热、化学和电磁刺激等。对刺激强度和持续时间的编码则可通过感受器电位的幅度、时程以及被激活的感受器数目反映。

（四）适应现象

强度恒定的刺激持续作用于感受器时，其传入神经纤维上动作电位的频率会逐渐降低的现象，称为感受器的适应。根据适应过程发展的速度可分为两种：快适应感受器和慢适应感受器。如触觉、嗅觉感受器等为快适应感受器，对刺激的变化十分敏感，适应很快，有利于机体不断接受新的刺激；而肌梭、颈动脉窦压力感受器、痛觉感受器等为慢适应感受器，不容易产生适应，有利于机体对某些生理功能进行持续监测，并根据其变化随时调整机体的活动。

第二节 视 觉 器 官

视觉是人们从外部世界获得信息最主要的途径。人的视觉器官是眼，视觉感受器是存在于视网膜上的视锥细胞和视杆细胞。其适宜刺激是波长为 380 ～ 760nm 的电磁波，即可见光。外界物体发出的光线经眼的折光系统成像于视网膜上，再由视网膜感光换能系统将视网膜所含的视觉信息转变为生物电信号，然后经视神经传至大脑皮层的视觉中枢，从而产生视觉。在人所获得的外界信息中，至少有 70% 来自视觉。

眼的结构很复杂，与视觉功能直接相关的结构包括两部分：折光系统和感光系统（图 9-1）。折光系统的功能是将射入眼内的光线折射，并在视网膜上形成清晰的物像；感光系统的功能是将物像的光刺激转变成生物电信号，再由视觉通路传入中枢，从而产生视觉。

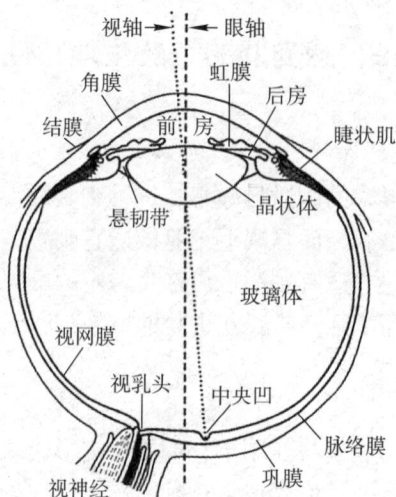

图 9-1 眼球的水平切面

一、眼的折光功能

（一）眼的折光与成像

理解视觉形成机制和近视、远视、散光等屈光不正及其矫正方法，必须首先理解光在进入眼睛时的折射和聚焦过程。眼的折光系统是一个复杂的光学系统，包括角膜、房水、晶状体和玻璃体。射入眼内的光线，通过角膜、房水、晶状体和玻璃体这 4 种曲率半径和折光系数不同的介质，才能聚焦于视网膜上成像。其中光折射主要发生在角膜的前表面，但由于晶状体的折射率最大，又能调节凸度，所以在眼折光成像中起着最重要的作用。眼折光成像的原理与凸透镜成像的原理基本相似，但更为复杂，为了研究和应用方便，常用简化眼（reduced eye）模型描述眼折光系统的功能。该模型参数如下：设定眼球的前后径为 20mm 的单球面折光体，折光率为 1.333，外界光线入眼时只在角膜前表面发生折射，角膜前表面的曲率半径为 5mm（即节点 n 到前表面的距离为 5mm），后主焦点在节点后方 15mm 处，相当于眼底视网膜的位置。此模型与正常人眼安静时的功能一样，能使平行光线聚焦在视网膜上，形成一个清晰的物像（图 9-2）。

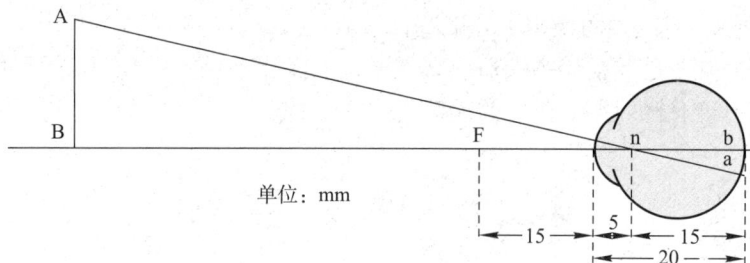

F 为前焦点，n 为节点，△ AnB 和△ anb 是两个相似直角三角形；如果物距（近似于 Bn）和物体大小（AB）为已知，则可根据相似三角形原理计算出视网膜上物像的大小（ab），也可计算出两三角形对顶角（即视角）的大小。

图 9-2 简化眼及其成像

（二）眼的调节

日常生活中，为了看清所观察的物体，眼需要根据所视物体的距离和明暗等情况进行调节。正常人眼看 6m 以外物体时不需进行调节便可看清物体。因为 6m 以外物体的光线到人眼时已接近平行光线，眼的折光系统正好将此物体的光线成像在视网膜上，产生清晰的视觉。通常将人眼不作任何调节时所能看清物体的最远距离称为远点。远点在理论上可在无限远处。但太远的物体发出的光线过弱，且在传播时不断被散射和吸收，到达视网膜时已不足以兴奋感光细胞；或由于物体太远使其在视网膜上形成的物像过小，以致低于感光细胞分辨能力的下限。这些都是人眼看不清楚距离太远物体的原因。视近物（6m以内）时，由于距离移近，入眼光线呈辐射状，经折射后物体成像在视网膜后，故必须经过眼的调节，改变其折光能力才能在视网膜上清晰成像。

眼的调节包括晶状体的调节、瞳孔的调节和眼球会聚，这3种调节同时进行，其中晶状体的调节最重要。

1. 晶状体的调节 晶状体是一个富有弹性的双凸透镜形的折光体，其周边由悬韧带将其与睫状体相连。晶状体的凸度可随睫状肌的舒缩而改变。眼在看远物时，睫状肌舒张而悬韧带紧张，晶状体受悬韧带牵拉而相对扁平，折光力减弱，远物的平行光线折射后物像正好落在视网膜上；看6m以内的近物时，物像后移，视网膜感光细胞感受到模糊的物像，反射性地引起副交感神经兴奋，此时睫状肌收缩而悬韧带松弛，晶状体因其自身的弹性而变凸，折光力增强，从而使物像前移而成像于视网膜上（图9-3）。由于看近物时睫状肌处于持续的收缩状态，所以长时间看近物，眼睛会感到疲劳。

晶状体的调节能力有一定的限度。弹性越好晶状体变凸能力越强，所能看清物体的距离就越近。晶状体的最大调节能力常用近点来表示。近点是指眼在尽最大能力调节时所能看清物体的最近距离。近点越近，说明晶状体的弹性越好，即晶状体的调节能力越强。晶状体的弹性随着年龄增长逐渐减弱，近点逐渐远移。例如，10岁儿童的近点平均约为9cm，20岁左右的成年人约为11cm，而60岁时增大至83cm。由于晶状体老化、弹性变小，导致眼的调节能力降低和视近物不清的现象，称为老视（presbyopia），即通常所说的"老花眼"，需配戴凸透镜予以矫正。

2. 瞳孔的调节 正常人眼瞳孔直径可在1.5～8.0mm变动。瞳孔大小可随视物的远近和光线的强弱而改变。视近物时，可反射性地引起双眼瞳孔缩小，称为瞳孔近反射。瞳孔缩小的意义是减少进入眼的光量，并降低折光系统的球面像差和色像差，使成像更清晰。

瞳孔的大小随光照强度而变化的现象称为瞳孔对光反射。光线强时瞳孔缩小，反之瞳孔变大。对光反射是眼的重要适应功能，其意义在于调节进入眼内的光量，使视网膜不致因光量过强而受到损害，也不会因光线过弱而影响视觉。瞳孔对光反射的效应是双侧性的，即光照一侧眼时，双侧瞳孔均缩小，这种现象称为互感反应。瞳孔对光反射的中枢位于中脑，临床上常将其用作判断中枢神经系统病变部位、麻醉深度和病情危重程度的指标。

3. 眼球会聚 当双眼注视某一近物或被视物由远移近时，两眼视轴会同时向鼻侧会聚的现象，称为眼球会聚或辐辏反射，其意义在于两眼看同一近物时，物像可落在两眼视网膜的相称点上，产生立体、单一的物像，避免形成复视。

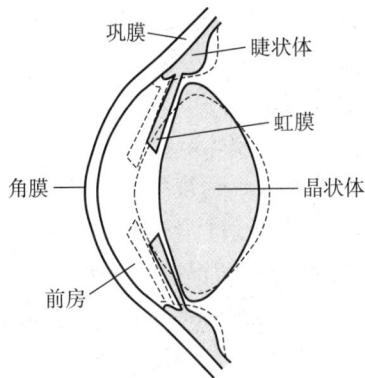

实线表示调节前，虚线表示调节后

图9-3 视近物时睫状体位置和晶状体形态变化

巩膜 睫状体 虹膜 角膜 晶状体 前房

考点与重点 眼的调节

（三）眼的折光异常

正常人眼无须作任何调节就可使平行光线聚焦于视网膜上，因而可看清远处的物体；经过调节的眼，只要物体离眼的距离不小于近点，也能看清6m以内的物体，这种眼称为正视眼；若眼的折光能力或眼球的形态出现异常，使平行光线不能聚焦于未调节眼的视网膜上，则称为非正视眼或屈光不正，其中包括近视眼、远视眼和散光眼（图9-4）。3种折光异常产生的原因和矫正方法见表9-1。

1. 近视（myopia） 是指只能看清距眼较近的物体，看不清远处物体。这是眼球前后径过长或折光系统的折光能力过强所致。前者称为轴性近视，后者是屈光性近视。因为远物发出的平行光线被聚焦在近视眼视网膜的前方，所以在视网膜上形成的像是模糊的。但近物发出的光线是辐散的，故不须调节或只须作较小程度的调节，就能聚焦在视网膜上。因此，近视眼的近点和远点都移近。近视眼的传统矫正方法是佩戴凹透镜。现在还可通过激光手术削切角膜的基质层或使用角膜塑形镜压迫角膜，让角膜变平坦，以降低眼的折光能力。长期用眼距离过近、用眼时间过长、照明不适当、膳食结构不合理等都是青少年近视的诱发因素。

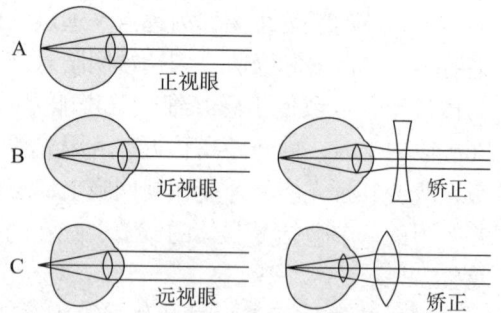

A. 正视眼；B. 近视眼及其矫正；C. 远视眼及其矫正

图 9-4　正视眼和近视眼、远视眼及其矫正

2. 远视（hyperopia）　是眼球的前后径过短（轴性远视）或折光系统的折光能力过弱（屈光性远视）所致。远视眼无调节时，来自远物的平行光线聚焦在视网膜的后方，不能在视网膜上形成清晰的像，需要经过调节增加折光能力后才能看清远物。而要看清近物则须作更大程度的调节。由于远视眼不论看远看近都需要进行调节，故易发生调节疲劳，尤其是进行近距离或长时间阅读时可因调节疲劳而产生头痛。远视眼可用凸透镜矫正。

3. 散光（astigmatism）　主要是角膜表面不同经线上的曲率不等所致。正常人眼的角膜表面呈正球面，球面各经线上的曲率相等，因而平行光线经角膜折射后聚焦于同一视网膜焦面上。散光眼角膜的一部分经线曲率较大，光线折射后会聚焦于视网膜之前；而其他经线曲率或正常或较小，光线折射后分别聚焦于视网膜上或视网膜后。因此，平行光线经过角膜表面的不同经线后不能聚焦于同一焦平面上，造成物像变形。散光也可因晶状体表面各经线的曲率不等，或在外力作用下晶状体被挤出其正常位置而导致。眼外伤造成的角膜表面畸形可产生不规则散光。规则散光通常可用柱面镜加以矫正。

表 9-1　3 种折光异常的比较

比较项	近视	远视	散光
原因	眼球前后径过长或折光力过强	眼球前后径过短或折光力过弱	角膜表面不呈正球面，不同经线上的曲率不等
成像部位	物像落在视网膜前	物像落在视网膜后	不能清晰成像
特点	远点、近点都近移视远物不清	近点远移视物易疲劳	视物不清物像变形
调节方式	视近物不需调节或较小程度调节	视远物需要调节视近物需更大程度调节	
矫正方法	凹透镜	凸透镜	柱状镜

考点与重点　近视、远视、散光产生原因及矫正方法

二、眼的感光换能系统

视网膜是眼的感光系统。视网膜是一层透明的神经组织膜，结构十分复杂，位于眼球壁最内侧，由外向内依次分为色素细胞层、感光细胞层、双极细胞层和神经节细胞层（图 9-5）。视网膜的感光细胞能感受光的刺激，并转换成神经纤维上的生物电信号传入中枢，经分析整合后产生视觉。

（一）视网膜的感光细胞

在视网膜上具有感光作用的是感光细胞层，包括视杆细胞和视锥细胞两种。在视网膜后部，视神经

在穿出视网膜的部位形成视神经乳头,该处没有感光细胞分布,故没有感光功能,聚焦于此处的光线不能被感受,人将看不到该物体,在视野中形成生理性盲点。正常时由于用双眼视物,一侧盲点可被另一侧眼的视野所补偿,所以人们感觉不到盲点的存在。

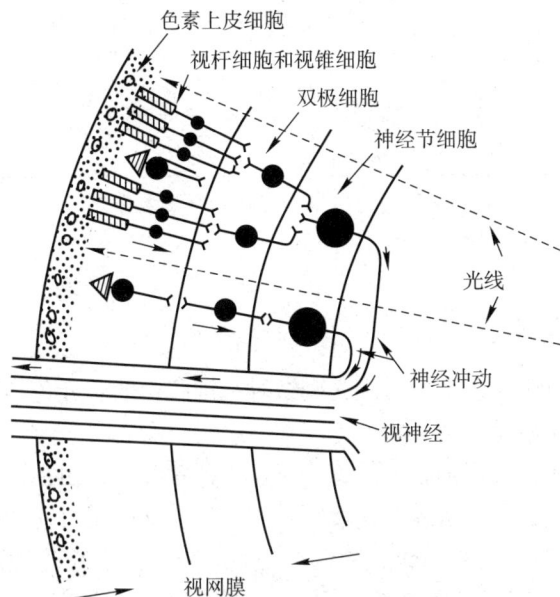

图9-5 视网膜的细胞层次模式

链接

盲点测试

盲点是视神经离开视网膜的部位,此处无感光细胞,所以不能感光,外来光线成像于此不能引起视觉,故称该部位为生理性盲点。正常情况下,两只眼会相互弥补对方的盲点,所以正常人视物时不存在盲点。你只用一只眼看东西时如果细心体会,就可以看到盲点。

盲点测试方法如下:准备白纸、铅笔、尺子、纸板等。在白纸中央画两个直径为6mm的圆,两个圆相距10cm,并将两个圆涂黑。双手拿着纸,将手臂伸直。闭上右眼,用左眼看右边的圆。慢慢地将纸向脸部靠近,此时一定要集中眼神看着右边的圆,不要将视线转移到左边的圆上(可以用余光看左边的圆)。当看不到左边的圆时,记下纸与脸部之间的距离即为盲点大小。在白纸上画一个6mm的圆涂黑,然后闭上一只眼睛,保持另一只眼睛注视该黑点,同时将一支直尺从眼睛侧面向黑点方向平行移动,直到黑点消失,直尺所在位置即为盲点的位置。

需要注意的是,以上方法只能大致测量盲点的位置和大小,具体的测量结果会因个体差异和测量方法的精确度而有所不同。

由于视杆细胞和视锥细胞在分布、结构和功能上均有较大差异,故形成了两个不同的感光换能系统(表9-2)。

表9-2 视锥细胞与视杆细胞的比较

比较项	视杆细胞	视锥细胞
分布	视网膜周边部,中间凹处少	视网膜中央凹处
视色素	视紫红质	视锥色素(3种):红、绿、蓝
适宜刺激	弱光	强光

续表

比较项	视杆细胞	视锥细胞
光敏感度	高（弱光→兴奋）	低（强光→兴奋）
视觉	晚光觉＋黑白觉（对光敏感度高）	昼光觉＋色觉（对光敏感度低）
辨色能力	无	有
对物体的分辨能力	低（分辨粗大轮廓）	高（分辨微细结构）
主要功能	暗光觉	昼光觉、色觉

考点与重点 视网膜感光细胞种类及功能

（二）视网膜的光化学反应

视网膜感光细胞外段含有感光色素，受到光刺激时，细胞内的感光色素即发生光化学反应，将光能转换成生物电信号，进而使视神经兴奋。

1. 视杆细胞的光化学反应 视杆细胞内的感光色素是视紫红质，由视蛋白和视黄醛构成的结合蛋白质，在光照时迅速分解为视蛋白和视黄醛。视紫红质的光化学反应是可逆的，在光照下迅速分解，在暗处又可重新合成（图 9-6），其反应的平衡点决定于光照的强度。人在暗处视物时，既有视紫红质的分解，又有它的合成，此时的合成过程超过分解过程，视网膜处于合成状态的视紫红质数量较多，从而使视网膜对弱光较敏感；相反，人在亮光处时，视紫红质的分解大于合成，使视杆细胞几乎失去感受光刺激的能力，此时人的视觉依靠视锥系统来完成。

在视紫红质分解和合成的过程中有一部分视黄醛被消耗，需要从食物中吸收的维生素 A 来补充。因此，如果长期维生素 A 摄入不足，会影响人的暗视觉，引起夜盲症。故应多摄入猪肝、胡萝卜、鱼肝油等富含维生素 A 的食物，预防夜盲症的发生。

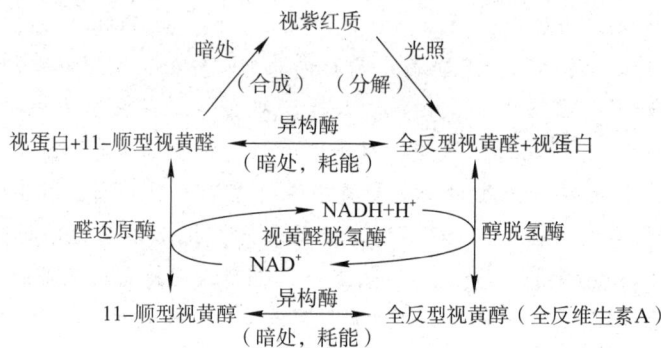

图 9-6　视紫红质的光化学反应

2. 视锥细胞的光化学反应 视锥细胞可感受强光，有辨别颜色的能力，产生颜色视觉，简称色觉。"三原色学说"认为，视网膜上有 3 种不同的视锥细胞，分别感受红、绿、蓝 3 种光波。不同色光作用于视网膜时，使 3 种视锥细胞产生不同程度的兴奋，兴奋转换为不同比例组合的神经冲动，经视神经传至视觉中枢，而产生某一种颜色的感受。色觉是由于不同波长的光线作用于视网膜，继而在人脑引起的主观感觉，是一种复杂的物理和心理现象。人眼可区分约 150 种不同的颜色，每种颜色都与一定波长的光线相对应。若视锥细胞数量或功能异常则可出现色盲和色弱。

色盲是指对全部颜色或某些颜色缺乏分辨能力的色觉障碍，可分为全色盲和部分色盲。全色盲极为少见，表现为只能分辨光线的明暗，呈单色视觉；部分色盲又可分为红色盲、绿色盲及蓝色盲，其中最多见的是红色盲和绿色盲。色盲的产生原因绝大多数是遗传因素，男性多见，极少数是由视网膜病变引起。如果对某种颜色的识别能力较正常人稍差（辨色功能不足），称为色弱，这种色觉异常常由后天因素引起。

三、与视觉有关的生理现象

（一）视力

视力也称视敏度，指眼对物体细微结构的分辨能力，即分辨物体上两点之间最小距离的能力。通常以视角的大小作为衡量标准。视角是指物体上两点发出的光线射入眼球经节点交叉所形成的夹角。眼能辨别的视角越小，表示视力越好。一般正常眼能分辨的视角约为1分角（1/60度），按国际标准视力表表示为1.0（按对数视力表表示为5.0），正常视力可达到1.0～1.5。

（二）暗适应和明适应

当人从明亮环境中突然进入暗处时，最初看不清任何东西，经过一定时间的适应后，视觉敏感度才逐渐增高而看清物体，这种现象称为暗适应。相反，明适应是指当人从暗处突然进入明亮处时，最初感到一片耀眼的光亮，也不能看清物体，经过适应后才能恢复视觉。

暗适应是人眼在暗处对光的敏感度逐渐提高的过程。由于人眼在亮处时感光细胞中的视紫红质大量分解，剩余量很少，所以刚进入暗处时感光细胞对光的敏感度较低，不能视物。此后，随着视紫红质合成逐渐增多，感光细胞对光的敏感度也逐渐恢复。明适应的进程很快，在几秒内即可完成。其机制是视杆细胞在暗处蓄积的视紫红质在进入亮处后迅速分解，因而产生耀眼的光感。视杆细胞中的视色素被大量分解后，对光相对不敏感的视锥细胞中的视色素可以继续感受光刺激，恢复视觉。

（三）视野

用单眼固定注视前方一点时，该眼所能看到的最大空间范围，称为视野。用视野计可绘出视野图。在同一光照条件下，颜色不同，视野也不一致，白色＞黄色＞蓝色＞红色＞绿色。另外，视野受面部结构影响，鼻侧和上方视野较小，颞侧和下方视野较大。临床上借助视野检查，可以辅助判断某些视网膜或视觉传导通路的病变。

（四）视后像和融合现象

注视一个光源或较亮的物体，片刻后闭上眼睛，可感觉到一个与其形状和大小相似的光斑，这种主观效应称为视后像。如果给予单次闪光刺激，则主观上光感的持续时间比实际闪光时间长，这是光的后效应所致。如果用重复的闪光刺激人眼，当闪光频率较低时，主观上能分辨出每次单独的闪光；当闪光频率增加到一定程度时，则引起主观上的连续光感，这一现象称为融合现象。融合现象是由于闪光的间歇时间比视后像的时间更短而产生的。能引起闪光融合的最低频率，称为临界融合频率，反映视觉的时间分辨力。光刺激越靠近中央凹，其临界融合频率越高。另外，闪光的颜色、视角的大小、受试者的年龄及药物等均可影响临界融合频率。疲劳可使临界融合频率下降，因此，在劳动生理中常将临界融合频率作为监测中枢疲劳的指标。

（五）双眼视觉和立体视觉

牛、马、羊等哺乳动物的双眼分别长在头的两侧，左眼和右眼各自感受不同侧面的光刺激，视野不相重叠，因此仅有单眼视觉。人和灵长类动物的双眼都在头部的前方，两眼的鼻侧视野相互重叠，因此在此范围内的物体会被两眼同时所见，两眼同时看某一物体时产生的视觉称为双眼视觉。双眼视物时，来自物体同一部分的光线分别成像于两眼视网膜的一对相称点上，经视觉中枢处理后在主观上产生单一物体的视觉，称为单视。在眼外肌瘫痪或眼球内肿瘤压迫等情况下，双眼视网膜的相称性受到破坏，双眼物像不能完全融合，因而在主观上产生了部分互相重叠的视觉，称为复视。双眼视觉的优点是可以扩大视野，弥补单眼视野中的盲区，并产生立体视觉。

双眼视物时，主观上可产生厚度、空间深度或距离等感觉，称为立体视觉，主要是由两眼的视差形成的。当两眼注视同一物体时，物体的左侧面投射到左眼视网膜较多，而右侧面投射到右眼较多，视觉中枢通过比较分析两眼物像信息之间的差异就形成了立体视觉。有时用单眼视物也能产生一定程度的立体感，这主要是通过眼球运动和远近调节来改变物像的大小和相互遮挡关系，从中获得立体信息。另外，生活经验和物体表面的阴影等也与立体视觉的产生有关。

第三节　位觉听觉器官

耳是人的听觉器官，也是位置觉和平衡觉器官，对于人类认识自然、交流思想等具有重要意义。耳由外耳、中耳和内耳组成。外耳和中耳是传音装置，内耳是听觉感受器和位觉感受器所在部位。声波通过外耳和中耳传到耳蜗，经耳蜗的感音换能作用，将声波的机械能转变为听神经纤维上的神经冲动，后者上传到大脑皮层的听觉中枢，产生听觉。人听觉器官的适宜刺激是频率为 20 ～ 20000Hz 的声波。每种频率的声波，都有一个刚能引起听觉的最小强度，称为听阈，当强度增加到某一限度时将引起鼓膜的疼痛感觉，这一限度称为最大可听阈。人耳最敏感的声波频率为 300 ～ 3000Hz。

一、耳的听觉功能

（一）外耳的功能

外耳由耳郭和外耳道组成。耳郭的形状有利于收集声波，还可以帮助判断声源方向。有些动物（如猫）能转动耳郭以探测声源方向。外耳道是声波传导的通道，并对声波产生共振作用。

（二）中耳的功能

中耳由鼓膜、听骨链、鼓室和咽鼓管等结构组成（图 9–7）。中耳的主要功能是将声波振动高效地传给内耳淋巴液，其中鼓膜和听骨链在声音传递过程中还起增压作用。

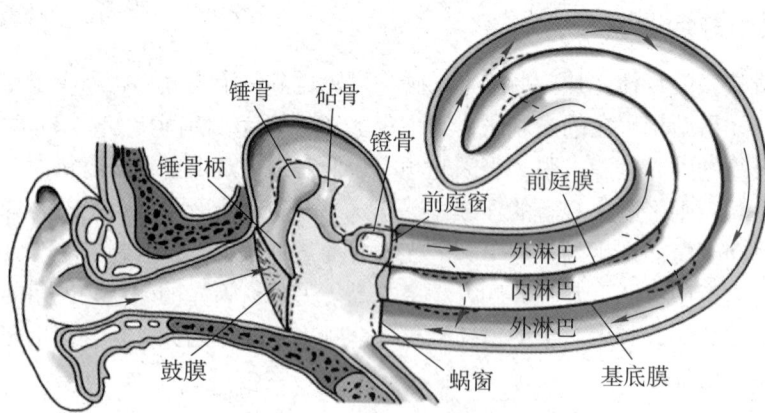

图 9–7　中耳和耳蜗关系

1. 鼓膜　为椭圆形半透明薄膜，形似顶点朝向中耳的浅漏斗，为外耳道与中耳的交界。鼓膜能随声波同步振动，几乎没有余振，因而能将声波如实地传递给听骨链。

2. 听骨链　由 3 块听小骨锤骨、砧骨和镫骨依次连接而成。锤骨柄附着于鼓膜，砧骨居中，镫骨底与内耳前庭窗（卵圆窗）膜相贴，砧骨居中。3 块听小骨形成一个固定角度的杠杆系统，通过杠杆作用能把鼓膜高振幅、低压强的振动转换为低振幅、高压强的振动，并传向卵圆窗，这就是中耳的增压效应，既可提高传音效率，又可避免对内耳造成损伤。

3. 咽鼓管 连接鼓室和鼻咽部的管道，其鼻咽部开口常处于闭合状态，当吞咽、打哈欠时开放，空气经咽鼓管进入鼓室，使鼓室内气压与外界大气压相同，以维持鼓膜的正常位置与功能。咽鼓管因炎症而被阻塞后，外界空气不能进入鼓室，鼓室内原有空气被吸收，使鼓室内压力下降，引起鼓膜内陷，致使患者出现鼓膜疼痛、听力下降、耳闷等症状。当人们乘坐飞机或潜水时，如果咽鼓管不及时开放，同样可因鼓室两侧出现巨大的压力差而产生鼓膜剧烈疼痛，严重者可造成鼓膜破裂，影响听力。

（三）声波传入内耳的途径

声波可通过气传导和骨传导两条途径传入内耳，正常情况下以气传导为主。

1. 气传导 声波经外耳道引起鼓膜振动，再经听骨链和前庭窗膜传入耳蜗，此途径称为气传导，是声波传导的主要途径。此外，鼓膜的振动也可引起鼓室内空气振动，再经蜗窗膜传入耳蜗，该途径也属气传导，但仅在听骨链运动障碍时才发挥一定作用，此时的听力较正常时大为降低。

2. 骨传导 声波直接作用于颅骨，经颅骨和耳蜗骨壁传入耳蜗，此途径称为骨传导。骨传导的效能远低于气传导，因此在引起正常听觉中的作用极小。当鼓膜或中耳病变引起传音性耳聋时，气传导明显受损，而骨传导却不受影响，甚至相对增强。当耳蜗病变引起感音性耳聋时，音叉试验的结果表现为气传导和骨传导均减弱。因此，临床上可通过检查患者的气传导和骨传导是否正常判断听觉异常的产生部位和原因。

考点与重点 声波传入内耳的途径

（四）内耳的感音功能

内耳的耳蜗能将传到耳蜗的机械振动转变为听神经纤维上的神经冲动，上传至听觉中枢，产生听觉。内耳又称迷路，在功能上可分为耳蜗和前庭器官两部分。

1. 耳蜗的基本结构 耳蜗是一个形似蜗牛壳的骨管，被前庭膜和基底膜分成 3 个管腔，上方为前庭阶，中间为蜗管（也称中阶），下方为鼓阶，3 个管腔中充满淋巴液（图 9-8）。前庭阶和鼓阶内充满外淋巴，借耳蜗顶部的蜗孔相通；蜗管是一个充满内淋巴的盲管。基底膜上有声音感受器：螺旋器（也称柯蒂器），螺旋器由内、外毛细胞及支持细胞等组成。毛细胞表面有纤毛，称为听毛。听毛上方为盖膜，盖膜悬浮于内淋巴中。毛细胞底部则与外淋巴相接触，分布有丰富的听神经末梢。

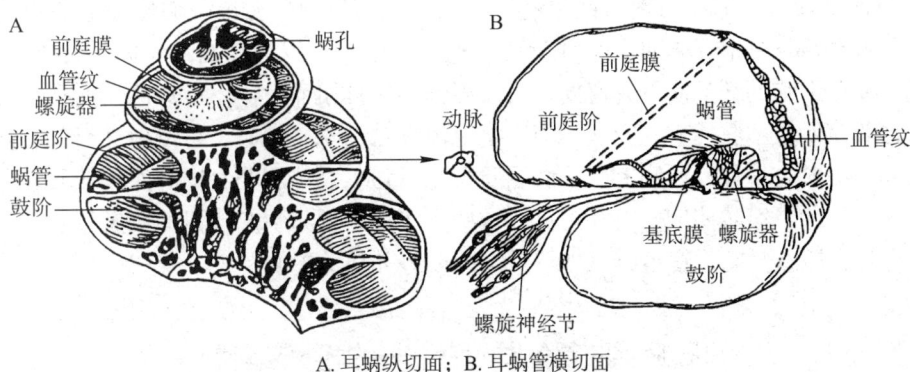

A. 耳蜗纵切面；B. 耳蜗管横切面

图 9-8 耳蜗纵切面和耳蜗管横切面

2. 耳蜗的感音换能作用 耳蜗的感音换能作用是将传入耳蜗的机械振动转变为耳蜗神经上的神经冲动。当声波经卵圆窗或蜗窗传入内耳后，通过外、内淋巴液的振动引起基底膜的振动，从而带动螺旋器随之振动，使毛细胞与盖膜之间发生交错的移行运动，听毛弯曲变形而兴奋，产生微音器电位。当微音器电位总和达到阈电位时，触发与其相连的蜗神经产生动作电位，完成耳蜗的换能作用。听神经的动作电位通过听觉传导通路传入大脑皮层的听觉中枢，引起听觉。

3. 耳蜗对声音的初步分析 行波学说认为，基底膜的振动总是从耳蜗底部向耳蜗顶部推进。由于声波频率不同，声波传播到基底膜的远近和最大振幅出现的部位也不同。高频声波推动耳蜗底部基底膜振动；中频声波振动向前延伸，在基底膜中段振幅最大；低频声波振动推进到基底膜蜗顶处振幅最大。由于基底膜不同部位的毛细胞受到刺激，经相应的听神经纤维传入大脑皮层听觉中枢的不同部位，就可产生不同音调的感觉。

二、前庭器官的功能

前庭器官是由内耳的半规管、椭圆囊和球囊组成，主要功能是感受机体姿势和运动状态（运动觉）以及头部在空间的位置（位置觉），这些感觉合称为平衡感觉。

（一）半规管的功能

人两侧内耳中各有上、外、后3个半规管，分别代表空间的3个平面。每条半规管一端都有膨大的壶腹，内有壶腹嵴，其中有感受性毛细胞，毛细胞的底部与前庭神经末梢相连。壶腹嵴是旋转变速运动的感受器。当身体或头部做旋转变速运动时，由于惯性作用，相应的半规管内的淋巴液超前或滞后于半规管的运动，从而引起壶腹和毛细胞的相对位置发生改变，刺激毛细胞兴奋，其神经冲动经前庭神经传入中枢，产生旋转感觉，同时引起姿势反射，以维持身体平衡。

（二）椭圆囊和球囊的功能

椭圆囊和球囊都是膜质的小囊，充满内淋巴液，囊内各有一个囊斑称为椭圆囊斑和球囊斑，感受性毛细胞位于囊斑中，毛细胞顶部的纤毛埋植于耳石膜的结构中，底部与前庭神经末梢相连。囊斑是头部位置及直线变速运动的感受器。当人体头部位置改变或做直线变速运动时，由于惯性及重力作用，耳石膜与毛细胞的相对位置发生改变，刺激毛细胞兴奋，其神经冲动经前庭神经传入中枢，产生头部空间位置或直线变速运动的感觉，同时引起姿势反射，以维持身体平衡。

（三）前庭反应

来自前庭器官的传入冲动，除能引起一定的运动觉和位置觉外，还可引起各种姿势调节反射，自主神经反应和眼震颤等，这些现象统称为前庭反应。例如，人坐在车上，当车突然向前开动或加速时，由于惯性作用，身体将后仰，但在出现后仰之前，椭圆囊中的位觉砂会由于惯性使毛细胞的纤毛向后弯曲，反射性引起躯干部屈肌和下肢伸肌紧张增强，使身体前倾以保持平衡；又如，人乘坐电梯上升时，球囊中的位觉砂使毛细胞的纤毛向下方弯曲，可反射性抑制伸肌而发生下肢屈曲，而乘电梯下降时，则反射性地兴奋伸肌而发生下肢伸直。同样，当人绕身体纵轴向左旋转时，可反射性引起右侧颈部肌紧张增强，左侧减弱，头向右偏移；右侧上、下肢屈肌紧张增强，肢体屈曲，同时左侧伸肌紧张增强，肢体伸直，使躯干向右偏移，以防摔倒。由此可见，这些姿势反射都与引起反射的刺激相对抗，其意义在于使机体尽可能保持在原有空间位置上，以维持一定的姿势和身体平衡。

链接

耳石症手法复位发明者——约翰·艾普利

约翰·艾普利（John Epley）是美国耳鼻喉科医生，是耳石症（良性位置性眩晕）手法复位的开创者，发明了著名的"Epley手法"。

　　耳石症患者常感到一过性的眩晕、恶心、眼球颤动，偶尔伴有呕吐。最典型的症状是在翻身和躺下起身时，突然出现天旋地转、恶心想吐的感觉，且这种眩晕的突然性无法提前预判，给患者生活带来极大不便。"Epley 手法"通过一系列头部和身体的特定位置变动，使耳石（内耳脱落的碳酸钙结晶）从半规管重新回到椭圆囊，从而消除眩晕症状。该手法基于对耳石移动机制的深入研究，操作简单且效果显著。这一革命性治疗方式极大改善了耳石症患者的康复效率，避免了药物或手术等侵入性治疗。

❓ 思 考 题

1. 眼折光异常的种类及其产生的原因？如何矫正？
2. 声波的传导途径有哪些？哪条途径更重要？

本章数字资源

第十章 神经系统功能

📋 **案例**

　　患者，男性，65 岁。因"昏倒在地，不省人事 5 小时"，急诊入院。既往史：高血压病史 10 年。查体：BP 180/110mmHg，右侧鼻唇沟浅，口角歪向左侧。右侧舌肌瘫痪，伸舌时舌尖偏向右侧，无舌肌萎缩。右侧肢体肌力 0 级，左侧肢体肌力 V 级，右侧肢体及面部针刺感觉减弱，左侧针刺感觉正常存在。头颅 CT 示：左侧基底节区椭圆形高密度影，边界清楚。临床诊断：内囊出血。

问题：1. 患者的感觉功能为何会出现障碍？
　　　　2. 患者的运动功能为何会出现障碍？

第一节　神经系统功能活动的基本原理

　　人体各系统的功能活动直接或间接地受神经系统的调节控制。人体生活在不断变化的环境中，环境的变化影响体内的生理功能。机体需要对各系统的生理功能做出不断地、迅速而完善的调节，才能使机体适应内外环境的变化，其中神经调节是起主导作用的调节方式。

一、神经元和神经胶质细胞

（一）神经元

　　神经元（neuron）即神经细胞，是神经系统结构与功能的基本单位，神经系统由近百亿个神经元组成。

　　神经元在形态上由胞体和突起组成（图 10-1）。胞体主要位于脑、脊髓、神经节以及某些器官的神经组织中，是神经元的营养和代谢中心；突起可分为树突和轴突两类。神经元的树突可有一个或多个，一般较短，由胞体向外呈树枝状伸出，主要接受其他神经元传来的信息。一般情况下，神经元的轴突只有一条，较长。神经元的动作电位产生于轴丘。树突接受外来刺激，轴突传出神经冲动。

　　神经元的功能主要包括：①接收外来信息；②分析信息；③传递信息。

（二）神经胶质细胞

　　1. 胶质细胞的结构和功能特征　胶质细胞是神经系统中另一大类组织特异性细胞，与神经元相比在形态和功能上有很大差异。胶质细胞也有突起，但无树突和轴突之分；细胞之间不形成化学突触，但普遍存在缝隙连接；随细胞外 K^+ 浓度变化膜电位发生改变，但不能产生动作电位。在某些胶质细胞膜上还存在多种神

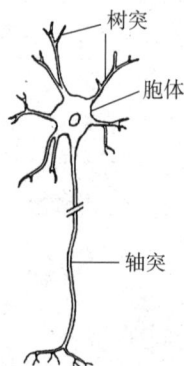

图 10-1　神经元结构

经递质的受体。此外，胶质细胞终身具有分裂增殖的能力。

2.胶质细胞的类型和功能　胶质细胞有多种类型。在中枢神经系统主要有星形胶质细胞（astrocyte）、少突胶质细胞（oligodendrocyte）和小胶质细胞（microglia）等；在周围神经系统则有施万细胞和卫星细胞等。

各类胶质细胞具有不同的功能。

（1）星形胶质细胞：星形胶质细胞是脑内数量最多、功能最复杂的胶质细胞，其功能主要有以下几个方面。

1）机械支持、隔离和屏障作用：在脑和脊髓组织中，星形胶质细胞对神经元的胞体和纤维构成机械支持，同时可包裹隔离树突。星形胶质细胞还具有屏障作用。星形胶质细胞参与血脑屏障、脑脊液－脑屏障的形成。

2）营养作用：星形胶质细胞在毛细血管和神经元之间发挥物质运输功能。星形胶质细胞还分泌多种神经营养因子。

3）迁移引导作用：发育中的神经细胞沿着星形胶质细胞（主要是辐射状星形胶质细胞和小脑贝格曼胶质细胞）突起的方向迁移，直到最终的定居部位。

4）修复和增生作用：脑和脊髓损伤后，星形胶质细胞可增殖并活化为反应性星形胶质细胞（reactive astrocyte），吞噬和清除组织碎片，充填组织缺损，分泌神经营养因子或细胞外基质分子促进神经再生和损伤修复。

5）免疫应答作用：星形胶质细胞作为中枢神经系统的抗原提呈细胞，与血管内皮细胞、血管周细胞和小胶质细胞等其他具有抗原呈递功能的细胞一起，将抗原呈递给T淋巴细胞。

6）稳定细胞外液中K^+浓度作用：星形胶质细胞膜有助于维持细胞外合适的K^+浓度，维持神经元电活动的正常进行。

7）对某些递质和活性物质的代谢作用：星形胶质细胞能通过谷氨酸（glutamic acid，Glu）和γ-氨基丁酸（γ-aminobutyric acid，GABA）各自的同名转运体分别摄取这两种递质。此外，星形胶质细胞还参与多种活性物质的合成、分泌或转化。除前述多种神经营养因子外，还有血管紧张素原、前列腺素以及白细胞介素等。

（2）少突胶质细胞和施万细胞：少突胶质细胞和施万细胞分别是中枢和周围神经系统的成髓鞘细胞。髓鞘在发育中还能引导轴突生长和促进神经元与其他细胞建立突触联系。

（3）小胶质细胞：小胶质细胞是中枢神经系统中特化的免疫细胞。

成年脑组织因感染、缺血、外伤和退行性疾病而发生变性时，小胶质细胞被激活并增殖为反应性小胶质细胞，最终变为具有吞噬细胞形态和吞噬功能的吞噬性小胶质细胞，与来自血液中的单核细胞和血管壁上的巨噬细胞一起参与吞噬清理、组织修复和基质重塑。

（4）卫星细胞：在周围神经系统的脊神经节内存在卫星细胞，其作用可能是为神经元提供营养及形态支持，以及调节神经元外部的化学环境。

（三）神经纤维及其功能

神经纤维（nerve fiber）是由轴索（轴突或感觉神经元的长树突）外包神经胶质细胞（构成髓鞘）或神经膜而成。通常将有髓鞘的神经纤维称为有髓纤维，无髓鞘外包仅一层神经膜者称为无髓纤维。无髓纤维并非完全无髓鞘。

1.神经纤维的分类

神经纤维分类方法主要有如下两种。

（1）根据电生理学特性分类：根据神经纤维的电生理学特性不同，将之分为A、B、C类纤维，其中A类纤维又分为α、β、γ、δ 4个亚类。这种分类方法主要用于传出神经纤维。

（2）根据纤维的直径和来源分类：根据神经纤维组织学特性不同，用罗马数字命名为Ⅰ、Ⅱ、Ⅲ、

Ⅳ四大类。这种分类方法主要用于传入神经纤维。

神经纤维分类方法及其对应关系见表10-1。

表 10-1 神经纤维的分类

按电生理学特性分类	传导速度（m/s）	直径（μm）	来源	按来源及直径分类
A 类				
α	70～120	12～22	肌梭、腱器官传入纤维；梭外肌传出纤维	Ⅰ
β	30～70	8～13	皮肤触压觉传入纤维	Ⅱ
γ	15～30	4～8	梭内肌传出纤维	
δ	12～30	1～4	皮肤痛温觉传入纤维	Ⅲ
B 类	3～15	1～3	自主神经节前纤维	
C 类				
sC	0.7～2.3	0.3～1.3	自主神经节后纤维	
drC	0.6～2.0	0.4～1.2	脊髓后根痛觉传入纤维	Ⅳ

2. 神经纤维功能

（1）传导神经冲动：其机制是由于兴奋部位与未兴奋部位之间的电位差形成的局部电流，引起邻近膜去极化，当去极化达到阈电位时，则在邻近膜上产生新的动作电位。

（2）营养性作用：通常情况下，神经末梢还可释放某些营养因子，从而持久影响和调整其所支配组织的结构及内在代谢活动，称为神经纤维的营养性作用。神经的营养性作用与神经冲动关系不大。通常情况下，神经纤维的营养性作用不易被察觉，但在神经受损后，其所支配的肌肉内糖原合成速度减慢，蛋白质分解速度加快，肌肉逐渐出现萎缩。尤其是周围神经受损时会出现肌肉萎缩，其原因是肌肉失去了神经的营养性作用。相反，神经元也需要其所支配组织或细胞的营养性支持，如神经生长因子可以促进神经元突起的生长，维持神经系统的正常功能。

不同神经纤维传导兴奋的速度具有较大差别，与神经纤维的直径、有无髓鞘及温度有关。一般而言，直径大的纤维比直径小的纤维传导速度快；有髓纤维比无髓纤维传导速度快；在一定范围内，神经纤维的传导速度还与温度成正比，温度降低可以减慢神经纤维的传导速度甚至造成传导阻滞，这是临床上采用冷冻麻醉的机制之一。测定神经纤维的传导速度，有助于诊断神经纤维病变和评估神经损伤预后。

3. 神经纤维传导兴奋的特征

（1）双向传导：在实验条件下，刺激神经纤维的任何一点，产生的动作电位均可向两端传导，即兴奋传导的双向性。但在体内，由于神经纤维总是作为反射弧的传入或传出部分，所以神经纤维上动作电位往往是单方向传导。

（2）绝缘性：神经纤维外覆的神经膜及髓鞘是绝缘的，因此，冲动在神经纤维上传递时基本上不会波及邻近纤维。其生理学意义在于保证神经调节的准确性和精确性。

（3）完整性：神经纤维能将信息传送到远隔部位，不仅要求其结构完整，同时要求其功能正常。如用冷冻或采用局麻药作用于神经纤维某一点，破坏其生理功能的完整性时，可造成神经冲动的传导阻滞。根据此原理临床在手术前往往采用低温麻醉和药物麻醉的方法以减轻患者的疼痛和痛苦。

（4）相对不疲劳性：神经纤维可以在较长时间内持续传导动作电位而不容易产生疲劳。实验发现，用电刺激神经 – 肌肉标本的神经部分时，连续用频率50～100次/分的电刺激，刺激神经纤维9～12h，神经纤维的兴奋性始终不变，但刺激肌肉部分则很快因疲劳而不再收缩。证明神经纤维在传导兴奋性具有相对不疲劳性。

4. 神经纤维的轴浆运输

神经纤维的细胞质，又称为轴浆。轴浆在轴突与胞体之间具有往返流动性能，发挥物质运输作用，称为轴浆运输。轴浆运输的方向可以是顺向的，也可为逆向的，还可为双向的。轴浆从胞体向轴突末梢运送，称为顺向轴浆运输，主要参与递质囊泡的运输。轴浆从轴突末梢运向胞体，称为逆向轴浆运输，可能对胞体蛋白质的合成起反馈调节作用。

二、突 触 生 理

神经元与神经元之间，以及神经元与效应器细胞之间接触并传递信息的部位称为突触。根据信息传递媒介物性质的不同可分为化学性突触（chemical synapse）和电突触（electrical synapse），前者的信息传递媒介物是神经元所释放的化学物即神经递质，后者的信息传递媒介物是局部电流。化学性突触又可根据突触前神经元与突触后神经元相对应的数目不同，分为经典突触和非定向突触。

（一）化学性突触

1. 定向突触　依据组成不同定向突触可分为：①轴 – 体突触；②轴 – 树突触；③轴 – 轴突触 3 类（图 10–2）。

突触有特殊的微细结构，一个神经元的轴突末梢首先分成许多小支，每个小支的末梢部分膨大呈球状，称为突触小体，贴附在下一个神经元的胞体或突起表面。在电子显微镜下可观察到，突触的接触处有两层膜，轴突末梢的轴突膜称为突触前膜，与突触前膜相对的胞体膜、轴突膜或树突膜则称为突触后膜，两膜之间为突触间隙。一个突触即由突触前膜、突触间隙和突触后膜三部分组成。突触前膜和后膜较一般的神经元膜稍增厚，约 7.5nm。突触间隙约 20nm，其间有黏多糖和糖蛋白。在突触前膜内侧有致密突起，致密突起和网格形成囊泡栏栅，其间隙处正好容纳一个囊泡。在突触小体的轴浆内，含有较多的线粒体和大量聚集的囊泡（突触小泡）。突触小泡的直径为 20 ～ 80nm，含有高浓度的递质。不同突触内含的囊泡大小和形状不完全相同，释放乙酰胆碱的突触，其小泡直径为 30 ～ 50nm，在电镜下为均匀致密的囊泡；而释放去甲肾上腺素的小泡，直径为 30 ～ 60nm，其中有一个直径为 15 ～ 25nm 的致密中心。突触小泡在轴浆中分布不均匀，常聚集在致密突起处（图 10-3）。

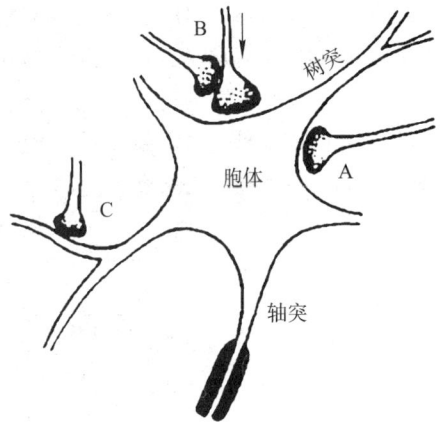

A：轴 – 体突触；B：轴 – 树突触；C：轴 – 轴突触

图 10–2　突触的类型

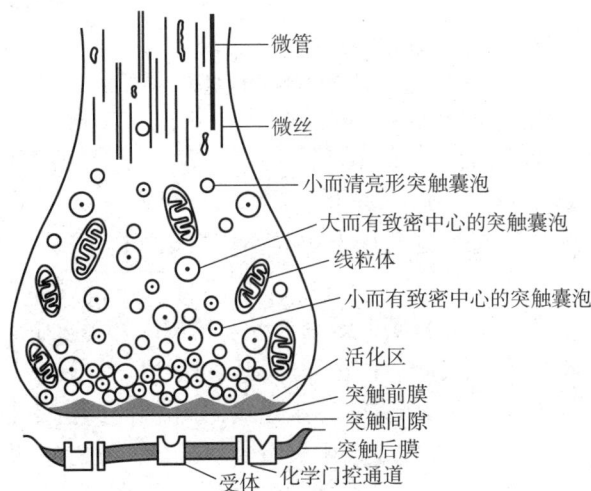

图中标注：微管、微丝、小而清亮形突触囊泡、大而有致密中心的突触囊泡、线粒体、小而有致密中心的突触囊泡、活化区、突触前膜、突触间隙、突触后膜、化学门控通道、受体

图 10–3　突触结构模式

神经元的轴突末梢一般都分支形成许多突触小体，与其后的神经元构成突触，所以一个神经元能通过突触传递作用于许多其他神经元；而神经元的树突、轴突或胞体可以接受许多神经元的突触小体构成突触，因此一个神经元又可接受许多不同神经元的作用。据估算，一个脊髓前角运动神经元的胞体和树突上可有约 2000 个突触，而一个大脑皮层锥体细胞则约有 30000 个突触。

突触传递过程：神经突触传递是指信息从突触前神经元传递到突触后神经元的过程，与神经-肌肉接头处的兴奋传递过程相似，也是一个电-化学-电的过程。

突触传递过程是连续的，可分为以下几个阶段。①突触前膜去极化：当突触前神经元的兴奋传导到达轴突末梢时，突触前膜去极化；②Ca^{2+} 流入突触小体：突触前膜的去极化导致前膜上电压门控性 Ca^{2+} 通道开放，Ca^{2+} 内流，其作用是促进突触小泡向前膜靠近，并与之发生融合；③递质释放：储存在囊泡中的递质发生倾囊式释放，扩散到间隙与后膜；④递质与受体结合：释放的递质与后膜上的相应受体或配体门控通道结合，引起后膜离子通透性的改变；⑤产生突触后电位：突触后膜上离子通道通透性增大，离子进入，继而引起突触后膜的膜电位改变，这种发生在突触后膜上的局部电位称作突触后电位，包括兴奋性突触后电位（excitatory postsynaptic potential，EPSP）和抑制性突触后电位（inhibitory postsynaptic potential，IPSP）两种类型；⑥递质的灭活：释放到突触间隙的神经递质通过不同途径被及时清除或灭活，其意义在于保证突触部位信息传递的精确性和特异性。

（1）兴奋性突触后电位：动作电位传导到突触前膜时，引起突触前膜释放某种兴奋性递质，作用于突触后膜上的特异受体，提高了后膜对 Na^+ 和 K^+ 的通透性，特别是对 Na^+ 通透性增大，引起 Na^+ 内流，使突触后膜发生局部去极化，这种电位变化称为兴奋性突触后电位（图 10-4）。

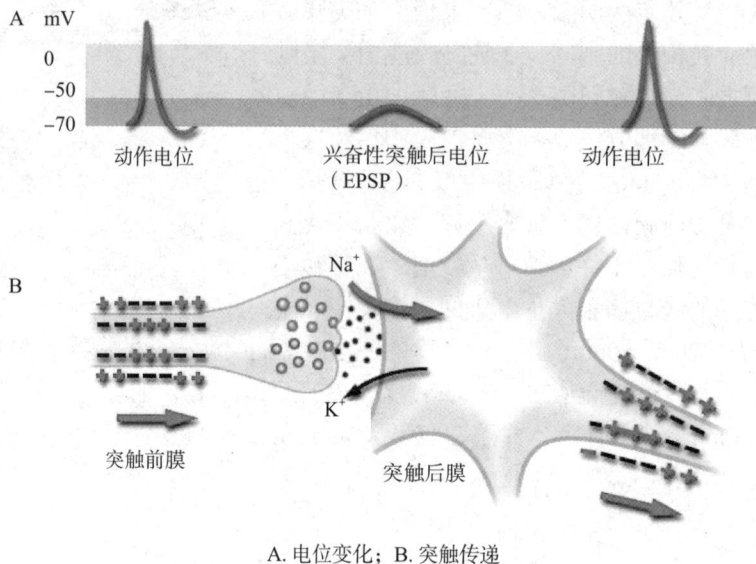

A. 电位变化；B. 突触传递

图 10-4　兴奋性突触后电位

（2）抑制性突触后电位：动作电位传导到突触前膜时，引起突触前神经末梢兴奋，突触前膜释放抑制性递质，与突触后膜受体结合后，提高后膜对 Cl^- 和 K^+ 的通透性，尤其是对 Cl^- 通透性增大。由于 Cl^- 的内流与 K^+ 的外流，使突触后膜发生局部超极化，这种电位变化称为抑制性突触后电位（图 10-5）。

在中枢神经系统中，一个神经元常与其他多个神经末梢构成许多突触，包括兴奋性突触和抑制性突触，分别产生的 EPSP 与 IPSP 可在突触后神经元的胞体进行整合，轴突始段则是神经元对两种电位进行整合的整合点。因此，突触后神经元的状态实际上取决于同时产生的 EPSP 与 IPSP 代数和。如果 EPSP 占优势并达阈电位水平，突触后神经元产生兴奋；相反，若 IPSP 占优势，后神经元则呈现抑制状态。

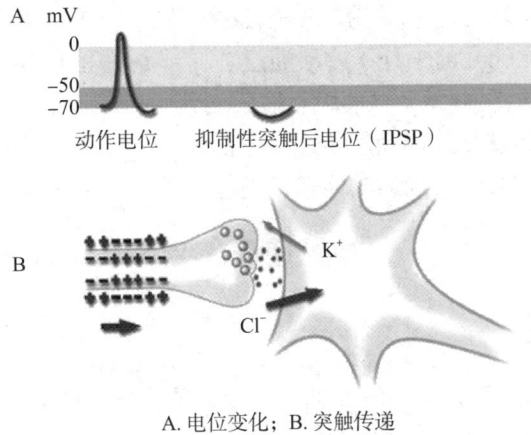

A. 电位变化；B. 突触传递

图 10-5　抑制性突触后电位

考点与重点 突触及其传递过程

2. 非定向突触传递　在研究交感神经对平滑肌和心肌的支配方式时发现，神经系统中存在有非定向突触传递。交感肾上腺素能神经元的轴突末梢有许多分支，在分支上形成串珠状的膨大结构，称为曲张体（varicosity）。曲张体外无施万细胞包裹，曲张体内含有大量小而具有致密中心的突触小泡，内含有高浓度的去甲肾上腺素；但曲张体并不与突触后成分形成经典的突触联系，而是沿着分支分布于突触后成分的近旁（图 10-6）。当神经冲动到达曲张体时，递质从曲张体释放出来，以扩散方式到达突触后成分上的受体，使突触后成分发生反应。这种模式也称为非突触性化学传递（non-synaptic chemical transmission）。

非定向突触传递也存在于中枢神经系统中。例如，在大脑皮层内有直径很细的无髓去甲肾上腺素能纤维，其末梢分支上有许多曲张体，这种曲张体绝大部分不与其相连接的神经元形成经典的突触，而是形成非定向突触。黑质多巴胺能纤维也有许多曲张体，且绝大多数为非定向突触传递。中枢 5- 羟色胺能纤维也以这种模式进行传递。由此看来，单胺类神经纤维都能进行非定向突触传递。此外，非定向突触传递还能在轴突末梢以外的部位进行，如有的轴突膜能释放乙酰胆碱，有的树突膜能释放多巴胺等。

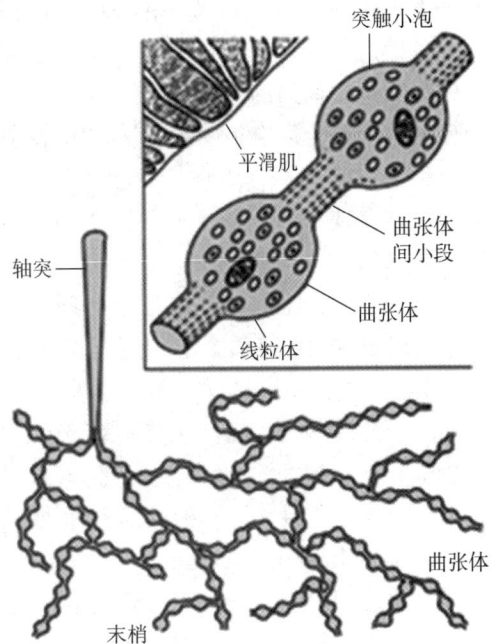

图 10-6　交感神经肾上腺能神经神经元的非定向突触传递

与定向突触传递相比，非定向突触传递具有以下特点：①突触前成分和突触后成分非一一对应，且无特化的突触前膜和后膜结构；②曲张体与突触后成分之间的距离一般大于 20nm，有的可超过 400nm；③一个曲张体释放的递质可作用于较多的突触后成分，即作用部位较分散而无特定的靶点；④递质扩散的距离较远，且远近不等，因此突触传递时间较长且长短不一；⑤释放的递质能否产生信息传递效应，取决于突触后成分上有无相应的受体。

（二）电突触

电突触传递的结构基础是缝隙连接（gap junction）。在两个神经元紧密接触的部位，两层膜间隔 2 ~ 4nm，连接部位的细胞膜并不增厚，膜两侧近旁胞质内不存在突触小泡，两侧膜上有沟通两细胞胞质的水通道蛋白，它由 12 个亚单位组成，并围成一个六瓣花瓣样的孔道结构。孔道允许带电小离子和小于 1.0 ～ 1.5kD 或直径小于 1.0nm 的小分子物质通过。局部电流和 EPSP 也可以电紧张扩布的形式从一个细胞传递给另一个细胞。电突触无突触前膜和后膜之分，一般为双向性传递；又由于其低电阻性，因而传递速度快，几乎不存在潜伏期。电突触传递在中枢神经系统和视网膜广泛存在，主要发生在同类神经元之间，具有促进神经元同步化活动的功能。

三、神经递质和受体

（一）神经递质

神经递质（neurotransmitter）是指由突触前神经元合成并释放，使突触后神经元或效应器细胞产生一定效应的化学物质。

一个化学物质被确认为神经递质，应符合以下条件：①在突触前神经元内具有合成递质的前体物质和合成酶系，能够合成这一递质。②递质贮存于突触小泡以防止被胞质内其他酶系所破坏，当兴奋冲动抵达神经末梢时，小泡内递质能释放入突触间隙。③递质通过突触间隙作用于突触后膜的特殊受体，发挥其生理作用。用电生理微电泳方法将递质施加到神经元或效应细胞旁，模拟递质释放过程能引致相同的生理效应。④存在使这一递质失活的酶或其他环节（摄取回收）。⑤用递质拟似剂或受体阻断剂能加强或阻断这一递质的突触传递作用。在神经系统内存在许多化学物质，但不一定都是神经递质，只有符合或基本上符合以上条件的化学物质才能认定为神经递质。

长期以来，一直认为一个神经元内只存在一种递质，其全部神经末梢均释放一种递质。近年发现有递质共存现象，即两种或以上的递质或调质可共存于同一神经元。递质共存的意义在于协调某些生理过程。

神经递质可根据其存在部位的不同，分为外周与中枢神经递质。

1. 外周神经递质 包括自主神经和躯体运动神经末梢所释放的递质，主要有乙酰胆碱（acetylcholine，ACh）、去甲肾上腺素（norepinephrine，NE）和肽类递质。

（1）乙酰胆碱：在自主神经系统中，全部交感和副交感神经的节前纤维、副交感神经的节后纤维以及少部分交感神经的节后纤维（如支配汗腺及支配骨骼肌血管）都可释放乙酰胆碱。躯体运动神经在性质上不属于自主性神经，但其末梢释放的递质也是乙酰胆碱。凡能释放乙酰胆碱的神经纤维，称为胆碱能纤维（cholinergic fiber）。

（2）去甲肾上腺素：大部分交感神经节后纤维释放的递质为去甲肾上腺素。凡能释放去甲肾上腺素的神经纤维，称为肾上腺素能纤维（adrenergic fiber）。

（3）肽类递质：自主神经的节后纤维除胆碱能与肾上腺素能纤维外，近年还发现释放另外递质的第三种纤维，其末梢释放的递质为肽类化合物。肽能神经纤维广泛分布于外周神经组织，如胃肠道、心血管、呼吸道、泌尿道和其他器官，特别是胃肠道的肽能神经元，能释放多种肽类递质，主要包括降钙素基因相关肽、血管活性肠肽、促胃液素、胆囊收缩素、脑啡肽、强啡肽与生长抑素等。

2. 中枢神经递质

（1）乙酰胆碱：主要分布在脊髓前角运动神经元、脑干网状结构上行激动系统、丘脑后腹核内的特异感觉投射系统、纹状体以及边缘系统的梨状区、杏仁核、海马等脑区。胆碱能神经元对中枢神经元的作用，在细胞水平以兴奋为主。乙酰胆碱在传递特异性感觉、维持机体觉醒状态，以及调节躯体运动、心血管活动、呼吸、体温、摄食、饮水与促进学习记忆等生理活动均起重要作用。此外，还参与镇痛与应激反应。

（2）胺类：包括多巴胺、去甲肾上腺素、肾上腺素、5 羟色胺等，分别组成不同的递质系统。①多巴胺（dopamine，DA）：多巴胺能神经元胞体主要位于中脑黑质，其脑内多巴胺递质系统的神经元主要分布在黑质纹状体、中脑边缘系统以及结节 – 漏斗部分，分别与调节肌紧张、躯体运动、情绪精神活动以及内分泌活动有密切关系。②去甲肾上腺素：去甲肾上腺素递质系统比较集中，绝大多数去甲肾上腺素能神经元分布在低位脑干，尤其是中脑网状结构、脑桥的蓝斑以及延髓网状结构的腹外侧部分。去甲肾上腺素递质系统对睡眠与觉醒、学习与记忆、体温、情绪、摄食行为以及躯体运动与心血管活动等多种功能均有作用。③肾上腺素（epinephrine，E）：主要功能是参与血压、呼吸的调控。④5 羟色胺（5-HT）：5-HT 递质系统也比较集中，其神经元胞体主要位于低位脑干近中线区的中缝核群内。中枢内的 5-HT 递质与睡眠、情绪精神活动、内分泌活动、心血管活动以及体温调节有关。

（3）氨基酸类：包括谷氨酸、门冬氨酸、甘氨酸、γ- 氨基丁酸（GABA），前两者为兴奋性氨基酸，后两者为抑制性氨基酸。①兴奋性氨基酸：谷氨酸在脑和脊髓中含量很高，脑内以大脑皮层、小脑与纹状体的含量最高，脊髓中以背侧部分的含量较多。谷氨酸对所有中枢神经元都表现明显的兴奋作用，因此有人认为它是神经系统中最基本的一类传递信息的神经递质。②抑制性氨基酸：甘氨酸为低位中枢如脊髓、脑干的抑制性递质，可能对感觉和运动反射进行抑制性调控。GABA 主要分布在大脑皮层浅层、小脑皮质浦肯野细胞层、黑质、纹状体与脊髓，对中枢神经元具有普遍的抑制作用。GABA 在调节内分泌活动、维持骨骼肌的正常兴奋性以及镇痛等方面均起重要作用。此外，它还参与睡眠与觉醒机制。

（4）肽类：神经元释放的具有神经活性的肽类化学物质，称为神经肽。迄今为止，在中枢神经系统内陆续发现的神经肽有 100 多种。目前，已肯定为中枢肽类递质的主要有 P 物质和脑啡肽、强啡肽等。①P 物质：中枢内的 P 物质以黑质、纹状体、下丘脑、孤束核、中缝核、延髓和脊髓背角等神经结构的含量较高。P 物质是第一级伤害性传入纤维末梢释放的兴奋性递质，对痛觉传递的第一级突触起易化作用；但在脑的高级部位反而起镇痛效应。P 物质对心血管活动、躯体运动行为以及神经内分泌活动均有调节作用。此外，P 物质还有促进免疫反应的作用。②脑啡肽：脑啡肽是脑内生成的具有阿片样生物活性的物质，广泛分布于许多脑区与脊髓内，如纹状体、杏仁核、下丘脑、中脑中央灰质、延髓头端腹内侧区和脊髓背角等。脑啡肽有很强的镇痛活性，在脑和脊髓内均发挥镇痛作用。脑啡肽也可作用于脑内某些结构，调节心血管活动，一般表现为抑制作用。③强啡肽：具有强烈的阿片样生物活性。在脑内的分布与脑啡肽相似，有相当程度的重叠。强啡肽在脊髓发挥镇痛作用，而在脑内反而对抗吗啡镇痛，对心血管等许多系统的生理活动也起调节作用。

（5）其他递质：一氧化氮（NO）在神经系统中也起递质作用，NO 作为神经元的信息传递物与其他递质不同，是一种气体分子。NO 具有多种功能特别是在神经系统中的功能，具有重要的生理、病理意义。在不同脑区中，NO 可通过改变突触前神经末梢的递质释放，从而调节突触功能。NO 还可介导突触传递的可塑性，使用 NO 合酶抑制剂后，海马的长时程增强效应被完全阻断。NO 还具有神经的保护作用。

（二）受体

递质的受体一般是指突触后膜或效应器细胞膜上的某些特殊部分，神经递质必须通过与受体相结合才能发挥作用。

1. 胆碱能受体　根据药理特性胆碱能受体分为两大类，即毒蕈碱受体（M 受体）和烟碱受体（N 受体），除与 Ach 结合外，还可分别被毒蕈碱与烟碱所激动。这两种类型的受体还可进一步分为亚型。

（1）M 受体：M 受体广泛分布于绝大多数副交感节后纤维支配的效应器（少数肽能纤维支配的效应器除外），以及部分交感节后纤维支配的汗腺、骨骼肌的血管壁上。Ach 与 M 受体结合后，可产生一系列自主神经节后胆碱能纤维兴奋的效应，包括心脏活动的抑制、支气管与胃肠道平滑肌的收缩、膀胱逼尿肌和瞳孔括约肌的收缩、消化腺与汗腺的分泌以及骨骼肌血管的舒张等，这种效应称为毒蕈碱样作用（M 样作用）。阿托品是 M 受体的阻断剂，能和 M 受体结合，以阻断 Ach 的 M 样作用。

近年来，运用分子克隆技术已阐明 M 受体的 5 种亚型，分别命名为 M_1、M_2、M_3、M_4 与 M_5 受体。其中，M_1 受体在脑内含量丰富，M_2 受体主要分布于心脏，M_4 受体在胰腺的腺泡和胰岛组织发现，介导胰酶与胰岛素的分泌，M_3 和 M_4 受体见于平滑肌，M_5 受体的药理学特性与生理效应尚不清楚。

（2）N 受体：又分为 N_1 受体与 N_2 受体两种亚型。现已知道，这两种受体实际是一种 N 型 Ach 门控通道。为了区别上述两种离子通道或受体，现将 N_1 受体称为神经元型 N 受体，分布于中枢神经系统内和自主神经节的突触后膜上，Ach 与之结合可引起节后神经元兴奋；而将 N_2 受体称之为肌肉型 N 受体，分布在神经 – 肌接头的终板膜上，Ach 与之结合可使骨骼肌兴奋。Ach 与这两种受体结合所产生的效应称为烟碱样作用（N 样作用）。六烃季铵则主要阻断神经元型 N 受体的功能，十烃季铵则主要阻断肌肉型 N 受体的功能，而筒箭毒碱能同时阻断这两种受体的功能，从而拮抗 Ach 的 N 样作用。

2. 肾上腺素能受体　肾上腺素能受体是机体内能与儿茶酚胺类物质（包括肾上腺素、去甲肾上腺素、异丙肾上腺素等）相结合的受体，可分为 α 型与 β 型两种。α 受体又可分为 α_1 和 α_2 受体两个亚型，β 受体则能分为 β_1、β_2 和 β_3 受体 3 个亚型。存在于不同部位不同类型的肾上腺素能受体，产生的生物效应不同。

（1）α 受体：一般认为 α_1 受体分布于肾上腺素能神经所支配的效应器细胞膜上。在外周组织中，α_1 受体主要定位于平滑肌，儿茶酚胺与之结合后产生的平滑肌效应主要是兴奋性的，包括血管收缩（尤其是皮肤、肾脏等内脏血管）、子宫收缩和瞳孔括约肌收缩等；α_2 受体主要分布于肾上腺素能纤维末梢的突触前膜上，对突触前去甲肾上腺素的释放进行反馈调节。哌唑嗪为选择性 α_1 受体阻断剂，可阻断 α_1 受体的兴奋效应产生降压作用，也可用于慢性心功能不全的治疗；育亨宾能选择性阻断 α_2 受体，而酚妥拉明可阻断 α_1 与 α_2 两种受体的作用。

（2）β 受体：β_1 受体主要分布于心脏组织中，其作用是兴奋性的。在生理情况下，心脏的 β_1 受体作用占优势，以致掩盖了心脏 α_1 受体的作用；只有在 β_1 受体功能抑制时，α_1 受体对心脏功能活动的调节才得以显示。此外，肾脏组织中也有 β_1 受体，起传导兴奋的作用，促进肾素分泌。β_2 受体主要分布在平滑肌，其效应是抑制性的，包括支气管、胃、子宫以及血管（冠状动脉、骨骼肌血管等）等平滑肌的舒张。β 受体阻断剂已广泛应用于临床，阿替洛尔为选择性 β_1 受体阻断剂，临床上可用于治疗高血压、缺血性心脏病及快速性心律失常等。普萘洛尔是临床上常用的非选择性 β 受体阻断剂，对 β_1 和 β_2 两种受体均有阻断作用，心动过速或心绞痛等心脏病患者应用普萘洛尔可降低心肌代谢与活动，达到治疗目的；但对伴有呼吸系统疾病的患者，应用后可引发支气管痉挛，应避免使用。

四、反射活动的基本规律

（一）中枢神经元的联系方式

中枢神经系统由种类繁多的神经元所组成，它们之间通过突触接触，构成非常复杂而多样的联系方式，归纳起来主要有单线式、辐散式、聚合式、链锁式与环式 5 种最基本的方式（图 10-7）。

1. 单线式　一个突触前神经元仅与一个突触后神经元发生突触联系，称为单线式联系。这种联系方式使中枢具有较高分辨能力，如视神经与中枢的联系。

2. 辐散式　一个神经元的轴突可以通过其分支分别与许多神经元建立突触联系，称为辐散式联系。这种联系方式能使一个神经元的兴奋引发其他许多神经元同时兴奋或抑制，从而扩大了神经元活动的影响范围。辐散式联系在感觉传导途径上多见。

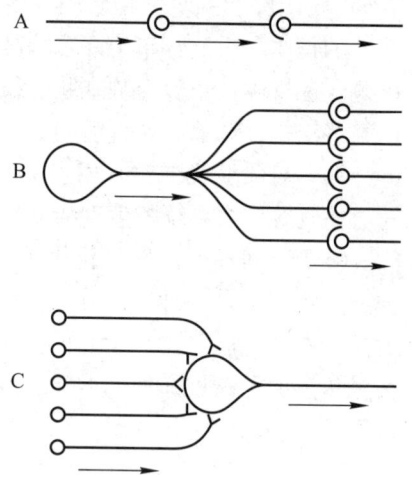

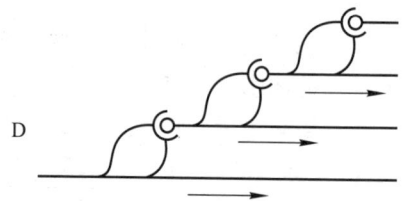

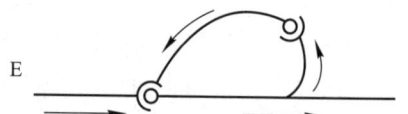

A. 单线式联系；B. 辐散式联系；C. 聚合式联系；D. 链锁式联系；E. 环式联系

图 10-7　中枢神经元的联系方式

3. 聚合式　许多神经元的轴突末梢共同与同一个神经元的胞体和突起建立突触联系，称为聚合式联系。它使许多神经元的作用集中到同一神经元，从而发生总和或整合作用。聚合式在运动传出途径中多见。

4. 链锁式　神经元一个接一个依次连接，构成链锁式联系。兴奋通过链锁式联系，可以在空间上加强或扩大作用范围。

5. 环式　一个神经元通过其轴突侧支与中间神经元建立突触联系，而中间神经元又通过其本身的轴突，回返性的与原来的神经元建立突触联系，形成一个闭合环路，称环式联系。若中间神经元为兴奋性神经元，兴奋通过环式联系使其效应增强和在时间上的延续，产生正反馈效应，此效应称为后发放；若中间神经元为抑制性神经元，通过环式联系使其效应减弱或终止，产生负反馈效应。

（二）中枢兴奋传播的特征

中枢信息传递以化学性突触的传递为主，与神经冲动在神经纤维上的传导有明显不同。

1. 单向传递　突触的信息传递只能是单一方向的。这是因为到达神经末梢的神经冲动引起突触前膜释放神经递质，继之递质作用于突触后膜的受体，在突触后膜产生突触后电位，从而完成神经信息由突触前到突触后的传递过程。

2. 突触延搁　在哺乳动物的中枢神经系统内，完成一次突触传递需要大约 0.5ms，这称为突触延搁。形成突触延搁的原因主要是化学突触的传递过程复杂，其中包括突触前膜 Ca^{2+} 通道的缓慢开放、递质释放及扩散等。在反射活动中，突触联系主要存在于中枢神经系统内，兴奋通过的突触数量越多，反射所需的时间越长。兴奋通过中枢神经系统传播所需较长时间的现象称为中枢延搁。

3. 总和　包括时间总和与空间总和。表现为由同一突触前神经末梢连续传来一系列冲动，或是由许多突触前神经末梢同时传来多个冲动，引起较多的神经递质的释放，总和叠加产生较大的 EPSP，从而诱发突触后神经元兴奋。抑制性突触传递可发生 IPSP 的总和。

4. 兴奋节律的改变　在同一反射活动中，传出神经传导兴奋的频率与传入纤维上兴奋的频率不同的现象，称为兴奋节律的改变。这是因为传出神经的频率不仅受传入纤维频率的影响，而且受中间神经元性质、联系方式以及自身功能状态的影响，最后传出冲动的频率是各种因素综合的结果。

5. 对内环境变化敏感及易疲劳　突触传递易受内环境变化的影响，如细胞外液的 Ca^{2+}、Mg^{2+} 浓度影响突触传递；缺氧、酸中毒、麻醉剂以及某些药物均可影响突触传递。实验表明，突触部位是反射弧中最易发生疲劳的环节，这可能与神经递质的耗竭有关。

考点与重点　中枢兴奋传播的特征

（三）中枢抑制

突触抑制可以发生在突触后膜，也可以发生在突触前膜，两者产生的机制不同，分别称为突触后抑制与突触前抑制，前者又称之为超极化抑制，后者则称为去极化抑制。

1. 突触后抑制　突触后抑制是由于突触后膜的兴奋性降低，接受信息的能力减弱所造成的传递抑制。所有突触后抑制都是由抑制性中间神经元的活动引起的，当一个兴奋性神经元使一个抑制性中间神经元兴奋时，其轴突末梢释放抑制性递质，使它所作用的突触后膜超极化，产生 IPSP，从而降低了突触后神经元的兴奋性，呈现抑制效应。根据抑制性神经元功能与联系方式的不同，突触后抑制可分为传入侧支性抑制与回返性抑制。

（1）传入侧支性抑制：传入神经进入中枢后，一方面直接兴奋某一中枢神经元，产生传出效应；另一方面经其轴突侧支兴奋另一抑制性中间神经元，通过此抑制性神经元的活动，转而抑制另一中枢神经元的活动，这种现象称为传入侧支性抑制，又称交互抑制（图 10-8）。例如，引起屈反射的传入神经进入脊髓后，一方面可直接兴奋屈肌运动神经元，另一方面经侧支兴奋抑制性中间神经元，再通过突触后抑制作用抑制伸肌运动神经元，以便在屈肌收缩的同时，使伸肌舒张。这种抑制形式不仅在脊髓有，脑内也有，是中枢神经系统最基本的活动方式之一，其意义是使互相拮抗的两个中枢活动协调。

（2）回返性抑制：一个中枢神经元的兴奋活动，可通过其轴突侧支兴奋另一抑制性中间神经元，后者经其轴突返回来抑制原先发动兴奋的神经元及同一中枢的其他神经元，称为回返性抑制（图 10-9）。脊髓前角运动神经元与闰绍细胞之间的功能联系是典型的回返性抑制。脊髓前角 α 运动神经元的轴突通常发出返回侧支，与闰绍细胞形成兴奋性突触，而闰绍细胞的轴突反过来与该运动神经元的胞体构成抑制性突触。当前角运动神经元兴奋时，释放 Ach 递质激活闰绍细胞，后者是抑制性中间神经元，其释放抑制性递质甘氨酸，引起 α 运动神经元的突触后抑制，这是一种负反馈抑制。其意义在于防止神经元过度、过久的兴奋，并促使同一中枢内许多神经元的活动步调一致。士的宁与破伤风毒素可破坏闰绍细胞的功能，阻断回返性抑制，导致骨骼肌痉挛。

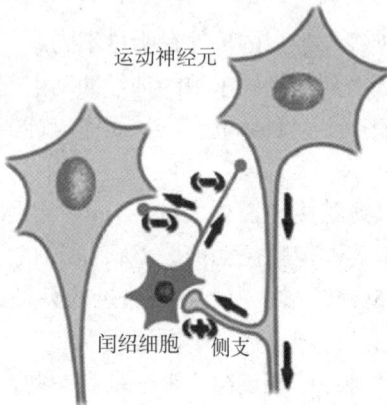

图 10-8　传入侧支性抑制

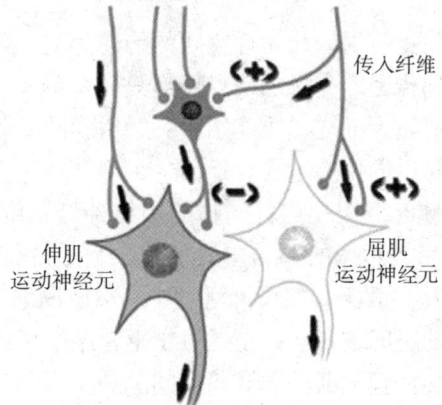

图 10-9　回返性抑制

考点与重点 突触后抑制的类型及产生的原理

2. 突触前抑制　突触前抑制的结构基础是具有轴 - 轴突触与轴 - 体突触的联系。在脊髓初级传入神经元的轴突末梢（轴突 B）分别与运动神经元的胞体（神经元 C）、中间神经元的轴突末梢（轴突 A）构成轴 - 体式兴奋突触以及轴 - 轴式突触。当轴突 A 单独兴奋时，可在神经元 C 上产生 EPSP，触发该神经元的兴奋。如果先兴奋轴突 B，随后再兴奋轴突 A，则神经元 C 上产生的 EPSP 明显减小，使之不能产生兴奋而呈现抑制效应（图 10-10）。

这种抑制形式产生的机制较复杂。目前认为，可能是轴突 B 兴奋时，其末梢释放 GABA，使轴突 A 发生部分去极化，膜电位减小；当轴突 A 发生兴奋时，由于此处的膜电位小，形成动作电位的幅度也小，

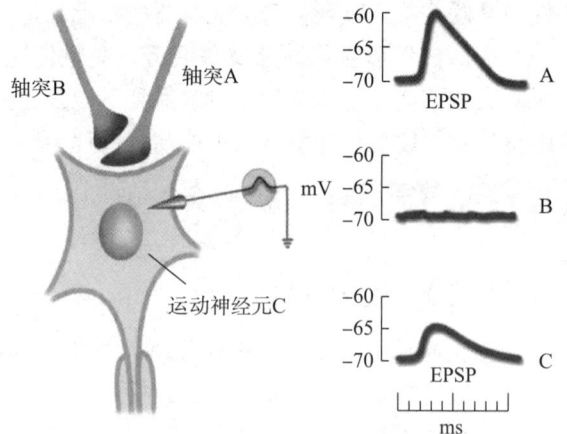

图 10-10　突触前抑制

Ca^{2+} 内流量少，使轴突 B 末梢释放的兴奋性递质量减少，导致神经元 C 形成的 EPSP 显著降低，使之不能爆发动作电位而表现为抑制效应。由于这种抑制是通过中间神经元的活动，使突触前膜发生去极化，释放的递质量减少，是突触前膜向突触后膜传递信息的作用减弱所造成的传递抑制，而突触后膜的兴奋性即接受信息的能力并无改变，故称为突触前抑制。又因为这种抑制发生时，后膜产生的不是超极化，而是去极化，形成的不是 IPSP，只是减小了的 EPSP，所以也称之为去极化抑制。

突触前抑制在中枢神经系统内广泛存在，尤其多见于感觉传入系统的各级转换站。此外，从大脑皮

层、脑干与小脑等处发出的下行冲动，也可对感觉传导束发生突触前抑制。其生理意义是控制从外周传入中枢的感觉信息，使感觉更加清晰和集中，故在调节感觉传入活动中起重要作用。

与突触后抑制相比，突触前抑制的潜伏期较长，抑制效应持续时间也长，是一种很有效的抑制作用。

医者仁心

中国神经科学奠基人张香桐先生

　　张香桐先生是我国著名的神经科学奠基人，是树突生理功能研究的先驱者。神经细胞的轴突能够传导神经冲动，树突的功能是什么？张香桐先生从树突占据大脑皮层总体积 1/3 以上的事实出发，认为树突必然在大脑皮层的功能中发挥重要作用。他用电刺激大脑皮层表面等方法来研究树突的功能。1952 年，在美国冷泉港学术讨论会上，张香桐先生宣读了《大脑皮层神经元的顶树突》的报告，阐述他对树突功能的看法，即在大脑皮层中，神经细胞树突上分布着大量突触，由于来源分散以及树突棘的高阻抗，它们的主要作用可能是精细调节神经细胞的兴奋性，对大脑皮层的功能起重要作用，而分布在细胞体上的突触很密集，产生的突触兴奋对引起神经元放电是最有效的，并提出树突是有电兴奋性的，是能够传导冲动的。张香桐先生被认为是"历史上第一个阐述了树突上突触连接重要性的人"。

　　张香桐先生对神经科学的孜孜追求，是医学生学习的典范。

考点与重点　突触前抑制产生的机制

第二节　神经系统的感觉分析功能

当刺激信息作用于机体的感受器时，感受器将其转化为神经冲动，然后通过感觉信息传导通路传递到大脑皮层的感觉中枢，再由中枢进行整合和分析处理，形成感觉。按照刺激来源不同，可以将感觉分为内部感觉和外部感觉。①内部感觉：是指由有机体内部刺激引起，反映内脏器官、身体平衡及自身状态的感觉。内部感觉主要有运动觉、平衡觉、机体觉（也称内脏感觉）。②外部感觉：是指由外部刺激引起，反映外部事物个别属性的感觉。外部感觉主要由视觉、听觉、嗅觉、味觉、肤觉（触觉、温度觉、痛觉）。也可以按照感受器位置不同，将感觉划分为视觉、听觉、嗅觉、味觉、皮肤觉（触觉、温觉、冷觉、痛觉）、运动觉、平衡觉等。

一、脊髓的感觉传导功能

由脊髓上传到大脑皮层的感觉传导路径可分为两类，浅感觉传导路径和深感觉传导路径。浅感觉传导路径传导痛觉、温度觉和粗触-压觉；其传入由脊神经后根的外侧部（细纤维部分）进入脊髓，然后在后角更换神经元，再发出纤维在中央管前进行交叉到对侧，分别经脊髓丘脑侧束（痛、温觉）和脊髓丘脑前束（粗触-压觉）上行抵达丘脑。深感觉传导路径传导躯体深感觉（即本体感觉）和精细触-压觉，其传入纤维由脊神经后根的内侧部（粗纤维部分）进入脊髓后，其上行分支在同侧后索上行，抵达延髓下部薄束核和楔束核后更换神经元，再发出纤维进行交叉到对侧，经内侧丘系至丘脑。皮肤触觉中的辨别觉，其传导路径和深感觉传导路径一致。因此，浅感觉传导路径是先交叉再上行，而深感觉传导路径是先上行再交叉；在脊髓半离断的情况下，浅感觉的障碍发生在离断的同侧。脊髓空洞症患者中央管部分有空腔形成，破坏了在中央管前进行交叉的浅感觉传导路径，造成浅感觉障碍；但由于痛、温觉传入纤维进入脊髓后，在进入水平的 1～2 个节段内更换神经元交叉到对侧，而粗细触-压觉传入纤维进入脊髓后分成上行与下行纤维，分别在多个节段内更换神经元交叉至对侧，因此较局限地破坏中央管前交叉的浅感觉传导路径，仅使相应节段双侧皮节的痛、温觉发生障碍，而粗细触－压觉基本不受影响（辨别觉完全不受影响），造成脊髓空洞症患者出现痛、温觉和触－压觉障碍的分离现象。

二、丘脑及其感觉投射系统

（一）丘脑的核团

根据丘脑的感觉功能特点，将其核团大致分为三大类（图10-11）。

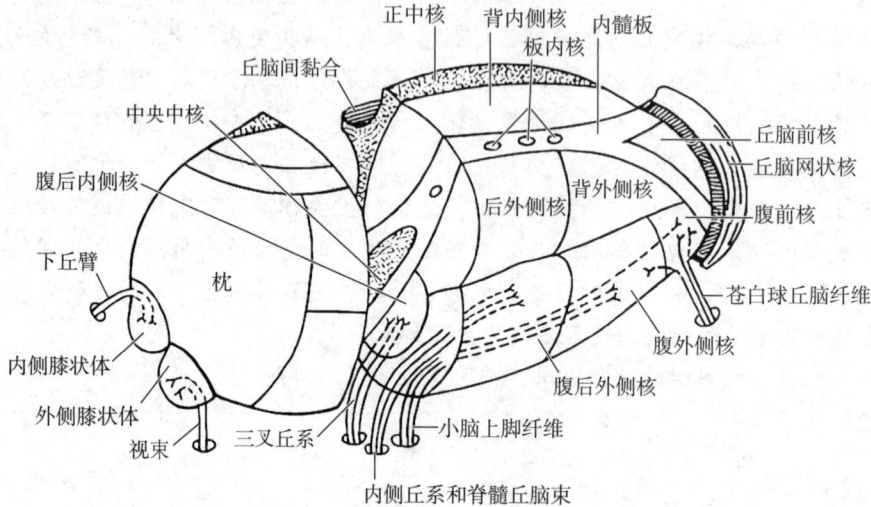

图 10-11 丘脑主要核团

1. 感觉接替核 这类核团主要有后腹核和内、外侧膝状体，是机体所有特定感觉（嗅觉除外）纤维投射到大脑皮层特定区域的换元接替部位。各种感觉功能在丘脑内有严格的定位，其中腹后核外侧部（后外侧腹核）接受脊髓丘脑束与内侧丘系的纤维投射，传导来自躯体的感觉，后腹核内侧部（后内侧腹核）则接受三叉丘系的纤维投射，传导来自头面部的感觉；由后腹核发出的纤维投向大脑皮层感觉区。内侧膝状体与外侧膝状体分别接受听觉、视觉传导的纤维投射，并发出纤维相应投向大脑皮层听区与视区。

2. 联络核 主要包括腹枕核、腹外侧核与前核等。这类核团并不直接接受感觉的纤维投射，但接受来自丘脑感觉接替核和其他皮质下中枢的纤维，换元后投射到大脑皮层的特定区域，其功能与各种感觉在丘脑和大脑皮层水平的联系协调有关，故称联络核。

3. 髓板内核群 主要有中央中核、束旁核和中央外侧核等。这类核团没有直接投射到大脑皮层的纤维，但接受脑干网状结构的上行纤维，经多突触接替换元后，弥散地投射到整个大脑皮层，发挥维持和改变大脑皮层兴奋状态的重要作用。

（二）感觉投射系统

根据丘脑核团向大脑皮层投射途径与功能的不同，可将丘脑的感觉投射系统分为两大系统，即特异投射系统与非特异投射系统（图10-12）。

1. 特异投射系统 是指从丘脑感觉接替核发出的纤维投射到大脑皮层特定区域，具有点对点投射关系的感觉投射系统。丘脑的联络核在结构上大部分与大脑皮层有特定的投射关系，投射到皮质的特定区域，所以也归属于这一系统，但它不引起特定感觉。

2. 非特异投射系统 是指由丘脑的髓板内核群弥散地投射到大脑皮层广泛区域的非专一性感觉投射系统。上述经典感觉传导通路中第二级神经元的轴突在经过脑干时，发出侧支与脑干网状结构的神经元发生突触联系，在网状结构内反复换元，各种来源的兴奋互相会聚，形成共同的通路，抵达丘脑髓板内核群，然后弥散投射到大脑皮层广泛区域，其功能是维持和改变大脑皮层的兴奋状态，但不产生特定感觉。

　　动物实验表明，损毁脑干头端部网状结构，保留上传的特异感觉传导通路，动物进入昏睡状态，脑电波呈同步化慢波；若在中脑水平切断特异感觉通路而不损害内侧网状结构，则动物仍处于清醒状态，脑电波呈现去同步化快波。由此可见，在脑干网状结构内存在具有上行唤醒作用的功能系统，这一系统称为脑干网状结构上行激动系统（ascending reticular activating system，ARAS）。目前认为，ARAS 主要通过丘脑非特异投射系统发挥作用。丘脑非特异投射系统可视为 ARAS 的丘脑部分，因此在功能上这两者是不可分割的统一系统。由于 ARAS 是多突触接替的上行系统，所以容易受药物的影响而产生传导阻滞。如巴比妥类催眠药的作用，可能是阻断 ARAS 的传导，从而使大脑皮层进入抑制状态。

　　非特异与特异投射系统虽各自具有形态与功能上的特征，但二者又具有密不可分的关系。特异投射系统传递特异感觉冲动，产生特定感觉，但感觉的产生有赖于非特异投射系统

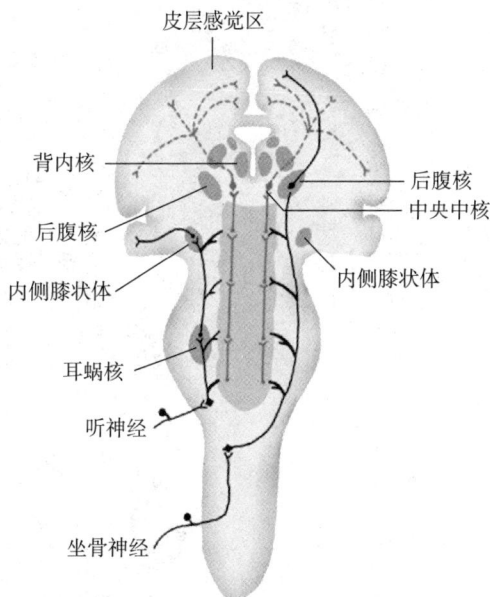

实线为特异性投射系统；虚线为非特异性投射系统

图 10-12　特异投射系统和非特异投射系统

提高皮质的兴奋水平及其所保持的醒觉状态，而非特异性传入冲动又来源于特异投射系统的感觉传入信息。正常情况下，二者之间相互作用与配合，才能使大脑皮层既能处于觉醒状态，又能产生各种特定感觉。

> **考点与重点**　特异性与非特异性投射系统

三、大脑皮层的感觉分析功能

　　大脑皮层是感觉分析的最高级中枢，各种感觉传入冲动最后到达大脑皮层，通过精细的分析、综合而产生相应的感觉。不同区域在感觉功能上具有不同的分工，称为大脑皮层的功能定位，体现了不同感觉的特异性投射在大脑皮层的区域分布，不同性质的感觉投射到大脑皮层的不同区域。

（一）体表感觉

　　体表感觉代表区主要有第一感觉区和第二感觉区。

　　1. 第一感觉区　主要位于大脑皮层中央后回。该皮质感觉区产生的感觉定位明确，性质清晰。其感觉投射有如下规律：①投射纤维左右交叉，即一侧的体表感觉投射到对侧大脑皮层的相应区域，但头面部感觉的投射是双侧性的。②投射区域的空间安排是倒置的，即下肢代表区在顶部（膝以下的代表区在皮质内侧面），上肢代表区在中间部，头面部代表区在底部，但头面部代表区内部的安排是正立的（图 10-13）。③投射区的大小与体表感觉的灵敏度有关，感觉灵敏度高的拇指、示指、口唇的代表区大，而感觉灵敏度低的背部代表区小。这是因为感觉灵敏的部位具有较多的感受器，皮质与其相联系的神经元数量也较多，这种结构特点有利于精细的感觉分析。

　　2. 第二感觉区　位于中央前回与岛叶之间，其面积较小，体表感觉在此区的投射是双侧性的，空间安排呈正立位。对感觉仅有粗糙的分析作用，定位不明确，性质不清晰。

（二）内脏感觉

　　内脏感觉投射的范围较弥散，并与体表感觉区有一定的重叠。第一感觉区的躯干与下肢部位有内脏感觉代表区。人脑的第二感觉区和运动辅助区都与内脏感觉有关。边缘系统的皮质部位也是内脏感觉的投射区。

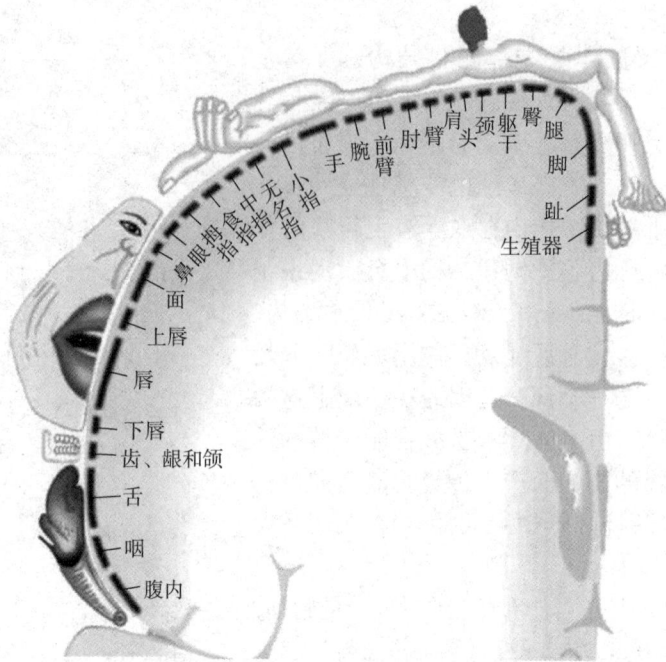

图 10–13　人大脑皮层体表感觉区

（三）本体感觉

本体感觉是指肌肉、关节等的运动觉与位置觉。目前认为，中央前回（4区）既是运动区，也是肌肉本体感觉投射区。刺激人脑的中央前回，可引起受试者试图发动肢体运动的主观感觉。

（四）视觉

枕叶皮质的距状裂上、下缘（17区）是视觉的主要投射区。左眼颞侧和右眼鼻侧视网膜的传入纤维投射到左侧枕叶皮质；同样，右眼颞侧和左眼鼻侧视网膜的传入纤维投射到右侧枕叶皮质。所以，一侧枕叶皮质受损可造成两眼对侧偏盲，双侧枕叶损伤时可导致全盲。此外，视网膜的上半部投射到距状裂的上缘，下半部投射到下缘，视网膜中央的黄斑区投射到距状裂的后部，周边区投射到距状裂的前部。

（五）听觉

人的听觉皮质投射区位于颞横回与颞上回（41区与42区）。41区是接受来自内侧膝状体听投射纤维的主要投射区，42区也接受少量投射纤维，并有纤维与41区联系。听觉投射是双侧性的，即一侧皮质代表区接受来自双侧耳蜗感受器的传入投射，故一侧代表区受损不会引起全聋。

（六）嗅觉与味觉

嗅觉的皮质投射区位于边缘皮质的前底部区域，包括梨状区皮质的前部、杏仁核的一部分。味觉投射区在中央后回头面部感觉投射区的下侧和岛叶后部皮质。

四、痛　　觉

疼痛（pain）是最常见的临床症状。是伤害性或潜在伤害性刺激引起的不愉快的主观体验，常伴有自主神经活动、运动反射与情绪反应。疼痛可作为机体受损害时的一种报警系统，对机体起保护作用；但疼痛特别是慢性疼痛或剧痛，往往使患者深受折磨，导致机体功能失调，甚至发生休克。研究疼痛产生的规律及其机制，对临床诊断与解除疼痛具有重要意义。

（一）痛觉感受器

痛觉感受器是游离的神经末梢，是一种化学感受器，广泛分布于皮肤、肌肉、关节、内脏器官等处。在外伤、炎症、缺血、缺氧等伤害性刺激的作用下，损伤组织局部释放或合成一些致痛的化学物质，主要包括 H^+、K^+、5- 羟色胺、组胺、缓激肽、P 物质、前列腺素、白三烯、血栓素与血小板激活因子等，达到一定浓度时，兴奋痛觉感受器，产生痛觉传入冲动，进入中枢引起痛觉。痛觉分为躯体痛觉和内脏痛。

（二）躯体痛觉

躯体痛觉包括体表痛和深部痛。

1. 体表痛　发生在体表某处的痛感称为体表痛。当伤害性刺激作用于皮肤时，可先后出现两种性质不同的痛觉，即快痛和慢痛。快痛在受到刺激时很快发生，是一种尖锐而定位清楚的"刺痛"；慢痛则表现为定位不明确的"烧灼痛"，一般在受刺激后 0.5 ～ 1.0s 才被感觉到，痛感强烈而难以忍受，撤除刺激后还可持续几秒，常伴有不愉快的情绪及心血管和呼吸等方面的改变。快痛和慢痛分别由 Aδ 和 C 类纤维传导。快痛主要经特异投射系统到达大脑皮层的第一和第二感觉区；而慢痛主要投射到扣带回。此外，许多痛觉纤维经非特异投射系统投射到大脑皮层的广泛区域。

2. 深部痛　发生在躯体深部，如骨、关节、骨膜、肌腱、韧带和肌肉等处的痛感称为深部痛。深部痛一般表现为慢痛，其特点是定位不明确，可伴有恶心、出汗和血压改变等自主神经反应。出现深部痛时，可反射性引起邻近骨骼肌收缩而导致局部组织缺血，缺血又使疼痛进一步加剧。缺血性疼痛的可能机制是肌肉收缩时局部组织释放某种致痛物质（Lewis P 因子）。当肌肉持续收缩而发生痉挛时，血流受阻而该物质在局部堆积，持续刺激痛觉感受器，于是形成恶性循环，使痉挛进一步加重；当血供恢复后，该致痛物质被带走或被降解，因而疼痛也得到缓解。P 因子的本质尚未确定，有研究认为可能是 K^+。

（三）内脏痛与牵涉痛

1. 内脏痛　内脏痛是伤害性刺激作用于内脏器官引起的疼痛，是临床上常见的症状，常为病理性疼痛。与皮肤痛相比，内脏痛的特征：①性质缓慢、持续、定位不精确，对刺激的分辨能力差，常伴有明显的自主神经活动变化，情绪反应强烈，有时更甚于疾病的本身。②对切割、烧灼等刺激不敏感，而对机械性牵拉、缺血、痉挛、炎症等刺激敏感。临床上观察到，肠管发生梗阻而出现异常运动、循环障碍与炎症时，往往引起剧痛，严重时甚至危及生命。③常伴有牵涉痛。

还有一种内脏痛，是由于体腔壁层浆膜（胸膜、腹膜、心包膜）受到炎症、压力、摩擦或牵拉等伤害性刺激时所产生的疼痛，称为体腔壁痛。

> **考点与重点**　内脏痛的特点

2. 牵涉痛　某些内脏疾病往往可引起体表一定部位发生疼痛或痛觉过敏，这种现象称为牵涉痛。每一内脏有特定牵涉痛区（表 10-2），如心肌缺血时，可出现左肩、左臂内侧、左侧颈部和心前区疼痛；胆囊炎、胆结石时，可出现右肩胛部疼痛；阑尾炎初期，常感上腹部或脐区疼痛。牵涉痛并非内脏痛所特有的现象，深部躯体痛、牙痛也可发生牵涉性痛。

产生牵涉痛的机制，有会聚学说与易化学说（图 10-14）。会聚学说认为，患病内脏的传入纤维与被牵涉部位的皮肤传入纤维，由同一背根进入脊髓同一区域，聚合于同一脊髓神经元，并由同一纤维上传入脑，在中枢内分享共同的传导通路。由于大脑皮层习惯于识别来自皮肤的刺激，因而误将内脏痛当作皮肤痛，故产生了牵涉痛。易化学说认为，内脏痛觉传入冲动，可提高内脏 – 躯体会聚神经元的兴奋性，易化了相应皮肤区域的传入，可导致牵涉性痛觉过敏。

表 10-2　常见内脏疾病牵涉痛部位

内脏牵涉痛部位	内脏疾病
心前区、左臂尺侧	心绞痛、心肌梗死
左上腹	胃病
肩胛间	胰腺炎
脐周或上腹部	阑尾炎
右肩胛区	胆囊炎
腹股沟、会阴部放射性阵痛	肾、输尿管结石

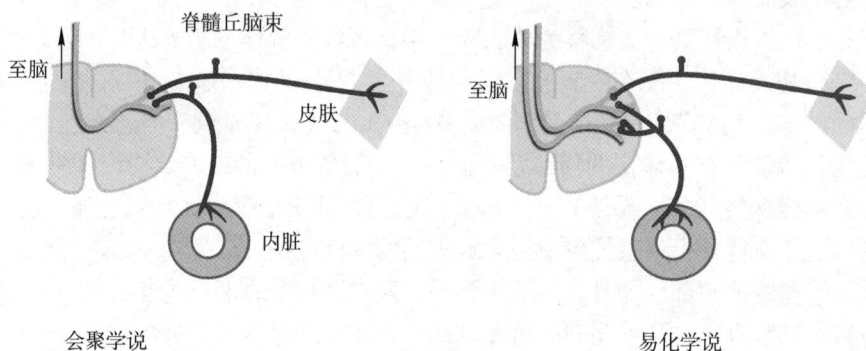

图 10-14　牵涉痛产生机制

考点与重点　牵涉痛常见部位

第三节　神经系统对躯体运动的调节

运动是行为的基础。人体所处的各种姿势以及所进行的多种形式的躯体运动，都是以骨骼肌的活动为基础的。在运动过程中，骨骼肌的舒缩活动，不同肌群之间的相互配合，均有赖于神经系统的调节。一般调节姿势和运动的神经结构从低级到高级，可分为脊髓、脑干下行系统和大脑皮层运动区 3 个水平。此外，也接受小脑和基底神经核的调节。

一、脊髓对躯体运动的调节

脊髓是调节躯体运动的最基本中枢，通过脊髓完成一些比较简单的躯体运动反射，包括牵张反射、屈反射和对侧伸肌反射等。

（一）脊髓休克

脊髓与脑完全断离的动物称为脊动物。与脑断离的脊髓暂时丧失一切反射活动的能力，进入无反应状态，这种现象称为脊髓休克（spinal shock）。脊髓休克的主要表现有：在横断面以下的屈反射、对侧伸肌反射、腱反射与肌紧张均丧失；外周血管扩张，动脉血压下降，排汗、排便和排尿等自主神经反射均不能出现。随后，脊髓的反射功能可逐渐恢复。低等动物恢复较快，越高等的动物恢复越慢。如蛙在脊髓离断后数分钟内反射即恢复，犬需几天，人类则需数周乃至数月。在恢复过程中，首先恢复的是一些比较原始、简单的反射，如屈反射、腱反射；而后是比较复杂的反射逐渐恢复，如对侧伸肌反射、搔爬反射。在脊髓躯体反射恢复后，部分内脏反射活动也随之恢复，如血压逐渐上升达一定水平，并出现一定的排便、排尿反射。由此可见，脊髓本身可完成一些简单的反射，脊髓内存在低级的躯体反射与内脏反射中枢。但脊髓横断后，由于脊髓内上行与下行的纤维束均被中断，因此断面以下的各种感觉和随意运动很难恢复，甚至永远丧失，临床上称为截瘫。

目前认为，脊髓休克产生的原因是由于离断的脊髓突然失去了高位中枢的调节，特别是失去了大脑皮层、脑干网状结构和前庭核的下行性易化作用所致。

考点与重点 脊髓休克表现、产生的原理

（二）脊髓发出的运动神经元和运动单元

在脊髓前角存在大量的运动神经元，它们的轴突经前根离开脊髓后直达所支配的肌肉。这些神经元可分为α、γ两种类型。

1. α运动神经元与运动单位 α运动神经元发出Aα传出纤维，其末稍在肌肉中分成许多分支，每一分支支配一根肌纤维。因此，当这一神经元兴奋时，可引起它所支配的许多肌纤维收缩。由一个α运动神经元及其所支配的全部肌纤维组成的功能单位，称为运动单位（motor unit）。一个运动单位所包含的肌纤维数目不一，参与粗大运动的肌肉，其运动单位的肌纤维数目较多，如一个支配四肢肌肉的运动神经元，可支配2000根左右的肌纤维；而一个支配眼外肌的运动神经元只支配6～12根肌纤维，有利于完成精细运动。α运动神经元既接受来自皮肤、肌肉和关节等外周的传入信息，也接受从脑干到大脑皮层等高位中枢的下传信息，以影响肌肉的活动。因此，α运动神经元被称为脊髓反射的最后公路。

2. γ运动神经元 γ运动神经元的胞体分散在α运动神经元之间，其胞体较α运动神经元小，发出较细的Aγ传出纤维支配骨骼肌的梭内肌纤维，分布于肌梭的两端。γ运动神经元的兴奋性较高，常以较高频率持续放电。当γ运动神经元兴奋时，梭内肌纤维两端收缩，从而增加了肌梭感受器的敏感性。

（三）牵张反射

有神经支配的骨骼肌，在受到外力牵拉而伸长时，引起受牵拉的同一肌肉收缩，称为牵张反射（stretch reflex）。

1. 牵张反射的类型 根据牵拉的形式与肌肉收缩的反射效应不同，牵张反射可分为腱反射（tendon reflex）与肌紧张（muscle tonus）两种类型。

（1）腱反射：又称位相性牵张反射，是指快速牵拉肌腱时发生的牵张反射，表现为被牵拉肌肉迅速而明显地缩短。例如，快速叩击股四头肌腱，可使股四头肌受到牵拉而发生一次快速收缩，引起膝关节伸直，称膝反射（图10-15）。叩击不同肌腱，可引起不同的腱反射。腱反射的传入纤维直径较粗，传导速度较快；反射的潜伏期很短，其中枢延搁时间只相当于一个突触的传递时间，故认为腱反射是单突触反射。临床上常通过检查腱反射了解神经系统的功能状态。如果腱反射减弱或消失，常提示反射弧的传入、传出通路或者脊髓反射中枢受损；而腱反射亢进，则说明控制脊髓的高级中枢作用减弱，提示高位中枢的病变。

（2）肌紧张：又称紧张性牵张反射，是指缓慢持续牵拉肌腱所引起的牵张反射，表现为受牵拉肌肉处于收缩状态。肌紧张反射弧的中枢为多突触接替，属于多突触反射。该反射的传出引起肌肉收缩的力量不大，只是阻止肌肉被拉长，因此不表现明显的动作。这可能是在同一肌肉内的不同运动单位进行交替收缩的结果，所以肌紧张能持久维持而不易疲劳。肌紧张是维持躯体姿势最基本的反射活动，是姿势反射的基

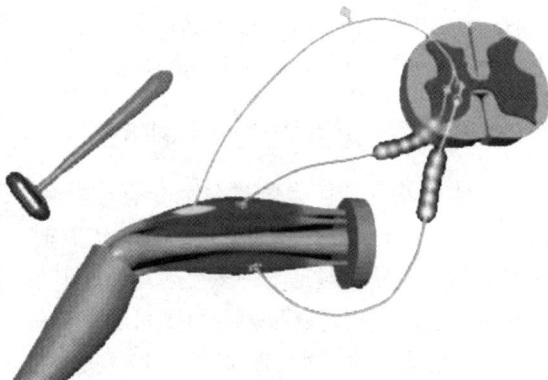

图10-15 膝反射弧

础，尤其是维持站立姿势。

考点与重点 牵张反射的类型

2. 牵张反射的反射弧 腱反射与肌紧张的感受器主要是肌梭。肌梭是一种感受机械牵拉刺激或肌肉长度变化的特殊感受装置（图10-16），属本体感受器。肌梭呈梭形，其外层为一结缔组织囊，囊内含有2～12条特殊肌纤维，称为梭内肌纤维；而囊外一般骨骼肌纤维，则称之梭外肌纤维。梭内肌纤维与梭外肌纤维平行排列，呈并联关系。梭内肌纤维的收缩成分位于纤维的两端。中间部是肌梭的感受装置，两者呈串联关系。因此，当梭外肌收缩时，梭内肌感受装置所受牵拉刺激减少；而当梭外纤维被拉长或梭内肌收缩成分收缩时，均可使肌梭感受装置受到牵张刺激而兴奋。肌梭的传入神经纤维有两种，一种传入纤维为直径较粗的Ⅰa类纤维，另一种传入纤维为直径较细的Ⅱ类纤维。

当肌肉受到外力牵拉时，梭内肌感受装置被拉长，使肌梭受到牵张刺激而发放传入冲动，冲动的频率与肌梭被牵张的程度成正比，肌梭的传入冲动沿Ⅰa类纤维传至脊髓，引起支配同一肌肉的α运动神经元的活动，然后通过Aα纤维传出引起梭外肌收缩，从而完成一次肌牵张反射。

γ运动神经元兴奋时，并不能直接引起肌肉的收缩，因为梭内肌收缩的强度不足以使整块肌肉收缩。但由γ运动神经元传出活动所引起的梭内肌收缩，能牵拉肌梭提高其敏感性，并通过Ⅰa类纤维的传入活动，改变α运动神经元的兴奋状态，从而调节肌肉的收缩。由此可见，γ运动神经元的传出活动对调节肌梭感受装置的敏感性，调节肌牵张反射具有十分重要的作用。

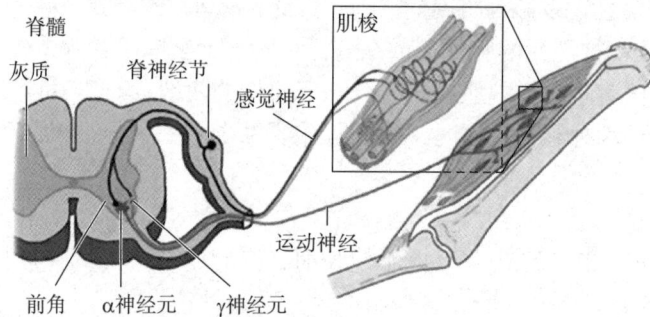

图10-16 牵张反射弧

腱器官是分布于肌腱胶原纤维之间的牵张感受装置，与梭外肌呈串联关系。其传入纤维是直径较细的Ⅰb类纤维，不直接终止于α运动神经元，而是通过抑制性中间神经元，抑制同一肌肉α运动神经元的活动。腱器官是一种感受肌肉张力变化的感受器，对肌肉的被动牵拉刺激不太敏感，而对肌肉主动收缩所产生的牵拉却异常敏感。在牵张反射活动中，一般随着牵拉肌肉的力量增强，肌梭传入冲动的增多，引起的反射性肌收缩也进一步增强，当肌肉收缩达到一定强度时，张力便作用于腱器官使之兴奋，通过Ⅰb类传入纤维反射性抑制同一肌肉收缩，使肌肉收缩停止，转而出现舒张。这种肌肉受到强烈牵拉时所产生的舒张反应，称为反牵张反射。其生理意义在于缓解由肌梭传入所引起的肌肉收缩及其所产生的张力，防止过分收缩对肌肉的损伤。

（四）屈肌反射与对侧伸肌反射

肢体皮肤受到伤害刺激时，一般常引起受刺激侧肢体的屈肌收缩，伸肌舒张，使肢体屈曲，称为屈反射（flexor reflex）。如火烫、针刺皮肤时，该侧肢体立即缩回，其目的在于避开有害刺激，对机体有保护意义。屈反射是一种多突触反射，其反射弧的传出部分可支配多个关节的肌肉活动。该反射的强弱与刺激强度有关，其反射的范围可随刺激强度的增加而扩大。如足趾受到较弱的刺激时，只引起踝关节屈曲，随着刺激的增强，膝关节和髋关节也可以发生屈曲。当刺激加大达一定强度时，则对侧肢体的伸肌也开始激活，可在同侧肢体发生屈反射的基础上，出现对侧肢体伸直的反射活动，称为对侧伸肌反射。该反射是一种姿势反射，当一侧肢体屈曲造成身体平衡失调时，对侧肢体伸直以支持体重，从而维持身体的姿势平衡。

二、脑干对肌紧张的调节

脑干网状结构主要是由中脑、脑桥和延髓中央部大小不等的神经元和神经纤维混合组成的神经结构。其中有控制运动相关的神经核团，按其对脊髓运动功能影响的不同，可将脑干网状结构分为易化区与抑制区（图 10-17）。

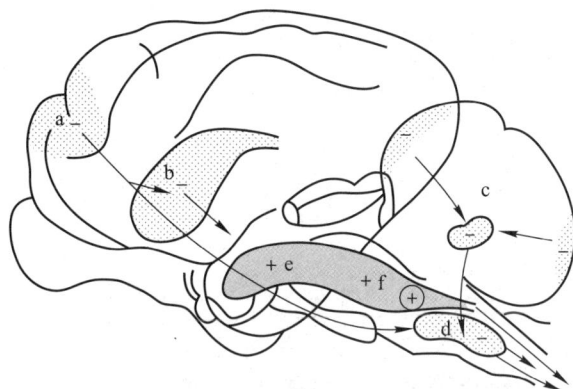

a. 大脑皮层；b. 尾状核；c. 小脑；d. 网状结构抑制区；e. 网状结构易化区；f. 延髓前庭核

图 10-17　猫脑干网状结构下行抑制和易化系统

（一）脑干网状结构易化区

脑干网状结构中能加强肌紧张和肌肉运动的区域，称为易化区。易化区较大，包括延髓网状结构的背外侧部分、脑桥被盖、中脑的中央灰质与被盖等脑干中央区域。易化区的作用主要是通过网状脊髓束的下行通路兴奋 γ 运动神经元，增强肌紧张与肌肉运动。此外，易化区对 α 运动神经元也有一定的易化作用。易化肌紧张的中枢部位除网状结构易化区外，还有脑干外神经结构，如前庭核、小脑前叶两侧部等部位，它们共同组成易化系统。网状结构易化区一般具有持续的自发放电活动，这可能是由上行感觉传入冲动的激动作用所引起的。

（二）脑干网状结构抑制区

脑干网状结构中还有抑制肌紧张和肌肉运动的区域，称为抑制区。该区较小，位于延髓网状结构的腹内侧部分。其作用主要通过网状脊髓束的下行抑制性纤维与 γ 运动神经元形成抑制性突触，抑制 γ 运动神经元的活动实现。

抑制肌紧张的中枢部位除网状结构抑制区外，还有大脑皮层运动区、纹状体与小脑前叶蚓部等脑干外神经结构，共同构成抑制系统。这些脑干外神经结构不仅可通过网状结构抑制区的活动抑制肌紧张，而且能控制网状结构易化区的活动，使其受到抑制。一般说来，网状结构抑制区本身无自发活动，在接受上述各高位中枢传入的始动作用时，才能发挥下行抑制的作用。

在正常情况下，易化与抑制肌紧张的活动处于相对平衡，以维持正常肌紧张。但从活动的强度来看，易化区的活动较抑制区强，因此在肌紧张的平衡调节中，易化区略占优势。

（三）去大脑僵直

在中脑上、下丘之间横断脑干后，动物会立即出现全身肌紧张、特别是伸肌肌紧张过度亢进，表现为四肢伸直、头尾昂起、脊柱挺硬的角弓反张现象，称为去大脑僵直（图 10-18）。

在去大脑动物中，切断了大脑皮层运动区和纹状体等神经结构与脑干网状结构的功能联系，使抑制区失去了高位中枢的始动作用，削弱了抑制区的活动。而与网状易化区保持功能联系的神经结构虽有部分被切除，但易化区本身存在自发活动，而且前庭核的易化作用依然保留，所以易化区的活动仍继续存在，易化系统的活动占显著优势。由于这些易化作用主要影响抗重力肌的作用，故主要导致伸肌肌紧张加强，而出现去大脑僵直现象。临床上，脑损伤、脑出血与脑炎等患者，有时也可出现类似去大脑僵直的表现，这往往是病变已严重侵犯脑干、预后不良的征兆。

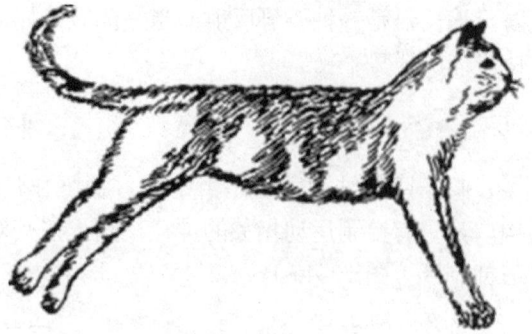

图 10-18　猫去大脑僵直的表现

考点与重点 去大脑僵直的概念、表现和产生的原理

三、小脑对躯体运动的调节

小脑是中枢神经系统中最大的运动结构，对于维持身体平衡、调节肌紧张、协调与形成随意运动均有重要作用。按小脑的传入、传出纤维联系可将其分为前庭小脑、脊髓小脑与皮质小脑 3 个功能部分（图 10-19），分别主要接受前庭系统、脊髓和大脑皮层的传入，其传出也相应地主要到达前庭核、脊髓和大脑皮层，形成 3 个闭合的神经回路。

（一）维持身体平衡

维持身体平衡是前庭小脑的主要功能。前庭小脑主要由绒球小结叶构成，由于绒球小结叶直接与前庭神经核发生连接，因此其平衡功能与前庭器官和前庭核的活动有密切关系。其反射途径为：前庭器官→前庭核→绒球小结叶→前庭核→脊髓运动神经元→肌肉装置。绒球小结叶通过前庭核、转而经脊髓调节运动神经元的兴奋与肌肉的收缩活动，以维持躯体运动的平衡。绒球小结叶的病变或损伤可导致躯体平衡功能障碍，但其随意运动的协调功能一般不受影响。如第四脑室的肿瘤压迫绒球小结叶时，患者站立不稳，但肌肉运动协调仍良好。切除绒球小结叶的猴，不能保持身体平衡，但随意运动仍能协调。

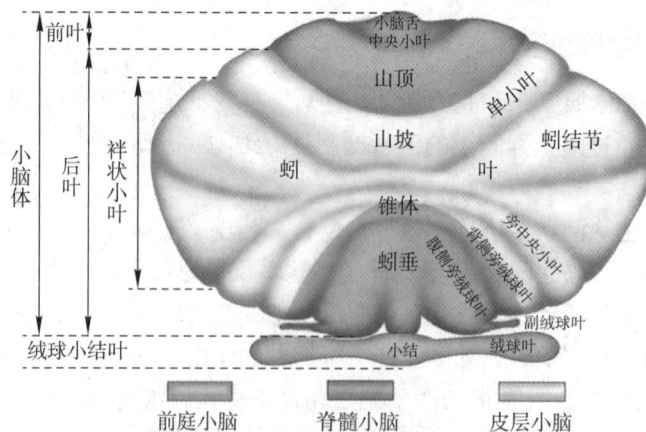

图 10-19　小脑分区模式

（二）调节肌紧张

小脑前叶主要接受来自肌肉、关节等本体感受器的传入冲动，也接受视、听觉与前庭的传入信息，其传出冲动分别通过网状脊髓束、前庭脊髓束等下行系统调节肌紧张。小脑前叶对肌紧张具有抑制和易

化的双重调节作用。加强肌紧张主要是前叶两侧部的功能。实验中刺激猴的前叶两侧部可使肌紧张明显增强。在生物进化过程，前叶对肌紧张的抑制作用逐渐减弱，而易化肌紧张的作用逐渐占优势，小脑损伤后可出现肌张力减退或肌无力现象。

（三）协调随意运动

协调随意运动是小脑后叶中间带的重要功能，通过环路联系对大脑皮层发动的随意运动起重要调节作用。在皮质运动区向脊髓发出运动指令时，可通过锥体束的侧支将发动运动的信息反馈到小脑。此外，由运动指令引起的随意运动尚可激活皮肤、肌肉与关节等外周感受器，其传入冲动经脊髓小脑束将其执行运动情况的信息反馈到小脑。小脑的作用是将大脑皮层的反馈信息与外周感受器的反馈信息进行比较整合，并将整合的结果通过反馈环路返回皮质运动区，调整皮质到脊髓的下行冲动，以协调随意运动。

小脑后中间带受到损伤时，可出现随意运动协调障碍，称为小脑性共济失调，表现为随意运动的力量、方向及限度等发生紊乱，动作摇摆不定，指物不准，不能进行快速交替运动。患者还可出现动作性或意向性震颤。皮质小脑是指后叶的外侧部，仅接受来自大脑皮层感觉区、运动区、运动前区、联络区等广大区域传来的信息，其传出冲动回到大脑皮层运动区和运动前区。皮质小脑的主要功能是参与随意运动的设计和程序的编制。后叶外侧部损伤除引起远端肢体的肌张力下降和共济失调外，还可引起运动起始的延缓。该部分小脑损伤的患者不能完成诸如打字、乐器演奏等精巧运动。

考点与重点 　小脑对躯体运动的调节

四、基底神经节对躯体运动调节

基底神经节（basal ganglia）是皮层下一些核团的总称。鸟类以下的动物，由于大脑皮层尚未良好发育，基底神经节是运动调节的最高中枢；而在哺乳类动物，基底神经节则降为皮层下调节结构，和皮层小脑是两个与大脑皮层构成回路的重要脑区，对运动功能仍有重要调节作用。

基底神经节主要包括纹状体、丘脑底核和黑质，而纹状体又包括尾核、壳核和苍白球。尾核和壳核在发生上较新，称为新纹状体；苍白球可分为内侧和外侧两部分，在发生上较古老，称为旧纹状体。黑质可分为致密部和网状部两部分。

（一）基底神经节与大脑皮层的联系

基底神经节接受大脑皮层的纤维投射，其传出纤维经丘脑前腹核和外侧腹核接替后，又回到大脑皮层，从而构成基底神经节与大脑皮层之间的回路。这一回路可分为直接通路和间接通路两条途径（图 10-20）。

直接通路（direct pathway）是指从大脑皮层的广泛区域到新纹状体，再由新纹状体发出纤维经苍白球内侧部接替后，到达丘脑前腹核和外侧腹核，最后返回大脑皮层运动前区和前额叶的通路。大脑皮层对新纹状体的作用是兴奋性的；而从新纹状体到苍白球内侧部以及从苍白球内侧部再到丘脑的纤维都是抑制性的，即新纹状体抑制苍白球内侧部，而苍白球内侧部又抑制丘脑。因此，当新纹状体活动增加时，丘脑和大脑皮层的活动增加，这种现象称为去抑制（disinhibition）。直接通路对丘脑和大脑皮层的活动有兴奋作用，从而易化大脑皮层发动随意运动。

间接通路（indirect pathway）是指在上述直接通路中的新纹状体与苍白球内侧部之间插入苍白球外侧部和丘脑底核两个中间接替过程的通路。这条通路中同样存在去抑制现象，即新纹状体到苍白球外侧部和苍白球外侧部到丘脑底核的投射纤维都是抑制性的。因此，当新纹状体活动增加时，丘脑底核的活动增加。而丘脑底核到达苍白球内侧部的纤维则为兴奋性的，递质是谷氨酸，结果使丘脑前腹核和外侧腹核以及大脑皮层的活动减少。可见，间接通路可部分抵消直接通路对丘脑和大脑皮层的兴奋作用，从而抑制不需要的运动。大脑皮层发动随意运动时，两条通路同时被激活，使随意运动协调和稳定进行。

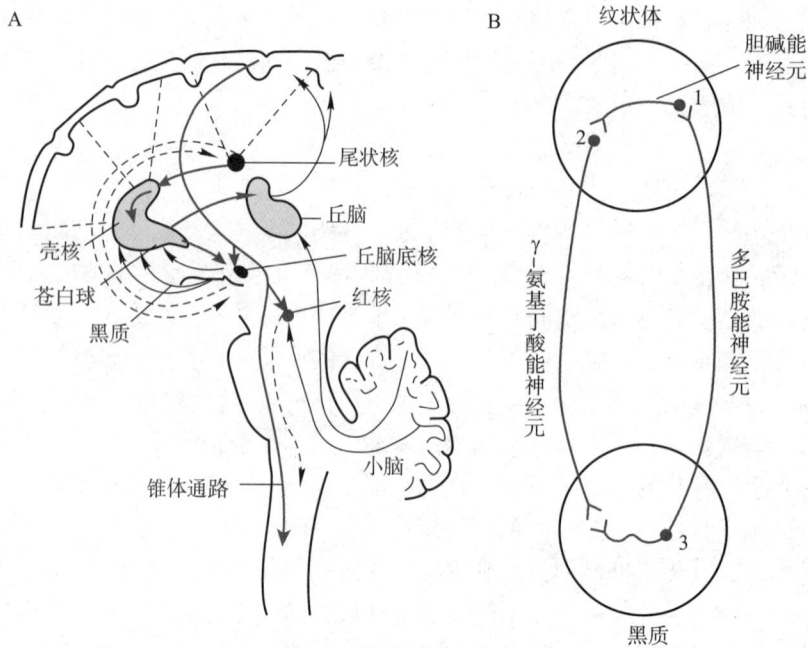

1. 纹状体内释放乙酰胆碱的神经元；2. 纹状体内释放 γ- 氨基丁酸的神经元；3. 黑质内释放多巴胺的神经元

图 10-20 基底神经节及其纤维联系

（二）黑质纹状体投射系统

黑质纹状体投射系统中，目前研究较为明确的有多巴胺能投射系统。该投射系统由黑质致密部发出，投射到新纹状体的中型多棘神经元，后者为投射神经元，也是新纹状体的主神经元。可能存在两种类型的中型多棘神经元，其细胞膜上分别存在 D1 和 D2 受体。黑质纹状体投射纤维释放的多巴胺，激活 D1 受体可增强直接通路的活动，而激活 D2 受体则可抑制间接通路的活动。可见，多巴胺对这两条通路的传出效应都能使丘脑 - 皮层投射系统活动加强，从而易化大脑皮层发动运动。

（三）与基底神经节损害有关的疾病

基底神经核的主要作用是调节运动，与随意运动的产生和稳定、肌紧张的控制以及本体感觉传入冲动的处理等均有密切关系。在人类，基底神经核损伤可引起一系列运动功能障碍，临床表现主要分两大类：一类是运动过少而肌紧张亢进的综合征，如震颤麻痹等；另一类是运动过多而肌紧张低下的综合征，如舞蹈症等。

帕金森病（又称震颤麻痹）主要症状是全身肌紧张增强、肌肉强直、随意运动减少、动作迟缓、面部表情呆板（面具脸）。此外，患者常伴有静止性震颤，多出现于上肢。其病变主要在中脑黑质，因为脑内多巴胺递质缺乏而产生上述症状。黑质和纹状体间存在着相互拮抗的递质系统：一种是多巴胺抑制系统，黑质是多巴胺能神经元胞体集中处，由此发出的多巴胺纤维到纹状体，对纹状体神经元起抑制作用；另一种为乙酰胆碱兴奋系统，对纹状体神经元产生易化作用。正常时这两个系统保持平衡，从而保证正常肌紧张和运动的协调性。当黑质病变时，多巴胺能神经元受损，黑质与纹状体中多巴胺含量均明显减少，使多巴胺递质系统的功能减退，导致 Ach 递质系统功能亢进，从而产生震颤麻痹。所以，临床上应用左旋多巴以增强多巴胺的合成，或应用 M 受体阻断剂以阻断 Ach 的作用，均对帕金森病有一定的治疗作用。

亨廷顿病（舞蹈症）主要症状为上肢和头部不自主的舞蹈样动作，并伴有肌张力降低等，病变主要在纹状体。目前认为，舞蹈症的产生是由于纹状体中胆碱能神经元和 γ- 氨基丁酸能神经元功能减退，对黑质多巴胺能神经元的抑制减弱，使多巴胺能神经元的功能相对亢进所致。

帕金森病的手术治疗

帕金森病（PD）是一种以震颤、肌强直、动作迟缓、姿势平衡障碍为主要表现的中老年神经系统退行性疾病。早期 PD 的药物治疗效果明显，但长期口服药物治疗后，逐渐出现疗效减退及运动并发症。脑深部电刺激术（deep brain stimulation, DBS）作为帕金森病的治疗方法之一，于 20 世纪 70 年代出现，1998 年在我国首次使用。DBS 是在脑内核团或特定脑区植入刺激电极，通过脉冲电刺激调控相关核团或脑区的功能，达到改善症状的目的。

DBS 通过立体定向技术将刺激电极植入深部脑中特定神经核团（如丘脑底核，苍白球内侧核等），连接这些电极的电线通过耳后及后颈部的皮下隧道连接至埋在锁骨下胸部的脉冲发生器。该装置被开启时，电流会通过脑内电极对植入的目标区域发出高频的电刺激，以抑制神经元的异常电活动，从而改善症状。

考点与重点 帕金森病和亨廷顿病产生的机制

五、大脑皮层对躯体运动的调节

（一）大脑皮层运动区

高等动物，特别是人类的躯体运动受大脑皮层的控制。大脑皮层中与躯体运动有密切关系的区域，称为大脑皮层运动区。

1. 主要运动区 又称运动皮质，主要位于中央前回和运动前区，具有下列功能特征：①具有交叉支配的性质，即一侧皮质主要支配对侧躯体的运动，但头面部肌肉的运动，如咀嚼、喉及脸上部运动是双侧支配。②具有精细的功能定位，即皮质的一定区域支配一定部位的肌肉，其定位安排与感觉区类似，呈倒置分布，下肢代表区在顶部，上肢代表区在中间部，头面部肌肉代表区在底部，但头面部内部的安排仍为正立位。③功能代表区的大小与运动精细、复杂程度有关，即运动越精细、复杂，皮质相应运动区面积越大（图 10-21）。

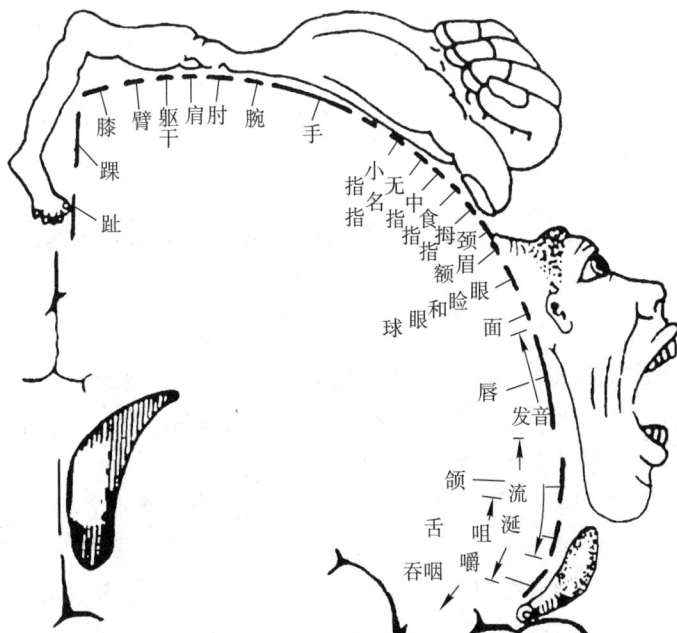

图 10-21　人大脑皮层运动区

考点与重点 大脑皮层主要运动区功能特征

2. 辅助运动区　位于大脑皮层的内侧面（两半球纵裂内侧壁）、运动区之前。一般为双侧性支配，刺激该区可引起肢体运动与发声。

3. 第二运动区　位于中央前回与岛叶之间，即第Ⅱ体感区的位置。用较强的电刺激能引起双侧的运动反应。

（二）运动传导通路

大脑皮层对躯体运动的调节可通过皮质脊髓束、皮质核束及其他下行传导通路的协调活动完成。

1. 皮质脊髓束与皮质核束　皮质脊髓束一般是指由皮质发出、经内囊和延髓锥体下行到达脊髓前角的传导束。皮质脊髓束中80%的纤维在延髓锥体跨过中线交叉到对侧下行，纵贯脊髓全长，称为皮质脊髓侧束；其余20%的纤维不跨越中线，在脊髓同侧前索下行，称为皮质脊髓前束。前束一般只下降到脊髓胸段，大部分在逐个节段经前联合交叉，终止于双侧的前角运动神经元，控制躯干和四肢近端肌肉，尤其是屈肌，与姿势维持和粗大运动有关。皮质脊髓侧束纤维终止于脊髓前角外侧部分的运动神经元，控制四肢远端肌肉，与精细的、技巧性的运动有关。

皮质核束由中央前回下部等处锥体细胞的发出轴突，集合成皮质核束，经内囊膝，下行至中脑，走行在大脑脚底中间3/5的内侧部。此后，陆续分出一部分纤维，终止于脑干内两侧的躯体运动核和特殊内脏运动核，包括动眼神经核、滑车神经核、三叉神经运动核、展神经核、面神经核、疑核和副神经核。这些脑神经运动核细胞发出的轴突组成脑神经的运动纤维，分布到同侧眼球外肌、睑裂以上的面肌（枕额肌的额腹和眼轮匝肌等）、咀嚼肌、腭肌、咽肌、喉肌、胸锁乳突肌和斜方肌等，支配这些肌肉的随意运动。另一部分纤维则终止于对侧的面神经核和舌下神经核，面神经核和舌下神经核发出的轴突组成面神经和舌下神经的运动纤维，支配眼裂以下表情肌和舌肌的随意运动。

2. 其他下行传导通路　皮质脊髓束和皮质核束除直接下行控制脊髓和脑干运动神经元外，还发出侧支，并与一些直接起源于运动皮质的纤维一起，经脑干某些核团接替后形成顶盖脊髓束、网状脊髓束和前庭脊髓束，其功能与皮质脊髓前束相似。另外，红核脊髓束的功能可能与皮质脊髓侧束相似。

第四节　神经系统对内脏活动的调节

一般情况下，调节内脏活动的神经系统不受意识控制，具有很强的自主性，故称之为自主神经系统。自主神经系统分为中枢和外周两部分，中枢部分包括从脊髓到大脑的有关神经结构；外周部分包括传入神经和传出神经，但习惯上仅指支配内脏器官的传出神经，并将其分为交感神经和副交感神经两部分。

一、自主神经系统的结构和功能特征

（一）结构

自主神经对内脏的支配与躯体运动神经不同，交感和副交感神经系统从中枢发出后，在到达效应器之前都要在神经节中更换一次神经元。由脑和脊髓发出到神经节的纤维称为节前纤维，由自主节内神经元发出终止于效应器的纤维称节后纤维。

交感神经的节前纤维起源于胸、腰段脊髓（T_1—L_3）灰质侧角细胞，分别在椎旁和椎前神经节换元。其节后纤维分布极为广泛，几乎所有内脏器官、血管、汗腺等都受其支配（图10-22），但肾上腺髓质例外，它直接接受交感神经节前纤维的支配，相当于一个交感神经节。交感神经的节前纤维相对较短，而节后纤维相对较长。一根交感神经节前纤维可以和许多节后神经元发生突触联系。例如，猫颈上交感神经节中的节前与节后纤维之比为 1 :（11～17）。因此，交感神经兴奋时所影响的范围就比较广泛。

副交感神经起源于脑干的第Ⅲ、Ⅶ、Ⅸ、Ⅹ对脑神经核和骶段脊髓（S$_2$—S$_4$）灰质侧角。副交感神经的分布比较局限，某些器官没有副交感神经的支配，例如皮肤和肌肉的血管、汗腺、竖毛肌、肾上腺髓质和肾等，只有交感神经支配。一根副交感神经的节前纤维只与几个节后神经元形成突触，所以副交感神经兴奋时，影响范围较为局限。

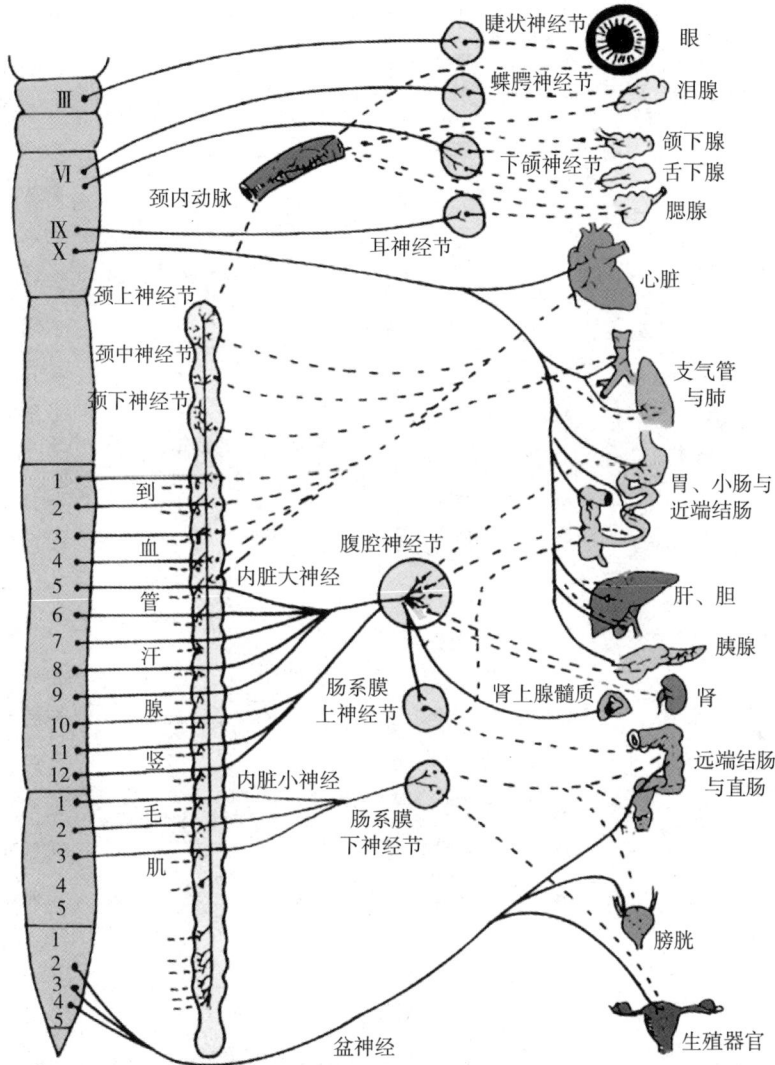

自主神经分布示意图
实线：节前纤维；虚线：节后纤维

图 10-22　交感神经与副交感神经的支配

（二）功能及功能特征

自主神经系统的主要功能在于调节心肌、平滑肌和腺体的活动，以维持内环境的相对稳定，并支持躯体行为方面的活动（表 10-3）。其功能特征如下。

1. 双重支配　除少数器官外，体内大多数组织器官同时接受交感和副交感神经的双重支配，而且二者对内脏活动的调节作用往往是相互拮抗的（表 10-3）。例如，对于心脏，迷走神经具有抑制作用，交感神经却具有兴奋作用。这种拮抗性能使神经系统从正、反两方面灵敏地调节器官活动，适应机体的需要。在某些外周效应器上，交感和副交感神经也表现为协同作用。例如支配唾液腺的交感和副交感神

表 10-3　自主神经的主要功能

效应器	胆碱能系统		副交感神经	
	受体	效应	受体	效应
自主神经节	N_1	节后纤维兴奋		
心脏				
窦房结	M	心率减慢	β_1	心率加快
房室传导系统	M	传导减慢	β_1	传导加快
心肌	M	收缩力减弱	β_1	收缩力增强
血管				
冠状动脉	M	舒张	α_1	收缩
			β_2	舒张（为主）
骨骼肌血管	M	舒张[1]	α_1	收缩
			β_2	舒张（为主）
腹腔内脏血管			α_1	收缩（为主）
			β_2	舒张
皮肤黏膜、脑、唾液腺血管	M	舒张	α_1	收缩
支气管				
平滑肌	M	收缩	β_2	舒张
腺体	M	促进分泌	α_1	抑制分泌
			β_2	促进分泌
胃肠				
胃平滑肌	M	收缩	β_2	舒张
小肠平滑肌	M	收缩	α_2	舒张[2]
			β_2	舒张
括约肌	M	舒张	α_1	收缩
腺体	M	促进分泌	α_2	抑制分泌
胆囊和胆道	M	收缩	β_2	舒张
膀胱				
膀胱逼尿肌	M	收缩	β_2	舒张
三角区和括约肌	M	舒张	α_1	收缩
输尿管平滑肌	M	收缩	α_1	收缩
子宫平滑肌	M	可变[3]	α_1	收缩（有孕）
			β_2	舒张（无孕）
眼				
虹膜环形肌	M	收缩（缩瞳）		
虹膜辐射状肌			α_1	收缩（扩瞳）
睫状肌	M	收缩（视近物）	β_2	舒张（视远物）
唾液腺	M	分泌大量稀薄唾液	α_1	分泌少量黏稠唾液
皮肤				
汗腺	M	促进温热性发汗[1]	α_1	促进精神性发汗
竖毛肌			α_1	收缩

续表

效应器	胆碱能系统		副交感神经	
	受体	效应	受体	效应
内分泌				
胰岛	M	促进胰岛素分泌	α_2	抑制胰岛素和胰高血糖素释放
	M	抑制胰高血糖素释放		
			β_2	促进胰岛素和胰高血糖素释放
肾上腺髓质	N1	促进肾上腺素和去甲肾上腺素	α_1、β_2	促进
甲状腺	M	抑制甲状腺激素释放		促进甲状腺激素释放
代谢				
糖酵解			β_2	加强糖酵解
脂肪分解			β_3	加强脂肪分解

1. 为交感神经节后胆碱能纤维支配；2. 可能是突触前受体调制递质的释放所致；3. 可能因月经周期和循环中雌激素、孕激素以及其他因素而发生变动

经对唾液分泌均有促进作用，仅在唾液性质方面有所差异，前者分泌的唾液黏稠，而后者分泌的是稀薄唾液。

2. 紧张性作用　自主神经对外周器官的支配，一般具有持久的紧张性作用。紧张性是指在安静状态下自主神经仍不断地向效应器发放低频率神经冲动的特性。例如，由于交感神经的紧张性活动，正常时几乎使全身血管收缩到接近最大直径的一半，当交感紧张性活动增强时可使血管进一步收缩；相反，若交感紧张性降低时，血管就扩张。与交感神经相似，副交感神经也有紧张性活动，其中尤以迷走神经的活动最为明显，形成所谓迷走紧张性。交感和副交感的紧张性活动共同维持器官的正常活动。如切断狗两侧迷走神经后，心率可由 60 ～ 70 次 / 分增加到 300 ～ 320 次 / 分，这表明平时迷走神经有抑制心脏活动的作用，一旦消除此作用，则完全呈现交感活动的效应。

3. 受效应器所处功能状态影响　自主神经的作用与效应器本身的功能有关。例如，刺激交感神经可致动物无孕子宫的运动受到抑制，而对有孕子宫却可加强其运动。又如小肠，副交感神经兴奋一般是加强其运动，但如果肠肌原来处于收缩状态，则刺激副交感神经可使之舒张。

4. 整体调节生理功能　交感神经系统的活动比较广泛，通常以整体系统参加反应。当机体遇到各种紧急情况如剧烈运动、失血、紧张、窒息、恐惧、寒冷时，交感神经系统的活动明显增强，同时肾上腺髓质分泌也增加，表现出一系列交感 - 肾上腺髓质系统活动亢进的现象。例如心率增快，心缩力增强，动脉血压升高；骨骼肌血管舒张，皮肤与腹腔内脏血管收缩，使血液重新分配。此外，还可出现瞳孔扩大、支气管扩张、胃肠道活动抑制、肝糖元分解加速、血糖浓度升高等反应。其主要作用是动员体内许多器官的潜在能力，帮助机体度过紧急情况，以提高机体对环境急变的适应能力。实验证明，切除全部交感链的动物，只能在平静的环境中生存，而对环境急变的适应能力显著减弱。

考点与重点　交感和副交感神经系统对内脏活动的作用

二、自主神经递质及其受体

（一）自主神经递质

自主神经末梢释放的外周递质主要有乙酰胆碱和去甲肾上腺素两种。

1. 乙酰胆碱　凡末梢以释放乙酰胆碱作为递质的神经纤维，称为胆碱能纤维。包括交感神经和副交感神经的节前纤维，副交感神经的节后纤维和支配汗腺、骨骼肌血管的小部分交感神经节后纤维，以及躯体运动神经末梢。

2. 去甲肾上腺素　凡末梢以释放去甲肾上腺素作为递质的神经纤维，称为肾上腺素能纤维。包括大部分交感神经的节后纤维。

（二）受体

递质必须与突触后膜或效应器细胞膜上的特异性受体结合后，才能发挥生理效应。有些药物能占据受体或改变受体构型，使递质不能与受体结合而发挥作用，称为受体阻断剂。

1. 胆碱能受体　能与乙酰胆碱结合而发挥生理效应的受体称为胆碱能受体，按其分布和效应的不同又可分为两类：毒蕈碱受体（M受体）和烟碱受体（N受体）。

（1）M受体：广泛分布于胆碱能神经节后纤维所支配的效应器细胞膜上。乙酰胆碱与M受体结合后产生的效应称为毒蕈碱样作用（M样作用），如瞳孔括约肌、支气管和胃肠平滑肌、膀胱逼尿肌收缩，胃肠、胆管、膀胱的括约肌舒张，心脏活动抑制，消化腺、汗腺分泌，骨骼肌血管舒张等，主要是以副交感神经兴奋为主的效应。阿托品是M受体阻断剂。

（2）N受体：分N_1和N_2受体。N_1受体分布于神经节突触后膜上，N_2受体分布于骨骼肌终板膜上。乙酰胆碱与N_1和N_2受体结合后，可产生兴奋性突触后电位和终板电位，导致节后神经元或骨骼肌兴奋。简箭毒碱是N受体阻断剂。

2. 肾上腺素能受体　能与去甲肾上腺素结合而发挥生理效应的受体称为肾上腺素能受体，广泛分布于肾上腺素能神经纤维所支配的效应器细胞膜上。根据其效应不同可分为α受体和β受体，β受体又可分为β_1受体、β_2受体和β_3受体。

（1）α受体：在外周主要分布于小血管平滑肌上，尤以皮肤、肾、胃肠血管最多。儿茶酚胺（以去甲肾上腺素最为敏感）与α受体结合后，主要产生兴奋效应，使扩瞳肌收缩，血管、子宫平滑肌收缩，但使小肠平滑肌舒张。酚妥拉明是α受体阻断剂。

（2）β受体：分布广泛。儿茶酚胺与β_1受体结合，引起心肌兴奋、脂肪分解代谢增强等兴奋效应；与β_2受体结合使冠状血管舒张，骨骼肌血管舒张，支气管、小肠和子宫平滑肌均舒张。普萘洛尔（心得安）是β受体阻断剂。

三、中枢对内脏活动的调节

（一）脊髓

脊髓是自主神经的初级中枢。通过脊髓能完成一些最基本的内脏活动反射，但其调节能力差，并不能适应正常生理功能的需要。例如，脊髓高位横断的患者，由平卧位转成直立位时，会感到头晕，这是因为脊髓虽能完成血管张力反射，保持一定的外周阻力，但对心血管活动不能进行精细调节，对体位性血压的调节能力差。此外，基本的排尿、排便反射虽能进行，但往往不能排空，更不能有意识控制。由此可见，在正常情况下，脊髓的自主神经功能是在高级中枢的调节下完成的。

（二）脑干

脑干是很多内脏活动的基本中枢，特别是脑干的延髓部分，具有很重要的作用。在延髓的网状结构中存在许多与心血管、呼吸和消化系统等内脏活动有关的神经元，其下行纤维支配脊髓，调节脊髓的功能。许多基本生命现象的反射性调节和自主神经的紧张性活动多在延髓内进行。一旦延髓受损，可立即致死，故延髓有"生命中枢"之称。脑桥有角膜反射中枢、呼吸调整中枢。中脑存在瞳孔对光反射中枢。

> **考点与重点** 脑干对内脏活动的调节

（三）下丘脑

下丘脑结构复杂，内含丰富的神经核团，是皮质下内脏活动最高级的调节中枢，又是调节内分泌的高级中枢，在维持内环境的稳定和生命活动中起着十分重要的作用。

1. 调节摄食行为 下丘脑可调节机体的食欲状态。用埋藏电极刺激清醒动物下丘脑外侧区，可使动物食欲亢进；刺激下丘脑腹内侧核，可使动物拒食。下丘脑外侧区存在摄食中枢，腹内侧核存在饱中枢。摄食中枢和饱中枢的神经元活动存在交互抑制的关系。摄食中枢和饱中枢的神经元对血糖敏感，血糖水平可调节摄食中枢和饱中枢的活动。若用微电泳法将葡萄糖透入饱中枢，可见神经元的放电活动增强。血糖水平高而且利用血糖的效应也高时，饱中枢被兴奋而停止摄食活动。糖尿病患者血糖水平升高，但由于缺乏胰岛素，对糖的利用率降低，从而使饱中枢的神经元活动降低，摄食量增加。

2. 调节水平衡 正常情况下，机体对水的摄入与排出保持动态平衡。机体通过渴感和饮水行为来管理水的摄入，而对于排水的管理则在很大程度上取决于肾脏的活动。下丘脑损伤患者出现烦渴、多饮、多尿的症状，说明下丘脑对水的摄入与排出均有重要调节作用。一般认为，下丘脑控制摄水的区域位于外侧区，靠近摄食中枢后方。损毁该区域后，动物不仅拒食，而且拒饮；相反，刺激这个区域则饮水量增多。因此认为，下丘脑外侧区存在着饮水中枢，或称渴中枢。下丘脑控制排水功能是通过血管升压素的分泌和释放调节的。

3. 对情绪反应的影响 情绪是一种心理活动，如喜、怒、哀、乐、忧、恐等，常伴随着一系列生理变化，包括自主性神经、躯体运动和内分泌的功能变化。情绪的生理反应，主要表现为自主神经的功能变化，尤以交感活动的相对亢进为多见。如果人长期处于烦闷、忧虑、悲哀、愤怒等不正常的情绪中，常可造成自主神经功能紊乱，导致与情绪有关的身心疾病，如冠心病、高血压、神经症等，甚至使人的意志消沉或丧失理智。动物实验表明，下丘脑与情绪反应密切相关。若在间脑以上水平切除大脑，仅保留下丘脑以下结构的动物，给予轻微刺激即可引起"假怒"，表现为甩尾、竖毛、扩瞳、张牙舞爪、呼吸加快和血压升高等现象。若损毁整个下丘脑，则"假怒"反应不再出现。在正常情况下，下丘脑的情绪活动受大脑皮层的抑制而不易表现出来，切除大脑皮层后则抑制被解除，所以轻微刺激就能引发"假怒"反应。实验还发现，在下丘脑近中线两旁的腹内侧区存在防御反应区。慢性刺激防御反应区可引起血压持续升高，因此有人认为该区的持久兴奋与原发性高血压发生有关。电刺激清醒动物的防御反应区还可出现防御性行为。此外，电刺激下丘脑外侧区可引致动物出现攻击行为，电刺激下丘脑背侧区则出现逃避行为。

4. 控制生物节律 机体的各种生命活动常按一定时间顺序发生变化，这种变化的节律称为生物节律。生物在长期的进化过程中，形成了适应与时间变化的内部调节功能。生命活动的节律性尤以昼夜节律最为突出，例如体温和促肾上腺皮质激素分泌等在一天内均有明显的波动周期。身体内各种不同的细胞都有各自的昼夜节律，但一般情况下，机体组织器官昼夜节律是统一的，这表明体内存在控制昼夜节律的中枢。研究发现，下丘脑视交叉上核可能是机体昼夜节律活动的重要中枢结构和控制中心。

除以上的功能外，下丘脑还能完成体温调节、对腺垂体功能的调节。

> **考点与重点** 下丘脑对内脏活动的调节

（四）大脑皮层

人类的大脑皮层可分为新皮层、旧皮层和古皮层。新皮层是指进化较新、分化程度最高的大脑半球外侧面结构。旧皮层和古皮层则是指比较古旧的、围绕着脑干的大脑内侧面部分，其最内侧的海马、穹隆等环形结构为古皮层，较外圈的环形结构包括扣带回、海马回等为旧皮层。古皮层和旧皮层曾被称为边缘叶，由于在结构和功能上与大脑皮层的岛叶、颞极、眶回等，以及皮质下的杏仁核、隔区、下丘脑、丘脑前核等密切相关，故将边缘叶连同这些结构称为边缘系统。此外，中脑的中央灰质、被盖等也与上述结构存在着密切的上、下行纤维双向联系，因而这部分结构也归入边缘系统。

1. 新皮层　新皮层是自主功能的高级中枢与高级整合部位。用电刺激动物的新皮层，除能引起躯体运动等反应外，还可出现内脏活动变化。例如，刺激皮层4区内侧面，能引起直肠与膀胱运动的变化；刺激4区外侧面，可产生呼吸与血管运动的变化；刺激4区底部，会出现消化道运动和唾液分泌的变化；电刺激人类大脑皮层也能见到类似结果。如果切除动物新皮层，除有感觉运动丧失外，很多自主性功能如血压、排尿、体温等调节均发生异常。表明新皮层与内脏活动密切相关，而且有区域分布特征。

2. 边缘系统　边缘系统是调节内脏活动的高级中枢，对内脏活动有广泛影响，故有"内脏脑"之称。刺激边缘系统的不同部位，可引起复杂的内脏活动反应。例如，电刺激扣带回前部，可引起呼吸抑制或减慢、心率变慢、血压上升或下降、瞳孔扩大或缩小等；刺激杏仁核可出现心率加快或减慢、血压上升或下降、胃蠕动加强等；刺激隔区引起呼吸暂停或加强、血压升高或降低等。

第五节　脑的高级功能

一、学习与记忆

学习和记忆是大脑的重要功能，是两个相互联系的神经活动过程。学习是指新行为的获得或发展，即经验的获得；记忆则是指习得行为的保持与再现，即过去经验在大脑中的再现。

（一）学习的形式

学习主要有两种形式，即非联合型学习和联合型学习。非联合型学习是一种简单的学习形式，不需要刺激与反应之间形成某种明确的关系。联合型学习是指刺激和反应之间存在明确的关系，是两个事件重复发生，在时间上很靠近，最后在脑内逐渐形成关联。人类绝大多数学习是联合型学习，经典条件反射和操作式条件反射均属此种类型的学习。

（二）记忆的过程

外界大量信息经常通过感觉器官进入大脑，但估计仅有1%左右的信息可被长时间贮存、记忆，而大部分被遗忘。被贮存的信息都是对机体有用的、反复作用的信息。根据信息贮存的长短，记忆可分为短时记忆和长时记忆。人类的记忆过程可分成感觉性记忆、第一级记忆、第二级记忆和第三级记忆4个连续阶段。前两个阶段相当于短时记忆，后两个阶段相当于长时记忆。感觉性记忆是感觉系统获得信息后首先在大脑感觉区贮存的阶段，其性质粗糙，贮存时间不超过1秒。若经分析处理，将那些不连续的、先后到达的信息整合成新的连续印象，即可转入第一级记忆。信息在第一级记忆中贮存的时间也只有几秒，大多仅有即时应用的意义。如果反复学习运用，信息可在第一级记忆中循环，延长信息在第一级记忆中停留的时间，从而转入第二级记忆，记忆持续时间可达数分钟乃至数年不等。第二级记忆的有些记忆痕迹，如自己的姓名和每天都在进行的手艺等，由于长年累月应用，不会遗忘，这类记忆属于第三级记忆，是一种牢固的记忆，常可保持终生。显然，上述各类记忆之间是相互联系的。其中，短时记忆是学习与形成长时记忆的基础（图 10-23）。

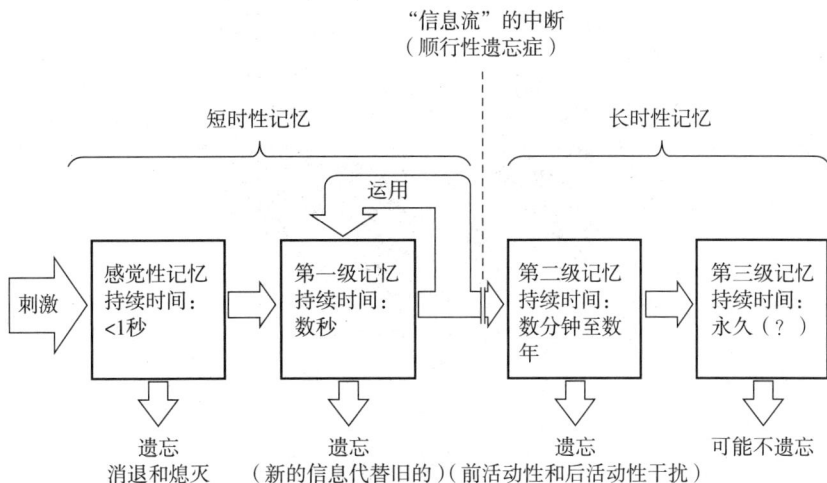

图 10-23　学习与记忆

二、语　言

（一）优势半球

两侧大脑的功能是不均等的，往往表现为一侧占优势。习惯用右手的人，如右侧大脑皮层损伤，不出现失语症，而左侧大脑半球受到损伤则产生失语症。这说明左侧大脑半球语言功能占优势，因此一般称左侧半球为优势半球。这种一侧优势的现象仅在人类中具有。语言功能的左侧优势除与遗传因素有关外，主要还是在后天生活实践中形成的，这与人类习惯用右手劳动有密切关系。10～12 岁以前，左侧优势正处于建立之中，此时若损伤左侧半球，还可能在右侧大脑皮层再建立语言中枢。成年后，左侧优势已经形成，此时如发生左侧大脑皮层损害，就很难再建立起语言中枢。

右侧半球在非语词性的认知功能上占优势，如空间的辨认、深度知觉、触觉认识、音乐与美术欣赏及情感活动等。这种优势是相对的，因为左侧半球也有一定的非语词性认知功能，而右侧半球也有一定的简单语词活动功能。

（二）大脑皮层的语言中枢

人类大脑皮层的一定区域受到损伤时，可导致特有的、各种语言的功能障碍。

临床发现，损伤位于中央前回底部前方的 44 区处的语言运动区（说话中枢）时，会引起运动失语症，患者能书写和看懂文字，听懂别人说的话，其发音器官也正常，但自己却不会说话，不能用语言进行口头表达。损伤颞上回后部的语言听觉区（听话中枢），会产生感觉失语症，患者能讲话、书写、看懂文字，也能听见别人的发音，但听不懂说话的含义，常答非所问。角回部位的语言视觉区（阅读中枢）受损，会导致失读症，患者视觉正常，其他的语言功能也健全，但无法看懂文字的含义。损伤额中回后部的语言视觉区（书写中枢），会出现失写症，患者能听懂别人说话、看懂文字、自己也会说话、手部肌肉也能活动，但丧失了写字与绘画的能力（图 10-24）。

因此，大脑皮层语言功能具有一定的区域性，但各区的活动紧密相连，语言功能的完整有赖于广大皮层区域的共同活动。当大脑皮层的语言中枢受损时，常存在某几种失语症同时存在，严重时可出现上述 4 种语言功能同时障碍。例如，角回损伤时，除导致失读症外，还可伴有失写症。

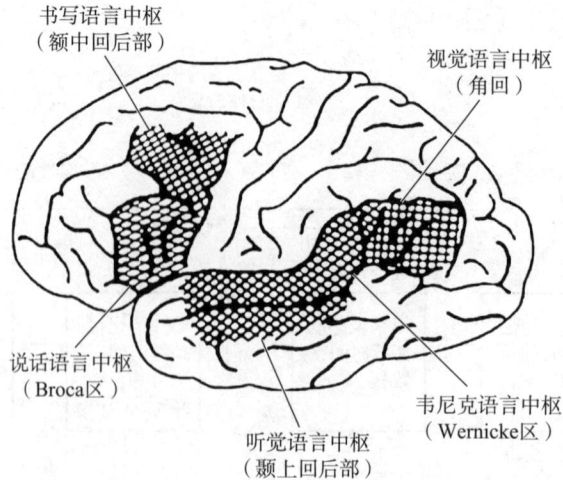

书写语言中枢
（额中回后部）

视觉语言中枢
（角回）

说话语言中枢
（Broca区）

韦尼克语言中枢
（Wernicke区）

听觉语言中枢
（颞上回后部）

图 10-24 大脑皮层与语言功能有关的主要区域

三、脑 电 活 动

如果在头皮上安置引导电极，通过脑电图仪记录到的自发脑电活动的图形，称为脑电图（electroencephalogram，EEG）。将引导电极直接放置于大脑皮层表面能记录到同样的自发脑电活动，称为皮层电图（electroencephalogram，ECoG）。一般说来，皮层电图的振幅比脑电图大10倍，而节律、波形和相位则基本相同，临床上一般是描记脑电图。

人类的脑电图很不规则，根据其频率和振幅的不同，可分为 α、β、θ、δ 4 种基本波形（表 10-4，图 10-25）。在不同条件下，如安静、激动、困倦和睡眠等情况下，脑电图的波形有明显差异。

脑电图的波形随大脑皮层活动状态的不同而变化，当大脑皮层许多神经元的电活动趋于步调一致时，就出现高幅慢波（如 α 波），此现象称为同步化；相反，当皮层神经元的电活动不一致时，就出现低幅快波（如 β 波），称为去同步化。一般认为，脑电活动由同步化转变为去同步化时，表示皮层的兴奋活动增强；相反，由去同步化转变为同步化时，则表示皮层抑制过程的加深。

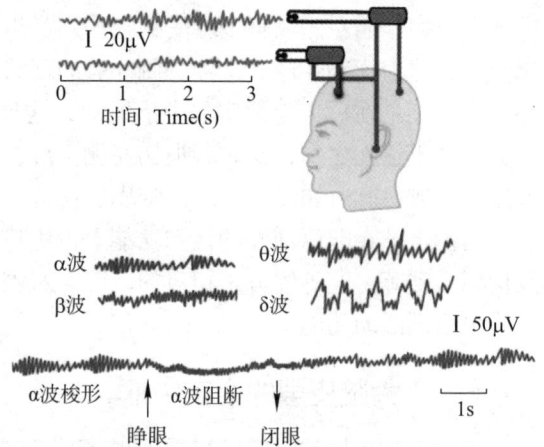

图 10-25 正常脑电图的描记和波形

脑电图对临床某些颅脑疾病具有重要的诊断价值。如癫痫患者的脑电图可呈现棘波、尖波、棘慢综合波等；颅内占位性病变患者，即使在清醒状态下，也可引出 δ 波或 θ 波。

表 10-4 正常脑电图波形特征及临床意义

脑电波	频率（Hz）	波幅（μV）	主要部位	特征	生理意义
α	8～13	20～100	枕叶	清醒、安静、闭目时出现	大脑皮层安静的标志
β	14～30	5～20	额叶、顶叶	兴奋活动时出现	大脑皮层兴奋的标志
θ	4～7	100～150	颞叶、顶叶	困倦时出现	大脑皮层浅抑制的标志
δ	0.5～3	20～200	颞叶、顶叶	熟睡时出现	大脑皮层深抑制的标志

四、觉醒与睡眠

觉醒与睡眠是两个必要的生理过程，随昼夜节律发生周期性的转化。机体在觉醒时，能以适当的行动应答环境的各种变化，从事各种体力与脑力活动。睡眠可保护脑细胞，促进精神和体力的恢复。成年人一般每天需睡眠 7～9h，儿童需要睡眠的时间 10～12h，而老年人需 5～7h。如果睡眠障碍，常导致中枢系统功能活动失常，特别是引起大脑皮层活动与内脏功能活动紊乱。

（一）觉醒

脑干网状结构上行激活系统的活动对大脑皮层具有唤醒作用。因此，觉醒状态主要靠脑干网状结构上行激活系统的活动维持。

觉醒状态包括脑电觉醒与行为觉醒两种状态。脑电觉醒指脑电波形由睡眠时的同步化慢波变为觉醒时的去同步化快波，而行为上不一定出现觉醒状态；行为觉醒指觉醒时的各种行为表现。这两种觉醒状态的维持是由不同的中枢递质所介导的。目前认为，脑电觉醒状态可能与网状结构上行激活系统的乙酰胆碱递质系统功能以及蓝斑上部去甲肾上腺递质系统的功能有关。行为觉醒状态的维持，可能是中脑多巴胺递质系统的功能。

（二）睡眠

人类睡眠包括慢波睡眠与快波睡眠两种时相，其生理功能表现不同，特别是脑电图的变化不同。

1. 慢波睡眠 是人们熟知的睡眠状态，其脑电图呈现同步化慢波的时相，称为慢波睡眠或同步化睡眠。在此时相中，人体的生理功能发生一系列变化，表现为意识暂时丧失，视、听、嗅、触等感觉功能减退，骨骼肌反射运动和肌紧张减弱；并伴有一些自主神经功能的改变，如血压下降、心率减慢、瞳孔缩小、体温下降、呼吸减慢、胃液分泌增多等交感活动水平降低，而副交感活动相对增强的现象。此外，进入慢波睡眠后生长激素的分泌较觉醒状态明显增多，因此，慢波睡眠对促进生长、消除疲劳、促进体力恢复有重要意义。

2. 快波睡眠 脑电波呈现去同步快波，称为快波睡眠或去同步睡眠，也可称为异相睡眠。在此期间，各种感觉功能进一步减退，唤醒阈提高；交感活动进一步降低；骨骼肌反射活动和肌紧张进一步减弱。在快波睡眠期间还可出现快速的眼球转动（50～60 次/分），所以又称为快速眼动睡眠。快速眼动常伴有心率加快、血压上升、呼吸加快等生理活动的改变，可促使慢性疾病恶化或某些潜伏疾病的突然发作，如心绞痛、脑出血、哮喘、阻塞性肺气肿等。但在快波睡眠期间脑组织的蛋白质合成率最高，因此认为，快波睡眠对幼儿神经系统的发育、成熟以及对成年人建立新的突触联系、促进学习记忆的活动、恢复精力有重要意义。

慢波睡眠与快波睡眠相互交替出现。成年人在正常睡眠期间，首先进入慢波睡眠，持续 80～120min 后转入快波睡眠，后者持续 20～30min 后再转入慢波睡眠，以后又转入快波睡眠，如此反复进行。在整个睡眠过程中，反复转化 4～5 次。在正常情况下，慢波睡眠与快波睡眠均可直接转入觉醒状态，但觉醒状态不能直接进入快波睡眠。观察发现，如果在快波睡眠期间将被试者唤醒，被试者往往讲述正在做梦，但在慢波睡眠期间被唤醒则较少，因此认为做梦是快波睡眠的特征之一。

考点与重点 快波睡眠和慢波睡眠的差异

❓ 思 考 题

1. 简述特异性投射系统与非特异性投射系统功能。

2. 简述大脑皮层第一体表感觉区纤维投射特征。

3. 外周神经纤维末梢释放的递质有哪些？与此对应的神经纤维分几类？各包括哪些？

第十一章 内 分 泌

案例

患者，男性，53岁，因"心慌、怕热、多汗、体重减轻，逐渐加重2个月余"就诊。患者近2个多月体重减轻了9kg，情绪易怒、易焦虑，伴有夜间出汗、心慌胸闷、手颤现象。体格检查：脉搏120次/分，消瘦，面色潮红，皮肤湿润，手颤明显。双眼球突出，瞬目减少。伸舌有细颤。甲状腺Ⅲ度肿大，两上极可触及震颤，可闻及血管杂音。心率120次/分，心尖部可闻及1级收缩期吹风样杂音。实验室检查：甲状腺功能T_3 3.68nmol/L，T_4 193.05nmol/L，TSH 0.01mIU/L。临床诊断：甲状腺功能亢进。

问题：1. 甲状腺功能亢进为什么会出现心慌、怕热多汗、易怒、体质量降低等症状？
2. 甲状腺功能亢进 T_3、T_4、TSH 会有何变化？

第一节 内分泌与激素

一、内分泌与内分泌系统

生理学中将内分泌腺或内分泌细胞分泌的活性物质直接进入血液或其他体液的过程，称为内分泌（endocrine）。内分泌腺和分散在组织器官中的内分泌细胞共同组成内分泌系统（endocrine system）。内分泌与外分泌不同之处在于外分泌是通过导管将分泌物排放到体表或体腔的过程。人体主要的内分泌腺有下丘脑、松果体、垂体、甲状腺、甲状旁腺、肾上腺、胰岛细胞和性腺等（图11-1）。散在内分泌细胞主要存在于胃肠道、下丘脑、肾脏和心房肌等。

二、激 素

由内分泌腺或内分泌细胞分泌的高效能生物活性物质，对靶组织或靶细胞发挥调节作用，此种化学物质称为激素（hormone）。激素的传递方式常见有以下几种：①大多数激素借助血液的运输

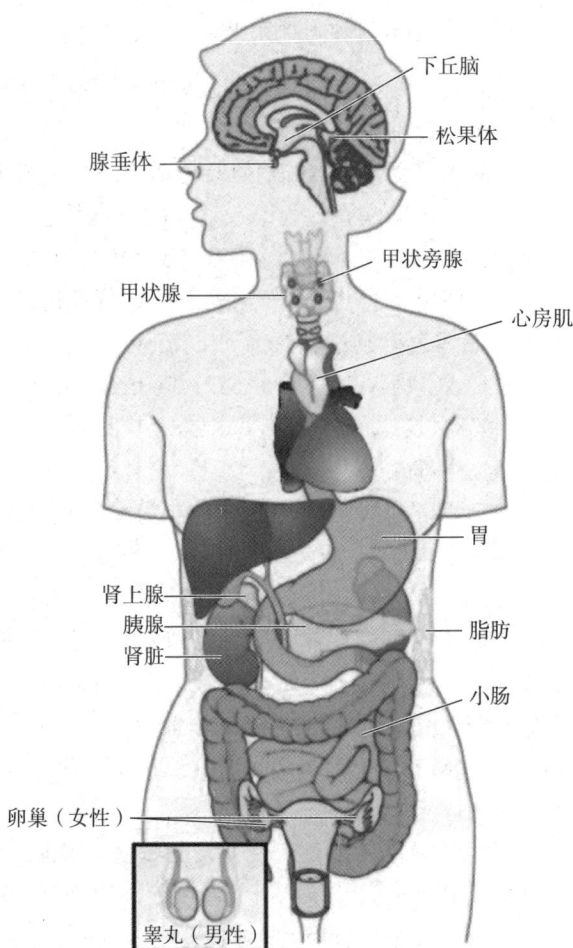

图11-1 全身内分泌器官概况

到达远距离的靶细胞而发挥作用，称为远距分泌（telecrine），如生长激素、甲状腺激素；②有些激素通过细胞间液弥散到邻近的细胞发挥作用，称为旁分泌（paracrine），如消化管内的某些激素；③如果内分泌细胞分泌的激素在局部弥散又返回作用于该内分泌细胞而发挥作用，称为自分泌（autocrine）；④神经内分泌细胞分泌的神经激素通过轴浆运输至末梢释放，再作用于靶细胞的方式称为神经分泌（neurocrine）。

激素对于机体的各种生命活动发挥重要而广泛的调节作用。整体条件下，许多内分泌腺直接或间接接受神经系统的控制，同时激素也能影响神经系统的功能，它们之间存在着密切的联系，共同调节机体各种功能活动，以适应内外环境的不断变化。

（一）激素的分类

按化学结构不同激素分为以下几类。

1. 蛋白质和肽类激素　包括下丘脑分泌的激素、腺垂体和神经激素、甲状旁腺素、胰岛素、降钙素、胃肠激素等。

2. 胺类激素　包括甲状腺激素、肾上腺素和去甲肾上腺素等。

3. 类固醇激素（甾体类激素）　包括肾上腺皮质激素（如皮质醇、醛固酮）和性激素（如雌激素、孕激素、雄激素），此类激素分子中都有环戊烷多氢菲结构。甾体激素都由胆固醇合成，可以口服。$1,25-$二羟维生素D_3由胆固醇衍生，作用机制也类似，故也被归入此类。

蛋白质激素、肽类激素、胺类激素的分子结构中几乎都含有氮元素，因此也可合称为含氮激素。含氮激素容易被消化道的酶破坏，一般不宜口服。

（二）激素的作用原理

激素与靶细胞上的受体结合后把信息传递到细胞内，进而产生生物学效应。激素的化学性质不同，其作用机制也不相同。

1. 激素膜受体介导的信号转导机制——第二信使学说

（1）以环磷酸腺苷为第二信使的信息传递系统：Sutherland 在进行肝糖原分解实验中发现了一种耐热因子，后来证实为环磷酸腺苷（cAMP），1965 年提出了著名的"第二信使学说"。

以 cAMP 为第二信使学说的主要内容是：①作为第一信使的激素与靶细胞膜上特异受体结合；②激素受体复合物通过鸟苷酸调节蛋白（简称为 G 蛋白）激活膜内侧腺苷酸环化酶（AC），在 Mg^{2+} 存在下，AC 使 ATP 变成 cAMP；③cAMP 作为胞内第二信使激活某种 cAMP 依赖的蛋白激酶，同时 cAMP 被磷酸二酯酶（PDE）水解；④活化的蛋白激酶（PK）促进胞内许多特异蛋白的磷酸化，导致靶细胞产生生理效应。

（2）以三磷酸肌醇和二酰甘油为第二信使的信息传递系统：20 世纪 80 年代，有研究发现细胞内一条非核苷酸类的第二信使通路，将肌醇脂质代谢中产生的三磷酸肌醇（IP_3）和甘油二酯（DAG）确认为第二信使。IP_3 和 DAG 产生的基本过程是：激素激活细胞膜受体，经 G 蛋白的耦联作用，引发磷脂酶 C（PLC）活化，活化的 PLC 使二磷酸磷脂酰肌醇（PIP_2）分解产生大量 IP_3 和 DAG 两种信使物质，二者分别激活两条独立又相互协调的信号传递途径，即 IP_3-Ca^{2+} 和 DAG–PKC（蛋白激酶 C）。IP_3 主要使细胞内 Ca^{2+} 库释放 Ca^{2+}，使胞质中游离 Ca^{2+} 水平增高，然后通过钙 – 钙调素系统（$Ca^{2+}\cdot CaM$）系统影响细胞功能。DAG 则能特异性激活 PKC，然后催化细胞内各种底物磷酸化，从而产生生物效应。

由此可见，含氮激素通过膜上 G 蛋白耦联受体，G 蛋白、细胞膜内侧的效应器酶、第二信使、蛋白激酶或离子通道等一系列信号转导，使细胞生理效应发生改变（图 11-2）。目前已发现作为第二信使的物质有：环磷酸腺苷（cAMP）、环磷酸鸟苷（cGMP）、三磷酸肌醇（IP_3）、甘油二酯（DAG）、Ca^{2+} 和前列腺素等。

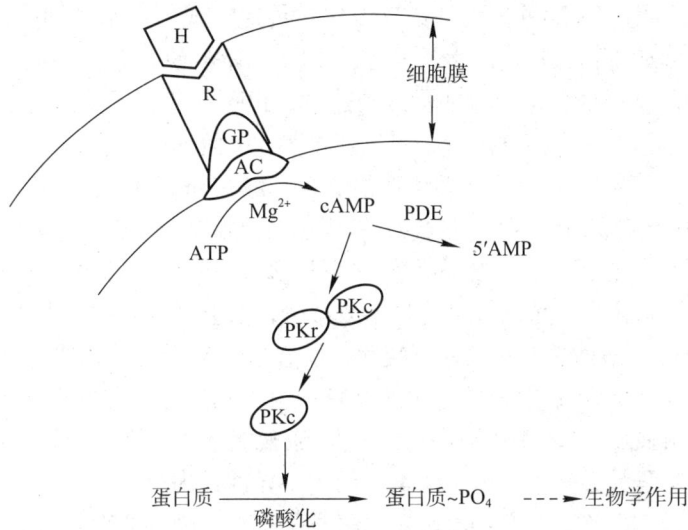

H：激素　R：受体　GP：鸟苷酸结合蛋白　AC：腺苷酸环化酶
PDE：磷酸二酯酶　PKr：蛋白激酶调节亚基　PKc：蛋白激酶催化亚基　cAMP：环磷酸腺苷

图 11-2　含氮激素作用机制

2. 激素膜内受体介导的信号转导机制——基因表达学说　类固醇类激素呈脂溶性且分子较小，可以自由扩散进入细胞膜，与胞质内受体结合，形成激素－胞质受体复合物，使受体发生变构，同时获得穿过核膜的能力而进入细胞核内，再与核内受体结合形成复合物。此激素－核受体复合物再与染色质的非组蛋白特异位点结合，启动或抑制 DNA 的转录，促进或抑制 mRNA 的形成，进而诱导或减少蛋白质（主要是酶）合成，实现生物效应（图 11-3）。

上述两类激素作用原理并不是绝对的，如含氮类激素中甲状腺激素是通过影响转录与翻译而影响蛋白质合成；相反，胰岛素属于含氮类激素，但它并不是通过 cAMP 发挥作用的。而类固醇激素中糖皮质激素既能通过基因表达，又能通过第二信使途径发挥作用。

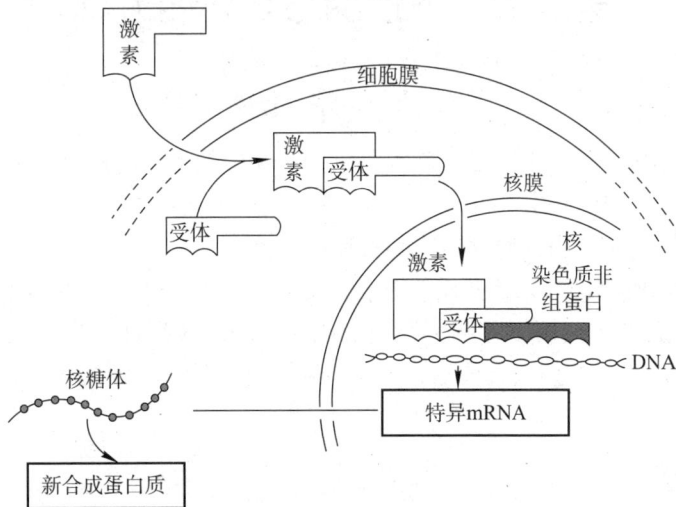

图 11-3　类固醇激素的作用机制

（三）激素作用的一般特征

激素种类繁多，作用复杂，其化学结构不同，作用机制也不一样，但在发挥调节作用的过程中，有以下共同特征。

1. 激素的信息传递作用　激素可将某种信息以化学传递方式传递给靶细胞，从而调节靶细胞的功能，使之增强或减弱。例如生长激素促进生长发育，甲状腺激素增强代谢过程，胰岛素降低血糖等。激素能影响靶细胞原有功能活动或代谢反应的强度与速度，但不产生新的功能，也不能给机体提供能量，仅仅起到"信使"的作用。在完成信息传递后，激素即被分解而失活。

2. 激素的高效能　激素在血液中的生理浓度很低（一般在 pmol/L 或 nmol/L 数量级），但其效应显著。例如，0.1μg 的促肾上腺皮质激素释放激素，可引起肾上腺皮质分泌 40μg 糖皮质激素，放大了 400倍。这是因为激素与受体结合后，在细胞内发生一系列酶促反应，逐级放大，形成高效能生物放大系统。因此，一旦激素水平偏离生理范围，无论过多或过少，都会对机体的生理功能产生巨大影响。

3. 激素作用的特异性　某种激素释放入血液后，能选择性作用于某些器官（包括内分泌腺）、组织和细胞，称为激素的特异性。被激素选择作用的器官、组织和细胞，分别称为该激素的靶器官（target organ）、靶组织（target tissue）和靶细胞（target cell）。激素能选择性作用于靶细胞是因为靶细胞膜上或胞质内存在与激素发生特异性结合的受体。激素作用的特异性是内分泌系统实现有针对性调节功能的基础。但不同的激素特异性强弱不同，有些激素只局限作用于某一靶腺或靶细胞，例如腺垂体的促甲状腺激素，只作用于甲状腺的滤泡细胞；而有些激素的作用范围很大，受其作用的靶细胞数量较多，有的甚至广泛作用于全身大多数组织细胞，如生长激素、胰岛素等。

4. 激素间的相互作用　各种激素的作用可以相互影响。①协同作用：不同激素对同一生理活动都有增强效应，如生长激素和肾上腺素都使血糖升高。②拮抗作用：不同激素对某一生理活动的作用相反，如胰高血糖素使血糖升高而胰岛素使血糖降低。③允许作用：某种激素本身对某器官或细胞不发生直接作用，但它的存在却是另一种激素产生生物效应或作用加强的必要条件，称为激素的允许作用（permissive action）。例如，糖皮质激素本身不引起血管平滑肌收缩，但它的存在是去甲肾上腺素发挥缩血管作用的前提。

考点与重点　激素作用的一般特征

第二节　下丘脑与垂体内分泌

一、下丘脑 - 神经垂体内分泌

下丘脑 - 神经垂体系统指位于下丘脑前部视上核和室旁核的大细胞神经元，这些神经元可合成血管升压素（vasopressin，VP）和催产素（oxytocin，OXT），经下丘脑 - 垂体束通过轴浆流动形式运输至神经垂体并储存，神经冲动传来时由神经垂体将激素释放入血。

神经垂体本身不能合成激素，只是下丘脑神经元所合成的 VP 和 OXT 贮存和释放的部位。VP 主要由下丘脑视上核合成，OXT 主要由下丘脑室旁核合成。两种激素都是 9 肽，结构相似，生理作用有一定程度的交叉。VP 和 OXT 在下丘脑合成后，沿下丘脑 - 神经垂体束到达神经垂体贮存，在特定刺激下释放入血。

（一）血管升压素

血管升压素（VP）又称为抗利尿激素（antidiuretic hormone，ADH），人 VP 第 8 位的氨基酸为精氨酸，故称为精氨酸血管升压素（arginine vasopressin，AVP），是调节机体水平衡的重要激素。

1. 生理作用

（1）抗利尿作用：在生理条件下，AVP 与 AVP 受体（主要为 V_2）结合，通过 G 蛋白激活 PKA，促进水通道蛋白——水孔蛋白（aquaporin，AQP）转位，从而增加远曲小管和集合管对水的重吸收，使尿量减少。常染色体隐性肾性尿崩症是由于 AQP_2 基因突变所致。

（2）缩血管作用：在大失血时，血容量下降可引起 VP 大量释放，从而使血管收缩，血压升高。在生理情况下，AVP 在血中的浓度很低（约 1pg/mL），对动脉血压无明显影响。临床上常用作微血管（如肺、子宫血管等）出血的止血药。

2. 分泌调节

（1）血浆晶体渗透压调控：下丘脑视上核和室旁核有渗透压感受器，对血浆晶体渗透压变化非常敏感。当脱水达到一定程度使血浆晶体渗透压升高 1% ～ 2% 时，此感受器细胞因脱水皱缩而兴奋，冲动沿下丘脑 - 垂体束传至神经垂体，引起 ADH 释放；反之，当血浆晶体渗透压降低时，则感受器细胞因肿胀而抑制，使 ADH 释放减少。

（2）循环血量调控：心房和胸腔内静脉处存在容量感受器，当血量过多时，心房和静脉扩张，感受器受到刺激而兴奋，冲动沿迷走神经传至下丘脑，抑制 ADH 的释放；反之，循环血量减少时，则由于抑制性冲动减少，使 ADH 释放增加。

（二）催产素

1. 生理作用 OXT 的主要靶器官是乳腺和子宫，以刺激乳腺为主。

（1）对乳腺的作用：刺激哺乳期乳腺不断分泌乳汁和射乳。哺乳时，吸吮动作所造成的负压，可克服乳头括约肌的阻力，使乳汁被吸出。同时，通过神经反射引起 OXT 分泌增加，促进乳汁排出，称为射乳。

（2）对子宫的作用：促使妊娠子宫收缩，有利于分娩。OXT 与子宫平滑肌特异性 G 蛋白耦联受体结合，触发 Ca^{2+} 内流等机制，使膜去极化而引起子宫平滑肌收缩。然而，OXT 对非孕子宫的作用较弱。

2. 分泌调节

（1）在临产或分娩时，子宫和阴道受到胎儿压迫和牵拉可反射性地引起 OXT 释放，有助于子宫的进一步收缩，利于分娩。这属于典型的正反馈调控。

（2）排乳反射：乳头含有丰富的感觉神经末梢，婴儿吸吮母亲乳头的感觉信息沿传入神经传至下丘脑，可反射性地引起 OXT 和 PRL 分泌增加，促进排乳，即排乳反射。排乳反射是典型的神经内分泌反射。此外，OXT 还可使子宫收缩，减少产后出血，有利于母体康复，因此应积极提倡母乳喂养。

二、下丘脑 - 腺垂体内分泌

（一）下丘脑调节激素

下丘脑基底部存在的促垂体区主要包括正中隆起、弓状核、腹内侧核等核团，这里的神经内分泌细胞与中脑、边缘系统及大脑皮层神经元构成突触。促垂体区的神经内分泌细胞接受高位大脑皮层传来的信息，产生和分泌下丘脑调节性多肽（hypothalamic regulatory peptide，HRP），调节腺垂体的内分泌功能。迄今为止，已发现下丘脑调节性多肽有 9 种（表 11-1），其中 5 种已分离成功称为激素，包括促甲状腺激素释放激素（TRH）、促性腺激素释放激素（GnRH）、生长抑素（GHRIH）、生长激素释放激素（GHRH）、促肾上腺皮质激素释放激素（CRH）；4 种化学结构尚未完全清楚称为因子，包括催乳素释放因子（PRF）、催乳素释放抑制因子（PIF）、促黑素细胞激素释放因子（MRF）、促黑素细胞激素抑制因子（MIF）。

表 11-1 下丘脑分泌的调节腺垂体激素

激素名称	英文缩写	生理作用	激素结构
促甲状腺激素释放激素	TRH	促进甲状腺激素和催乳素分泌	3 肽
促性腺激素释放激素	GnRH	促进黄体生成素和卵泡刺激素分泌	10 肽

续表

激素名称	英文缩写	生理作用	激素结构
促肾上腺皮质激素释放激素	CRH	促进肾上腺皮质激素分泌	41 肽
生长抑素	GHRIH	抑制生长激素和促甲状腺激素分泌	14 肽或 28 肽
生长激素释放激素	GHRH	促进生长激素分泌	44 肽
催乳素释放因子	PRF	促进催乳素分泌	多巴胺或（和）GABA
催乳素释放抑制激素	PIH	抑制催乳素分泌	结构未定
促黑素细胞激素释放因子	MRF	促进黑素细胞激素分泌	5 肽
促黑素细胞激素抑制因子	MIF	抑制促黑色细胞激素分泌	3 肽

（二）下丘脑调节激素分泌的调节

从表 11-1 的生理作用可见，下丘脑激素有两大类型。①兴奋性激素：如 TRH、GnRH、GHRH、CRH、PRF、MRF。当下丘脑被损毁或下丘脑与垂体的血管联系中断后，垂体相应靶细胞的激素分泌减少。②抑制性激素：如 GHRIH、PIF、MIF。当下丘脑被损毁或下丘脑与垂体的血管联系中断后，垂体靶细胞的激素分泌增加。

下丘脑激素除在生理学上有重要作用外，在临床上也具有重要的意义：①在发病机制中，可以解释为什么下丘脑损害常伴有多种内分泌功能紊乱；②在诊断方面，TRH、GnRH 已用于检查促甲状腺激素及黄体生成素或卵泡刺激素储备功能，以判断内分泌功能紊乱是发生在下丘脑还是在腺垂体；③在治疗方面，黄体生成素已用于促进排卵治疗不孕症，GHRIH 可用于治疗肢端肥大症、休克、心肌病和格雷夫斯眼病（Graves' ophthalmopathy）等。

（三）腺垂体激素

腺垂体（adenohypophysis）主要由腺细胞构成，是体内最重要的内分泌腺，是中枢神经系统与靶腺之间的重要桥梁。腺垂体的内分泌功能不仅涉及机体的生长、发育、行为、生殖、泌乳，以及蛋白质、碳水化合物、脂肪、水盐代谢等方面，而且与协调机体其他内分泌腺的活动有关。

腺垂体合成分泌 7 种含氮类激素，其中促甲状腺激素（thyroid stimulating hormone，TSH）、促肾上腺皮质激素（adrenocorticotropin hormone，ACTH）、黄体生成素（luteinizing hormone，LH）和卵泡刺激素（follicle stimulating hormone，FSH）均有各自靶腺，分别形成 3 个轴：即下丘脑 - 腺垂体 - 甲状腺轴、下丘脑 - 腺垂体 - 肾上腺皮质轴和下丘脑 - 腺垂体 - 性腺轴，通过各自靶腺发挥作用。而生长激素（growth hormone，GH）、催乳素（prolactin，PRL）和促黑素细胞激素（melanophore stimulating hormone，MSH）则无靶腺，直接作用于靶组织或靶细胞，分别调节物质代谢、个体生长、乳腺发育和泌乳，以及黑色素细胞代谢和活动等。

1. 生长激素（GH）

（1）生理作用

1）促进生长作用：生长、发育是机体组织有生理规律增加的复杂的生理过程，受多种因素和激素的影响。GH 是调节机体生长、发育的关键性激素之一。GH 促进长骨的生长，主要是刺激骨骺生长、加速软骨生成以及刺激骨基质形成和有丝分裂；刺激软骨细胞的分化，以及 DNA、RNA 和蛋白质合成，在蛋白质合成中，GH 能刺激细胞摄取氨基酸。骨骺愈合后身体高度不再增加，但 GH 仍有促生长作用，主要表现为肌肉和其他组织细胞的生长与发育。动物实验观察到，幼年动物摘除垂体后，生长立即停止，但是如果及时补充 GH，仍可使动物维持正常的生长与发育。人幼年时期如果缺乏 GH，则生长、发育停滞，尤其长骨发育迟缓，身材矮小，称为侏儒症（dwarfism），由于 GH 对脑发育影响不大，所以侏儒症患者智力正常；若 GH 过多，使生长发育过度，则患巨人症（giantism）。成年后骨骺发育成熟，长骨不再增长，此时如 GH 过多，因骨骺已闭合，长骨已不能继续生长，GH 刺激肢端短骨、颌面部骨及其软骨组织增生，同时结缔组织中透明质酸和硫酸软骨素聚集，患者出现手足粗大和下颌突出，内脏器官如肝、肾等也增大，称为肢端肥大症（acromegaly）。

2）促进代谢作用：GH 对物质代谢与能量代谢均有广泛影响。GH 促进蛋白质合成，增强 Na^+、K^+、Ca^{2+}、P、S 等元素的摄取和利用。同时通过抑制糖的消耗，加速脂肪分解，使能量来源由糖代谢转向脂肪代谢，有利于机体的生长和修复过程。因此，有研究认为 GH 使机体各组织的代谢维持年轻状态，即蛋白质和体液较多而脂肪较少。

①蛋白质代谢：GH 促进氨基酸进入细胞，加速蛋白质合成，因而尿氮减少，机体呈正氮平衡。

②脂肪代谢：GH 增加脂肪的转移，促进脂肪氧化分解，使组织脂肪含量减少。特别是肢体中脂肪减少，血中游离脂肪酸增加。游离脂肪酸进入肝脏后，在肝内氧化以提供能量。游离脂肪酸可抑制葡萄糖有氧氧化，使机体呼吸商有所下降。

③糖代谢：GH 对糖代谢的影响主要表现为生糖和糖原稳定两个方面，即抗胰岛素和胰岛素样作用。一方面，GH 可降低肌肉与脂肪组织对葡萄糖的摄取与利用，促进肝脏产生葡萄糖，结果导致血糖升高（抗胰岛素作用）。GH 分泌过多的患者可出现血糖过高，甚至出现糖尿。另一方面，生理剂量 GH 可促进葡萄糖的利用，但骨骼肌糖原保持稳定，心肌糖原还略有增加（胰岛素样作用）。在去垂体动物处于饥饿状态时，动物骨骼肌和心肌的糖原迅速消失。可见，GH 能减少葡萄糖的消耗，增加糖原的储备。

考点与重点 生长激素的生理作用

（2）分泌调节

1）下丘脑对生长激素分泌的调节：腺垂体生长激素的分泌受下丘脑生长激素释放激素（GHRH）与生长抑素（GHIH）的双重调控。GHRH 可促进腺垂体生长激素的分泌，而 GHIH 则抑制其分泌。一般认为，GHRH 对生长激素的分泌起经常性的调节作用，GHIH 在应激刺激引起生长激素分泌过多时才抑制生长激素分泌。

2）反馈调节：血中生长激素含量降低时，可反馈性引起下丘脑 GHRH 释放增多。同时生长激素介质对生长激素的分泌也有负反馈调节作用。

3）其他调节因素：①睡眠，夜间生长激素的分泌量占全天分泌量的70%。进入慢波睡眠后生长激素分泌明显增加。②代谢因素，能量供应缺乏时和血液中某些氨基酸的增加可以促进生长激素分泌，特别是低血糖对 GH 分泌的刺激作用最强。③其他激素，甲状腺激素、雌激素与雄激素均能促进生长激素分泌。在青春期的早期和中期，由于血中雌激素或睾酮浓度增高可明显增加生长激素的分泌。

考点与重点 生长激素分泌的调节

2. 催乳素（PRL）

（1）生理作用：PRL 是腺垂体合成和分泌的含 199 个氨基酸的多肽激素，分子量为 22kD。基础分泌量<25μg/L，妊娠妇女在第 3 个月开始升高，至妊娠末期可高达 200 ～ 500μg/L。PRL 不通过靶腺引起生物学效应，其生理作用广泛，如泌乳、生殖、调节渗透压和免疫反应。

1）对乳腺和泌乳的作用：PRL 主要是促进乳腺导管和分泌组织的生长与发育，启动和维持泌乳，使乳腺细胞合成乳蛋白。刺激卵泡 LH 受体生成，对卵巢合成的孕激素起允许作用。青春期乳腺的发育主要是间质和脂肪细胞的发育，并由 GH 和 PRL 刺激。乳腺真正的分泌成分——腺泡只有在妊娠期才发育，在卵巢激素、肾上腺皮质激素和垂体激素的共同作用下发生，而 PRL 对乳腺的调节最为关键。妊娠末期血清中的 PRL 水平很高但不泌乳，这是由于受高水平的孕激素和雌激素抑制所致。当胎盘娩出后，孕激素和雌激素水平下降，正常乳汁分泌启动。婴儿吸吮乳头，可使 PRL 分泌增加。

2）对性腺的作用：在女性，PRL 对卵巢作用有以下几方面：①促黄体作用。PRL 通过维持黄体的 LH 受体数目，与 LH 一起促进黄体细胞生长和分泌孕激素，是早期妊娠的主要激素。②妊娠时腺垂体 PRL 分泌细胞增殖、垂体肥大，PRL 的分泌增加与雌激素分泌增加有关。③过高的 PRL 可抑制卵巢功能。血中 PRL 增高时下丘脑多巴胺更新速率加快，抑制 GnRH 释放而 LH 分泌减少，并使卵巢对 LH 的反应性降低。临床上，高 PRL 血症者，最初是黄体期缩短，随后不排卵、月经稀少，最后闭经。在男性，PRL 在睾酮存在的条件下，对男性的前列腺和精囊有促生长作用，使睾酮合成增加。但是慢性高 PRL 血症时，血中睾酮水平下降，不仅精子生成减少而造成不育症，而且性兴奋也减弱。

3）参与应激反应：在应激状态下，血中 PRL 水平升高，常与 ACTH 和 GH 的增加同时出现。推测 PRL 可能是应激反应时腺垂体分泌的三大激素之一。

（2）分泌调节：催乳素的分泌受下丘脑催乳素释放因子（PRF）与催乳素释放抑制激素（PIH）的双重控制，前者促进腺垂体催乳素分泌，后者抑制其分泌，平时以催乳素释放抑制激素（PIH）的抑制作用为主。哺乳期，婴儿吸吮母亲乳头时可反射性引起催乳素分泌增多，这是典型的神经-内分泌反射。吸吮乳头的刺激经神经传入下丘脑，一方面可减少正中隆起释放 PIH，解除 PIH 对 PRL 细胞的抑制；另一方面可直接刺激 PRF 释放增多，通过上述作用反射性促使腺垂体大量分泌 PRL，促进乳腺泌乳。

3. 促黑素细胞激素（MSH） 人类 MSH 主要由垂体促肾上腺细胞分泌，靶细胞是机体的黑色素细胞。黑色素细胞主要分布于机体的皮肤与毛发、虹膜和视网膜色素层和软脑膜。MSH 的主要生理作用是促使黑色素细胞中酪氨酸转变为黑色素，使皮肤和毛发的颜色加深。在病理情况下，如肾上腺皮质功能低下（艾迪生病）时，血中 ACTH 和 MSH 增加，患者出现皮肤色素沉着。

MSH 的分泌主要受下丘脑释放的促黑素细胞激素释放因子（MRF）与促黑素细胞激素抑制因子（MIF）的双重控制，前者促进腺垂体 MSH 分泌，后者抑制其分泌。血中氢化可的松（糖皮质激素）浓度升高时，除反馈抑制 ACTH 外，还抑制 MSH 的分泌。

4. 促（靶腺）激素

（1）促甲状腺激素（TSH）：TSH 由 2 个糖蛋白亚单位的肽链组成，能促进甲状腺合成甲状腺激素，甲状腺腺泡细胞增生，甲状腺增大，血流增加；缺乏 TSH 则甲状腺萎缩。甲状腺激素可抑制 TSH 的分泌，削弱 TRH 对 TSH 分泌的促进作用。

（2）促肾上腺皮质激素（ACTH）：ACTH 的分泌具有明显的昼夜节律性波动，正常人血中 ACTH 浓度很低，其生理作用主要表现为：①促进肾上腺皮质增生和刺激类固醇激素的合成与释放；②刺激脂肪细胞的脂解作用，使其释放甘油和脂肪酸；③促进皮肤色素沉着；④加强学习记忆、动机行为、体温调节、心血管功能调节、神经损伤修复与再生，以及拮抗阿片肽等；⑤参与免疫调节作用，如 ACTH 可与 U-2 或 B 淋巴细胞生长因子协同刺激 B 淋巴细胞的生长和分化。

（3）促性腺激素：包括黄体生成素（LH）和卵泡刺激素（FSH）。这两种激素在青春期前血中浓度较低，但在下丘脑 GnRH 的刺激下分泌量增加。成年女子血中 LH 和 FSH 水平与月经周期变化有关。其生理作用及其调节详见第十二章。

第三节　甲状腺内分泌

甲状腺可分为左、右两侧叶，中间以峡部相连，似 "H" 形，是人体内最表浅的、最大的内分泌腺体，成年人甲状腺重量为 20～30g。甲状腺由许多大小不一的腺泡组成，腺泡壁的上皮细胞能合成和释放甲状腺激素，与胶质状的甲状腺球蛋白结合形式贮存在腺泡腔内。甲状腺的主要功能是分泌甲状腺激素（thyroid hormone，TH）和降钙素（calcitonin，CT），前者主要调节体内的各种代谢并影响机体的生长发育，后者是由散在的腺泡旁细胞（甲状腺 C 细胞）分泌，主要参与机体的钙磷代谢。

医者仁心

追求真理的科学精神
——甲状腺激素的发现简史

1952 年，英国生化学家 Pitt-Rivers 和她的博士后学生 Gross 在《柳叶刀》上发表了 1 篇论文，报道了在人类血浆中发现的第二种甲状腺激素——三碘甲腺原氨酸（3，5，3′-triiodothyronine，T_3），T_3 生物学效应高于 T_4。法国生化学家 Roche 等早于该篇文章 1 周发表了 1 篇法语文章，使用与上述文章不同的方法为循环 T_3 的存在提供了证据。

1995 年，美国甲状腺学会（ATA）指南正式推荐左旋甲状腺素（L-T_4）单药作为甲减常规治疗。此后，欧洲及我国指南亦肯定 L-T_4 单药治疗的首选地位。

一、甲状腺激素的合成与代谢

甲状腺激素（thyroid hormone，TH）是酪氨酸的碘化物，包括四碘甲腺原氨酸（T_4）或称甲状腺素（thyroxin）、三碘甲腺原氨酸（T_3）和极少量的逆-三碘甲腺原氨酸（rT_3），三者分别约占分泌总量的 90%、9% 和 1%。T_4 的分泌量最大；T_3 的生物活性最强，为 T_4 的 3～5 倍；rT_3 不具有甲状腺激素的生物活性。

（一）甲状腺激素的生物合成

甲状腺激素合成的原料是碘和甲状腺球蛋白。碘主要来源于食物，甲状腺激素合成的基本过程包括甲状腺腺泡聚碘、I^- 的氧化和碘化、酪氨酸碘化等。

1. 甲状腺腺泡聚碘 机体肠道吸收的碘以 I^- 形式存在血液中，浓度远低于甲状腺腺泡细胞内浓度，说明甲状腺具有很强的聚碘能力。I^- 进入腺泡细胞必须通过 Na^+-I^- 同向转运体，逆浓度和电位梯度进入，属于继发性主动转运。甲状腺功能亢进时，聚碘能力超过正常，摄入碘的量增加；甲状腺功能减退时则聚碘能力降低，摄入碘量减少。

2. I^- 的活化 由腺泡上皮细胞摄取的碘，必须在过氧化物酶（TPO）的催化下活化。活化过程在腺泡上皮细胞顶端质膜微绒毛与腺泡腔的交界处进行。I^- 在 TPO 的催化下被活化成 I_2，或与过氧化物酶形成某种复合物。硫氧嘧啶类和甲巯咪唑类药物治疗甲状腺功能亢进，主要的药理作用机制即抑制 TPO 的活性。

3. 酪氨酸碘化 在 TPO 催化后，活化的碘取代甲状腺球蛋白的酪氨酸残基上的氢原子，合成一碘酪氨酸残基（MIT）和二碘酪氨酸残基（DIT）。

4. 碘化酪氨酸的缩合 一个分子的 MIT 与一个分子的 DIT，或两个分子的 DIT 在 TPO 作用下发生耦联，分别生成三碘甲腺原氨酸（T_3）和四碘甲腺原氨酸（T_4，即甲状腺素）。

（二）甲状腺激素的贮存、释放、运输和代谢

1. 贮存 合成的 T_3、T_4 及 MIT、DIT 均储存于腺泡腔内。TH 的贮存有两个特点：①贮存在细胞外的腺泡腔中，这是体内激素在细胞外贮存的唯一形式；②贮存量很大，可供人体利用 2～4 个月，是体内贮存量最多的激素。

2. 释放 当甲状腺受到 TSH 刺激后，腺泡细胞通过吞饮作用将甲状腺球蛋白从腺泡腔中吞入细胞内，在蛋白水解酶的催化下，释放 T_3 和 T_4 入血。释放出 MIT 和 DIT 在脱碘酶的作用下释放游离无机碘，脱下的碘大部分贮存在甲状腺内重新碘化甲状腺球蛋白上的酪氨酸，以合成新的激素。

3. 运输 T_3 和 T_4 释放入血后，运输方式有两种：结合型和游离型，T_4 主要以结合型存在，99% 以上是与血浆中甲状腺激素结合球蛋白结合，T_3 与该蛋白的亲和力小，故以游离形式存在。两种形式可

以相互转变，维持稳态。但只有游离型的甲状腺激素才能进入组织细胞内与受体结合，发挥生理效应。

4.代谢　血浆 T_4 的半衰期为 7 天，T_3 不足 1 天。20% 的 T_3 和 T_4 在肝降解，形成葡糖醛酸或硫酸盐的代谢产物，经胆汁排入小肠随粪便排出。80% 的 T_4 在外周组织中经脱碘酶脱碘，产生逆 T_3（rT_3）或 T_3，这是血液中 T_3 的主要来源（约占 75%），所脱下的碘可由甲状腺再摄取，T_3 进一步脱碘而失活。此外，肾也能降解少量的 T_3 和 T_4，产物随尿排出。

二、甲状腺激素的生理作用

TH（T_3、T_4）几乎对所有细胞都有作用。T_3、T_4 是调节机体生长发育和物质代谢的重要激素，在甲状腺功能紊乱时常影响心血管、神经和消化等系统的功能。

（一）调节新陈代谢

1.增强能量代谢　TH 可提高大多数组织的耗氧量，使产热量增加。这种作用在骨骼肌、心肌、肝和肾等组织的效果十分显著；而其他一些组织，如脑、肺、性腺和皮肤等的耗氧量和产热量无明显影响。据报道，1mg T_4 可增加机体产热量约 4200kJ，基础代谢率提高 28%，T_3 的产热作用比 T_4 强 3～5 倍。TH 的产热效应可能与解耦联蛋白（UCP）和 Na^+-K^+-ATP 酶的活性明显升高有关。应用 Na^+-K^+-ATP 酶抑制剂哇巴因和某些蛋白质合成抑制剂可以阻断此效应。甲状腺功能亢进（甲亢）时产热增加，喜凉怕热，极易出汗，基础代谢率比正常人高 25%～80%；相反，甲状腺功能减退患者体温偏低，畏寒喜热，基础代谢率比正常人低 20%～40%。

2.调节物质代谢　TH 可作用于物质代谢的多个环节，对蛋白质、糖、脂肪代谢以及矿物质、维生素、水与电解质代谢均有不同程度的影响（表 11-2）。例如，在心肌细胞，T_3 可促进 Na^+ 内流；在红细胞，T_3 可增加细胞内 Ca^{2+} 浓度。

表 11-2　TH（T_4、T_3）对物质代谢的影响

物质代谢	作用
蛋白质代谢	生理剂量：促其合成，刺激 DNA 转录过程，促进 mRNA 形成，加速蛋白质与各种酶的生成，使细胞增生，体积增大，尿氮减少，表现为正氮平衡 大剂量：促进蛋白质（包括骨的蛋白质）分解，肌肉收缩无力，并可导致血 Ca^{2+} 升高和骨质疏松 分泌不足：蛋白质合成减少，可致 "黏液性水肿"
糖代谢	既有促进消化道对糖的吸收、肝糖原分解和抑制糖原合成的升糖作用，又有促进外周组织对糖利用的降血糖作用，但总的作用使血糖升高
脂肪代谢	可促进肝组织合成胆固醇，但更能增强胆固醇分解（即分解超过合成）；促进脂肪酸氧化，增强儿茶酚胺与胰高血糖素对脂肪的分解，使血脂降低

生理剂量的 TH 有利钠、排水作用，甲状腺功能减退（甲减）时水钠潴留，组织间隙含有大量黏蛋白，吸附水分和盐类，出现黏液性水肿。TH 可维持维生素的正常代谢。甲亢时，机体对维生素 A、维生素 B_1、维生素 B_2、维生素 B_6、维生素 B_{12}、维生素 C、烟酰胺等需要量增加，如不及时补充，将导致维生素缺乏症。甲减时，胡萝卜素转化为维生素 A 和视黄醛受阻，血清胡萝卜素增高，皮肤呈蜡黄色。此外，甲亢患者可出现钙磷代谢紊乱，表现为负钙和负磷平衡。可见，TH 对物质代谢的影响是多方面的。

（二）促进生长发育

TH 为机体生长发育和成熟所必需，特别是对脑和长骨发育影响极大，尤其是自胎儿至出生后的半年内。TH 促进脑各部位神经细胞的树突和轴突的形成、促进髓鞘与胶质细胞的生长，对神经系统功能的发生与发展极为重要。在胚胎及婴幼儿期缺碘，导致缺乏 TH，表现为甲状腺功能减退，患儿脑发育

有明显障碍，出现智力低下和身材矮小为特征的呆小病（克汀病，cretinism）。治疗呆小病必须抓住时机，出生后 3 个月即应开始补充 TH，过迟则难以奏效。为预防呆小病的发生，缺碘地区孕妇应在妊娠期补碘。成年人因脑已发育成熟，因此甲状腺功能减退的患者仅表现为反应迟钝、动作笨拙缓慢、注意力减退，智力基本不受影响。

（三）影响器官系统功能

1. 对神经系统的影响 TH 不仅影响中枢神经系统的生长发育，对已分化成熟的神经系统也具有十分重要的作用，主要表现为中枢神经系统的兴奋作用。如甲亢或应用过量 TH 时，可表现为注意力分散、过敏疑虑、多愁善感、喜怒无常、烦躁不安、情绪激动、失眠多梦，甚至出现幻觉、狂躁或惊厥等。

2. 对心血管系统的影响 心脏是 TH 作用的最重要靶器官。T_3、T_4 可增加心肌收缩能力、心率加快、心输出量与心脏做功增加。甲亢患者常表现为心悸、心动过速、第一心音亢进，心肌可因过度耗竭而导致心力衰竭。

3. 对呼吸系统的影响 由于 TH 可增加细胞代谢，使细胞耗氧量和二氧化碳产生增加，为满足机体细胞代谢需要，通过呼吸频率和幅度的增加，吸入氧气和排出二氧化碳，从而保证细胞外液 PO_2、PCO_2 的相对稳定。

4. 对消化系统的影响 胃肠蠕动和消化吸收功能均受 TH 的影响，此影响可能是通过神经系统、胃肠激素或其他内分泌功能而实现的。甲亢时，胃肠蠕动加速，胃排空增快，肠吸收减少，甚至出现顽固性吸收不良性腹泻，故患者表现为食欲亢进而机体消瘦。反之，甲减时可出现腹胀和便秘。

5. 对血液的影响 生理浓度的 TH 为维持正常造血功能所必需，并增强促红细胞生成素的造血作用，红细胞生成增加。增加红细胞内的 2,3- 二磷酸甘油酸含量，使血红蛋白与氧解离曲线右移，有利于向组织供氧。甲减时，由于胃肠道的消化功能下降、食欲缺乏、胃酸缺乏、骨髓造血活力降低或伴月经过多等原因而发生贫血。

6. 对内分泌和生殖系统的的影响 TH 可增加组织对其他激素的需要量，加速多种激素和有关药物的代谢率。TH 还能维持正常的性欲和性功能。

考点与重点 甲状腺激素的生理作用

三、甲状腺功能的调节

（一）下丘脑－腺垂体－甲状腺轴的调节

甲状腺功能受腺垂体 TSH 的调节，TSH 的分泌又受下丘脑 TRH 的调节。下丘脑、腺垂体与甲状腺之间构成一个完整的控制系统，称为下丘脑－腺垂体－甲状腺轴，共同调节甲状腺功能和 TH 的分泌。

1. 下丘脑对腺垂体的调节 下丘脑分泌的促甲状腺激素释放激素（TRH）经垂体门脉系统运至腺垂体，能促进腺垂体合成与释放促甲状腺激素（TSH）。因此，切断下丘脑与腺垂体的联系后，血中 TSH 浓度明显下降，T_3、T_4 浓度也明显降低。

2. 腺垂体对甲状腺的调节 腺垂体释放的 TSH 是调节甲状腺功能的主要激素，去垂体后，血液中 TSH 逐渐消失，T_3、T_4 合成与释放减少，腺体也萎缩，及时补充 TSH 可使甲状腺功能恢复。TSH 的主要作用是：①促进甲状腺合成与释放 T_3、T_4；②促进甲状腺腺泡上皮细胞增生，腺体增大。

3. TH 对 TRH 和 TSH 的反馈调节 循环血中游离的 T_3、T_4 浓度的升降对腺垂体合成与分泌 TSH 起经常性的负反馈调节作用，并使腺垂体对 TRH 的反应性降低（图 11-4）。例如当饮食中缺碘造成 T_3、T_4 合成分泌减少时，对垂体的负反馈作用减弱，使 TSH 分泌增多，刺激甲状腺腺泡细胞增生，导致甲状腺增大，临床上称为地方性甲状腺肿或单纯性甲状腺肿（俗称"大脖子病"）。通常情况下，T_3、T_4 对

TSH 细胞的负反馈性调节与 TRH 对其的兴奋作用是相互拮抗、相互制约的，共同调节腺垂体 TSH 的释放量，其中以前者占优势。在病理情况下，这种优势更加明显，例如在甲亢时，由于 T_3、T_4 对 TSH 细胞的强烈抑制，即使大剂量 TRH 亦不能兴奋 TSH 细胞。

（二）甲状腺的自身调节

甲状腺的自身调节是指除神经和体液因素外，甲状腺本身能根据碘的供应情况，调节自身对碘摄取、合成与释放 TH 的能力。当外源性碘量增加时，最初甲状腺激素合成增加，但碘量超过一定限度后，T_3、T_4 合成速度不但不再增加，反而明显下降，这种过量的碘所产生的抗甲状腺效应称为沃尔夫 – 契可夫效应（Wolff–Chaikoff effect）。相反，当血液中碘含量不足时，甲状腺可增强聚碘作用，T_3、T_4 合成和释放增加。这是甲状腺固有的一种保护性反应。

（三）其他因素

除上述两种调节外，还有一些因素参与甲状腺功能的调节。例如，雌激素可增强分泌 TSH 细胞对 TRH 的反应性，生长抑素和肾上腺皮质激素则可降低其反应性。临床上，女性甲状腺疾病的发生率高于男性，可能与性激素水平有关。此外，甲状腺受自主神经的支配，交感神经兴奋时可促使 TH 合成与分泌增加；副交感神经兴奋时则使 TH 分泌减少。

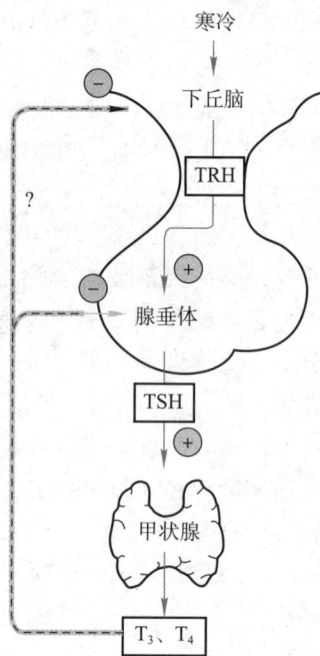

图 11–4　甲状腺激素分泌调节

> **考点与重点**　甲状腺激素分泌的调节

第四节　肾上腺内分泌

肾上腺位于腹膜和腹后壁之间、两侧肾脏内上方，由中央部髓质和外周部皮质所组成。肾上腺髓质受交感神经支配，合成和释放儿茶酚胺（包括肾上腺素、去甲肾上腺素和多巴胺），主要参与心血管活动的调节。肾上腺皮质为生命所必需，合成分泌 3 类激素，即盐皮质激素、糖皮质激素和性激素，下丘脑 – 腺垂体 – 肾上腺皮质轴是维持基本生命活动重要的内分泌功能轴。

一、肾上腺皮质激素

（一）肾上腺皮质的结构及分泌激素

肾上腺皮质由球状带、束状带和网状带 3 层不同的细胞组成。球状带主要分泌盐皮质激素（如醛固酮），主要参与体内水盐代谢的调节。束状带主要分泌糖皮质激素（如皮质醇），主要调节物质代谢，参与应激反应，影响各系统功能。网状带主要合成和分泌性激素（脱氢表雄酮、雌二醇），此外还可分泌少量的糖皮质激素。这些激素都是类固醇衍生物，均属于类固醇激素。

（二）肾上腺皮质激素的代谢

肾上腺皮质分泌的激素经肾上腺静脉进入血液循环送至全身，进入靶细胞发挥生理效应。循环血液中的类固醇激素有 90% 以上与血浆蛋白结合，结合型激素不易被降解和清除，并能调节血液中游离激素的浓度。醛固酮与血浆蛋白结合力较弱，主要以游离形式存在。

肾上腺皮质激素降解代谢过程主要在肝脏中进行，其主要方式有羟化、氧化、还原和结合等反应。

肾上腺皮质激素代谢产物经尿液排出占90%，其次是粪便。因此，测定尿或粪便中肾上腺皮质激素代谢产物是否正常，有助于了解机体肾上腺皮质激素的代谢情况。

（三）糖皮质激素

1. 生理作用

（1）对物质代谢的影响：糖皮质激素对于糖、蛋白质、脂肪代谢均有重要作用（图11-5）。

1）糖代谢：①糖原代谢，糖皮质激素可激活糖原合成酶，抑制糖原磷酸酶，使肝糖原合成增加。动物切除肾上腺后，肝糖原不能贮存。②糖异生，糖皮质激素直接激活肝糖异生酶，如诱导磷酸烯醇式丙酮酸羧化酶基因转录并增加其活性，从而促进糖异生，血糖升高。糖皮质激素增加脂肪细胞对儿茶酚胺的敏感性，进而使脂肪分解为脂肪酸增加，后者为糖异生提供能量。③周围组织对葡萄糖利用：糖皮质激素抑制周围组织对葡萄糖的摄取。

此外，糖皮质激素对糖代谢的影响还表现为抗胰岛素作用，降低肌肉与脂肪等组织细胞对胰岛素的反应性，以致外周组织对葡萄糖的利用减少，使血糖升高。总之，糖皮质激素对糖代谢的影响是通过"开源"和"节流"升高血糖浓度。所以，糖皮质激素分泌过多（或服用此类激素药物过多），可引起血糖升高，甚至出现糖尿；反之，糖皮质激素分泌过少，则出现低血糖。

2）蛋白质代谢：促进肝外组织的蛋白质分解，减少合成，长期糖皮质激素分泌过多可导致组织蛋白质广泛破坏，出现负氮平衡、肌肉消瘦；皮肤和骨胶原蛋白与基质合成受抑制，骨质疏松、皮肤变薄和伤口愈合迟缓等。

3）脂肪代谢：促进脂肪分解和脂肪酸释放入血，使血中游离脂肪酸增高。由于组织对葡萄糖的利用受抑制，所以又能间接促进脂肪分解氧化，提供能量。肾上腺功能亢进（库欣综合征，Cushing syndrome）或长期应用糖皮质激素后出现机体脂肪重新分布，四肢脂肪相对缺乏，而颈项部、锁骨上区、躯干、前纵隔和肠系膜脂肪沉积，以致出现满月脸、水牛背，躯干部发胖而四肢消瘦的特殊体形，即"向心性肥胖"。

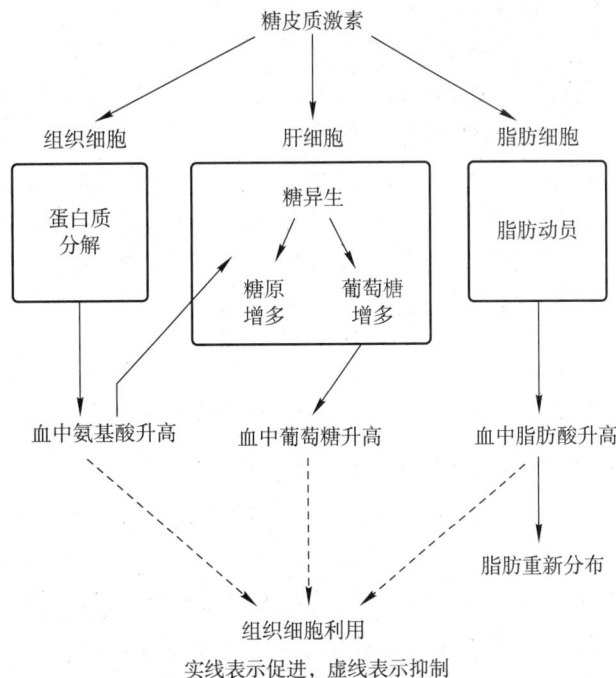

图11-5　糖皮质激素对物质代谢的作用

（2）对组织器官活动的影响

1）对水盐代谢的影响：糖皮质激素有一定的保 Na^+ 排 K^+ 作用，皮质醇还能降低肾小球入球小动脉阻力，增加肾血浆流量使肾小球滤过率增加，有利于水的排出。肾上腺皮质功能低下（艾迪生病）患者，排水功能明显减弱，严重时会出现"水中毒"现象，给予糖皮质激素可得到纠正，但补充盐皮质激素则无效。这说明盐皮质激素不能替代糖皮质激素对水盐代谢的调节作用。

2）对神经系统的影响：糖皮质激素易透过血脑屏障而影响中枢神经系统功能，包括睡眠形式、情绪、认知和感觉等。库欣综合征患者大多数出现心理障碍，表现为欣快感、躁狂，甚至精神失常或抑郁。

3）对循环系统的影响：糖皮质激素对维持机体正常血压是必需的，这是因为：①它增强血管平滑肌对儿茶酚胺的敏感性（允许作用）；②它抑制具有舒张血管作用的前列腺素的合成。糖皮质激素还能降低毛细血管内皮细胞的通透性，有利于维持血容量以及增强离体心肌的收缩能力。

4）对消化系统的影响：糖皮质激素促进胃液和胃蛋白酶的分泌，增强胃腺对迷走神经和胃泌素的反应性，故长期应用治疗剂量的糖皮质激素可增加消化道溃疡发生率，抑制溃疡愈合。

5）对血细胞的影响：糖皮质激素可使血液中红细胞、血小板和中性粒细胞数量增加；而使淋巴细胞、嗜酸性粒细胞数减少。糖皮质激素可通过增强骨髓造血功能而使红细胞、血小板等增加，通过抑制淋巴细胞 DNA 合成，有效抑制淋巴细胞增殖。因此，临床上常用糖皮质激素治疗急性淋巴细胞性白血病。

6）对免疫和炎症的影响：内源性糖皮质激素能影响免疫细胞的迁移，使周围血免疫细胞明显减少，以 T 淋巴细胞减少为主。糖皮质激素抑制单核细胞分化成巨噬细胞，从而使后者的吞噬功能和细胞毒作用受到抑制。因此，糖皮质激素常用于降低器官移植后的排斥反应及自身免疫性疾病的治疗。此外，糖皮质激素对炎性介质如前列腺素和丝氨酸蛋白酶也有抑制作用。

（3）参与应激反应：机体受到各种伤害性刺激（如缺氧、创伤、手术、饥饿、疼痛，寒冷、愤怒、恐惧、焦虑、高温、感染、中毒等）时，血液中 ACTH 及糖皮质激素浓度升高，使机体对伤害性刺激的适应性和抵抗能力增加的反应，称为应激反应（stress response）。如将与应激反应所分泌剂量相等的糖皮质激素用于安静状态的机体时，可引起肾上腺皮质功能亢进的症状，但是应激状态下这种亢进症状并不出现，提示应激状态下机体对糖皮质激素的需要量大大增加。切除肾上腺皮质而保留肾上腺髓质的动物，极易因伤害性刺激而死亡，但切除肾上腺髓质而保留肾上腺皮质却不威胁动物的生命。因此，肾上腺皮质激素又称为"保命激素"（life-saving hormone）。

综上所述，糖皮质激素对机体的作用是多方面的，且广泛而复杂。此外，糖皮质激素还可以促进胎儿肺泡表面活性物质生成；增加肾小球血浆流量和肾小球滤过率，促进水的排出；抑制促性腺激素分泌，使性腺对 GnRH 的反应性降低，影响甲状腺等内分泌腺体的活动等。临床上，常将药理剂量的糖皮质激素或类似物用做抗炎、抗中毒、抗过敏和抗休克治疗药物。

考点与重点 糖皮质激素的生理作用

2. 糖皮质激素的分泌与调节　血液中的糖皮质激素呈脉冲式分泌，在日节律波动中保持相对稳定，其分泌过程受下丘脑 – 腺垂体 – 肾上腺轴的调节（图 11-6）。

（1）下丘脑对腺垂体的调节：下丘脑室旁核可合成释放促肾上腺皮质激素释放激素（CRH），CRH 经垂体 – 门脉系统作用于腺垂体，刺激腺垂体促肾上腺皮质激素（ACTH）分泌增多。实验证明，室旁核或正中隆起受损，应激动物的 ACTH 释放明显减少；给人或动物静脉注射 CRH 后，血浆 ACTH 明显升高。因此，可通过 CRH 试验了解垂体的 ACTH 贮备功能。

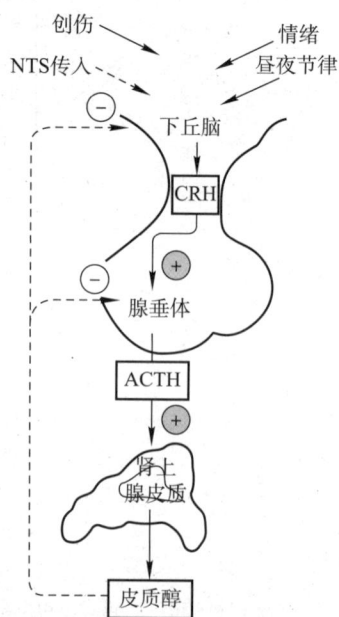

图 11-6　糖皮质激素分泌调节

（2）腺垂体对肾上腺皮质的调节：生理条件下，腺垂体 ACTH 的分泌呈现明显的日节律波动，一般在早晨 6：00—8：00 达高峰，之后逐渐下降，白天维持在较低水平，入睡后再减少，到午夜时达最低水平，之后又逐渐增加。这种日节律波动受下丘脑及高级中枢的生物钟控制。

腺垂体分泌的 ACTH 是调节肾上腺皮质功能的最重要的生理激素。ACTH 能促进糖皮质激素的合成与分泌，也促进皮质束状带和网状带的生长发育。

（3）反馈调节：当血液中糖皮质激素浓度升高时，可反馈性地抑制下丘脑 CRH 神经元和腺垂体 ACTH 神经元，使 CRH 释放减少，ACTH 合成和释放受到抑制，这种反馈称为长反馈。ACTH 还可反馈性地抑制 CRH 神经元的活动，这属于短反馈。

由于存在这种负反馈调节机制，临床上长期大量应用外源性糖皮质激素治疗时，可使 ACTH 分泌减少，导致其肾上腺皮质萎缩。如突然停药，患者可出现肾上腺皮质功能低下，引起肾上腺皮质危象，甚至危及生命，故应采取逐渐减量后再停药的方案，使下丘脑与腺垂体有时间从反馈抑制中得以恢复。

总之，下丘脑 - 腺垂体 - 肾上腺轴组成一个紧密联系的活动系统，维持血液糖皮质激素的相对稳定，使机体适应内外环境的不断变化

> **考点与重点** 糖皮质激素分泌的调节

二、肾上腺髓质激素

肾上腺髓质起源于外胚层，由嗜铬细胞组成。嗜铬细胞主要合成、分泌肾上腺素（epinephrine，E）、去甲肾上腺素（norepinephrine，NE）、少量多巴胺（dopamine，DA）和阿片肽（opioid peptide，OP），前三者均属于儿茶酚胺类化合物。血液中的肾上腺素主要来自肾上腺髓质，而去甲肾上腺素除来自肾上腺髓质分泌外，还有少量来自肾上腺素能神经纤维末梢的释放。

肾上腺髓质激素的合成与交感神经节后神经元合成去甲肾上腺素的过程基本一致，不同的是嗜铬细胞中存在大量苯基乙醇胺 -N- 甲基转移酶（PNMT），使去甲肾上腺素甲基化成为肾上腺素。

（一）生理作用

有关肾上腺素和去甲肾上腺素对各组织器官的作用已在相关章节述及，以下主要讨论它们对物质代谢的影响及其在应急反应中的作用。

1. 对物质代谢的作用 肾上腺素和去甲肾上腺素对各物质代谢的作用见表 11-3。

表 11-3　肾上腺素与去甲肾上腺素的主要作用

影响	肾上腺素（E）	去甲肾上腺素（NE）
脂肪代谢	促进脂肪分解，脂肪酸升高	脂肪酸升高（作用强）
糖代谢	血糖明显升高（作用强）	血糖升高（作用弱）

2. 参与应急反应 支配肾上腺髓质的神经与其他内脏器官不同，只接受交感神经节前纤维支配，而且它属于胆碱能纤维。交感神经兴奋时，释放乙酰胆碱，促进肾上腺髓质激素的合成与释放。髓质激素的生理作用与交感神经兴奋的效应相似。因此可以将肾上腺髓质看作交感神经的神经节或其延伸部分。在复杂的调节过程中，根据机体需要，交感 - 肾上腺髓质作为一个系统而发挥调节作用。

交感神经与肾上腺髓质组成的交感 - 肾上腺髓质系统在应急反应中起重要作用。当机体遭遇紧急情况时，如剧痛、缺氧、脱水、大出血、畏惧及剧烈运动时，机体交感神经兴奋，肾上腺髓质分泌的肾上腺素与去甲肾上腺素急剧增加，即交感 - 肾上腺髓质系统发生的适应性全身反应，称为应急反应（emergency reaction）。表现为中枢神经系统的兴奋性提高，机体处于警觉状态；心率加强，心收缩力增强、心输出量增加，血压升高；支气管舒张，气流通畅，呼吸加深加快，肺通气量增加；皮肤、内脏血

管收缩，肌肉血管舒张，血液重新分配，使重要脏器得到更多血液供应；肝糖原分解、血糖升高，脂肪分解、血中脂肪酸增多，保证能源物质的供应；组织耗氧量增加，产热增加；汗腺分泌，散热增加等。

应急反应以交感 – 肾上腺髓质系统活动增强为主，使血液中肾上腺髓质激素浓度明显升高，从而充分调动人体的贮备能力，克服环境变化对人体造成的"困难"；而应激反应是以下丘脑 – 腺垂体 – 肾上腺皮质轴活动加强为主，使血液中 ACTH 和糖皮质激素浓度明显升高，以增加人体对伤害性刺激耐受能力，提高生存能力。因此，机体"应急"和"应激"既相互区别，又相互联系，两者相辅相成，共同维持机体的适应和耐受外界环境的变化。

（二）分泌调节

1. 自主神经的作用　肾上腺髓质仅接受交感神经节前纤维支配，当交感神经兴奋时，其节前神经末梢释放乙酰胆碱，通过肾上腺髓质嗜铬细胞上的胆碱受体，促进肾上腺素和去甲肾上腺素分泌。

2. 促肾上腺皮质激素的作用　ACTH 通过糖皮质激素间接刺激肾上腺髓质，使髓质激素合成分泌增加；也可直接作用于髓质细胞，促进肾上腺素和去甲肾上腺素分泌。

3. 反馈调节　去甲肾上腺素合成达一定量时，可反馈抑制酪氨酸羟化酶（限速酶）的含量及活性，使合成减少；肾上腺素过多时反馈抑制限速酶 PNMT 的活性，使肾上腺素合成减少。

第五节　胰岛内分泌

胰腺的内分泌腺是由 70 万～ 100 万个散在于胰腺外分泌腺之间的内分泌小岛（腺细胞团）组成，称为胰岛。人类胰岛内分泌细胞至少有 4 种，即 A 细胞、B 细胞、D 细胞和 PP 细胞。A 细胞约占 20%，分泌胰高血糖素；B 细胞数量最多，占 60%～ 70%，分泌胰岛素；D 细胞约占 10%，分泌生长抑素；PP 细胞数量很少，分泌胰多肽。目前认为，胰岛 D 细胞分泌的生长抑素通过旁分泌抑制 A 细胞和 B 细胞的分泌。以下主要介绍胰岛素和胰高血糖素。

一、胰　岛　素

胰岛素（insulin）是由 Banting 和 Best 于 1922 年首次从胰腺分离的小分子蛋白质，含 51 个氨基酸，分子量约为 6000。正常人空腹时血清胰岛素浓度为 35 ～ 145pmol/L。血液中胰岛素的半衰期为 5min，主要在肝脏灭活，肌肉和肾等组织也能灭活。

（一）胰岛素的生理作用

胰岛素是一种促进合成代谢的激素，调节三大营养物质代谢，降低血糖，对机体能源物质的贮存和人体生长有重要作用，被称为"贮存营养物质激素"。

1. 对糖代谢作用　胰岛素促进组织细胞对葡萄糖的摄取和利用，尤其是加速肝细胞和肌细胞摄取葡萄糖合成糖原并贮存，促进葡萄糖转变为脂肪，抑制糖原分解和糖异生，从而使血糖的去路增加，来源减少，因此血糖降低。胰岛素是体内唯一能直接降低血糖的激素。

胰岛素缺乏时，血液中葡萄糖不能被细胞贮存和利用，使血糖浓度升高。当血糖浓度超过肾糖阈时，将出现尿糖。糖尿病患者表现为多饮、多食、多尿而体重减少的"三多一少"症状，可使用适量胰岛素治疗；但若过量应用，可引起低血糖，甚至出现休克死亡。

2. 对脂肪代谢的作用　胰岛素促进脂肪合成与贮存，抑制脂肪分解，降低血中脂肪酸的浓度。当胰岛素缺乏时，出现脂代谢紊乱，脂肪分解加强，血脂升高，易引起动脉粥样硬化，导致严重的心脏、血管病变。另外，大量脂肪酸在肝内生成酮体，血酮体升高，甚至出现酮症酸中毒。

3. 对蛋白质代谢作用　胰岛素促进蛋白质合成，抑制蛋白质分解，促进细胞对氨基酸摄取和利用。由于胰岛素促进蛋白质的合成过程，因此它与腺垂体分泌的生长激素一样，对机体生长也起促进作用。

有趣的是，胰岛素和生长激素单独存在时，对机体的生长无明显作用，只有两种激素同时存在和共同作用时才表现出很强的促进生长作用。

综上所述，胰岛素对营养物质的总效应是影响糖、脂肪和蛋白质中间代谢途径，进而增加血糖去路、减少血糖来源，从而降低血糖。

考点与重点 胰岛素的生理作用

（二）胰岛素的分泌调节

1. 血糖水平调节　血浆中葡萄糖水平是影响胰岛素合成与分泌的最重要因素。血糖浓度升高，促进胰岛素分泌呈双相作用，先是快速分泌增加（贮存胰岛素的释放），继而是缓慢持久的、新合成胰岛素的分泌。

2. 血氨基酸及脂肪酸水平　血氨基酸水平升高可刺激胰岛素分泌，以血糖与氨基酸水平均升高时最明显；在多种氨基酸中，以精氨酸和赖氨酸的促分泌作用最强。血中脂肪和酮体大量增加，也促进胰岛素的分泌。

3. 激素的调节　胃泌素、促胰液素、胆囊收缩素及抑胃肽等均有刺激胰岛素分泌作用。生长激素、甲状腺激素和糖皮质激素皮质醇等可通过增加血糖浓度而间接刺激胰岛素的分泌，肾上腺素和去甲肾上腺素等儿茶酚胺物质则抑制胰岛 B 细胞分泌胰岛素。异丙肾上腺素促进胰岛素的分泌是由于兴奋 B 细胞膜的 β 肾上腺素能受体，从而增加细胞内 cAMP 浓度所致，此效应可被 β- 肾上腺素能受体拮抗剂普萘洛尔（心得安）所阻断。

4. 自主神经的作用　迷走神经通过释放 Ach，与 M 受体结合，促进胰岛素的分泌；也可刺激胃肠激素释放，间接引起胰岛素的分泌。交感神经通过释放去甲肾上腺素作用于 α 受体而抑制其胰岛素的分泌。

5. 胰岛内调节　胰高血糖素可通过旁分泌作用刺激胰岛素分泌，而生长抑素则通过旁分泌作用抑制 B 细胞分泌胰岛素。胰岛素也可通过自分泌机制抑制胰岛 B 细胞的胰岛素分泌。

考点与重点 胰岛素分泌的调节

二、胰高血糖素

胰岛 A 细胞分泌的胰高血糖素（glucagon）是由 29 个氨基酸组成的直链多肽激素，分子量为 3485，血清浓度为 50 ～ 100ng/L，半衰期为 5 ～ 10min。胰高血糖素的灭活主要在肝脏，肾脏也能降解该激素。

（一）胰高血糖素的生理作用

胰高血糖素是一种促进分解代谢的激素，生理效应在很多方面与胰岛素相反，是体内 5 种升血糖激素（甲状腺激素、肾上腺素、胰高血糖素、生长激素、糖皮质激素）之一，是动员体内供能物质的重要激素之一。

胰高血糖素具有很强的促进肝糖原分解和糖异生的作用，使血糖明显升高；促进脂肪分解及脂肪酸氧化，使血酮体生成增多；促进蛋白质分解并抑制其合成，能使氨基酸迅速进入肝细胞，经糖异生转变为肝糖原。此外，胰高血糖素还增强心肌磷酸化酶的活性，增加 Ca^{2+} 的积聚，从而增强心肌收缩能力，心输出量增加和血压升高，故临床上可用于治疗心血管和心功能不全等疾病。

（二）胰高血糖素的分泌调节

1. 血糖浓度的影响　生理情况下，胰高血糖素的分泌量与血糖浓度呈反变关系，即血糖降低促进其分泌，血糖升高则抑制分泌。

2. 胰岛素的影响　胰岛素通过旁分泌直接抑制 A 细胞分泌胰高血糖素，也可通过降低血糖间接促进胰高血糖素的分泌。

3. 氨基酸和脂肪酸　前者促进胰高血糖素的分泌，后者抑制其分泌。

4. 神经系统的调节　迷走神经兴奋抑制其分泌，而交感神经兴奋促进其分泌。

此外，儿茶酚胺、胃肠激素和糖皮质激素等均可促进胰高血糖素的分泌。糖尿病患者的血糖升高主要是胰岛素缺乏所致，但是在胰岛素缺乏时，胰高血糖素分泌仍然增加，因此，人们认为糖尿病是双激素分泌紊乱性疾病。

链接

2 型糖尿病的最新降糖药物

2 型糖尿病的最新降糖药物包括 GLP-1 受体激动剂、SGLT2 抑制剂和 DPP-4 抑制剂。这些药物在控制血糖方面表现出色，并且对心血管系统有潜在的益处。

1. GLP-1 受体激动剂　通过模拟天然的胰高血糖素样肽 -1（GLP-1）促进胰岛素分泌，抑制胰高血糖素释放，从而降低血糖水平。

2. SGLT2 抑制剂　通过阻断钠 - 葡萄糖共转运蛋白 2（SGLT2）在肾脏中的功能，减少葡萄糖的重吸收，从而增大尿糖排泄量，达到降糖效果。

3. DPP-4 抑制剂　通过抑制 2 肽基肽酶 -4（DPP-4），减少 GLP-1 降解，从而延长其作用时间，帮助调节血糖。

除单独使用外，这些药物也可与其他降糖药物联合使用，以获得更好的血糖控制。这些药物可能伴随一定的不良反应，例如 GLP-1 受体激动剂可能导致恶心和呕吐，SGLT2 抑制剂可能增加尿路感染和生殖器感染的风险，而 DPP-4 抑制剂则有少数病例报告相关联的关节痛。

应根据个体的健康状况、药物反应以及医生的专业建议选择适合的药物治疗方案，并适时进行调整。2 型糖尿病的长期管理还需结合生活方式改变，包括饮食控制和规律运动。

第六节　调节钙、磷代谢的激素

钙和磷是人体含量最丰富的无机元素，人体钙占体重 1.5% ~ 2.2%，总量 700 ~ 1400g；磷占体重的 0.8% ~ 1.2%，总量 400 ~ 800g。其中，99% 的钙和 85% 以上的磷构成骨盐存在于骨骼和牙齿中。血液的钙和磷含量很少，但具有重要的生理意义，如反映骨质代谢状况，肠道、肾对钙、磷的吸收和排泄状况。机体内至少有 3 种激素参与钙、磷代谢调节，并控制血钙、血磷水平。

一、甲状旁腺激素

甲状旁腺激素（parathyroid hormone，PTH）是由甲状旁腺主细胞合成，含有 84 个氨基酸残基的直链多肽激素，分子量为 9500，半衰期约为 20min，由肝、肾灭活。

（一）甲状旁腺激素的生理作用

PTH 是调节血液中钙、磷浓度的最重要的激素，主要通过对骨和肾的作用，使血钙升高，血磷降低。

1. 对骨的作用　正常情况下，破骨细胞促进骨盐溶解，骨质吸收，磷酸钙从骨骼中释放入血，血钙升高，成骨细胞则摄取血中的磷酸钙，使骨盐沉积，促进骨的形成，使血钙降低。破骨和成骨过程处于动态平衡。PTH 增强破骨细胞活动，抑制成骨细胞活动，使血钙浓度升高，并能较长时间维持的稳态。血钙稳态对维持神经、肌肉正常的兴奋性十分重要。

2. 对肾的作用 PTH 一方面促进远曲小管和集合管重吸收钙，使血钙浓度升高，尿钙减少；另一方面抑制近端小管重吸收磷酸盐，使血磷降低，尿磷升高。

3. 对小肠的作用 PTH 可激活肾 1α- 羟化酶活性，使肝脏形成的 25-(OH)D$_3$ 转变为 1,25-(OH)$_2$D$_3$，后者促进小肠上皮细胞吸收钙。1,25-(OH)$_2$D$_3$ 可促进破骨细胞活动，增强骨基质溶解，使骨钙、骨磷释放入血，又可促进骨钙沉积和骨的钙化。总的效应是升高血钙和血磷。

正常人血钙浓度为 2.25～2.75mmol/L（9～11mg/dL），血磷浓度为 0.97 ～ 1.60mmol/L（3～5mg/dL）。体内 PTH 过多会出现高血钙、低血磷，可导致肾结石。长期高血钙还可刺激胃黏膜壁细胞分泌盐酸，导致溃疡。如果在进行甲状腺手术时误切除甲状旁腺，则可导致血钙浓度下降，出现神经和肌肉的兴奋性增高，表现为手足搐搦、喉肌和膈肌痉挛，甚至死亡。因此，PTH 对维持血液钙磷的正常水平是十分重要的。

> **考点与重点** 甲状旁腺激素的生理作用

（二）甲状旁腺激素分泌的调节

PTH 主要受血 Ca^{2+} 浓度调节。当血 Ca^{2+} 降低时，PTH 分泌加速，长期低血 Ca^{2+} 可致甲状旁腺增生；当血 Ca^{2+} 升高时则 PTH 分泌减少，长期高血 Ca^{2+} 可使腺体萎缩。这种负反馈调节是维持甲状旁腺激素分泌和血钙浓度相对稳定的重要机制。此外，血磷浓度升高和大量释放降钙素，可通过降低血钙而刺激 PTH 分泌。

二、降 钙 素

降钙素（calcitonin，CT）是由甲状腺腺泡旁细胞（C 细胞）分泌的含有 32 个氨基酸残基的肽类激素，第 1 位和第 7 位氨基酸残基间有二硫键相连。与 PTH 不同，CT 的分子结构完整是表达其全部生物活性的基础，改变某些氨基酸残基可丧失或增强其作用。例如，鲑鱼的 CT 序列不同于人类，降血钙和抑制破骨细胞功能比人类 CT 高 30 倍。

（一）生理作用

CT 的主要生理作用是降低血钙和血磷。

1. 对骨的作用 CT 对骨的作用包括 3 个方面：①抑制骨原细胞转变为破骨细胞；②抑制破骨细胞的破骨作用；③促进破骨细胞转变为成骨细胞。因此，溶骨过程减弱，成骨作用增强，骨盐沉积增多，使血钙和血磷浓度降低。

2. 对肾的作用 CT 抑制肾 1α- 羟化酶的活性，故抑制 1,25-(OH)$_2$D$_3$ 的合成，抑制肾小管对钙、磷、钠和氯的重吸收，使血钙、血磷浓度降低，尿钙、尿磷增加。

3. 对小肠的作用 由于 CT 抑制 1,25-(OH)$_2$D$_3$ 的合成，间接抑制小肠对钙磷的吸收，使血钙、血磷浓度降低。

> **考点与重点** 降钙素的生理作用

（二）降钙素分泌的调节

CT 主要受血钙浓度的反馈性调节，即血钙浓度升高时，CT 分泌增加；反之分泌减少。进食也可刺激 CT 分泌，可能是由于进食引起胃肠激素分泌（如促胃液素）的继发作用所致。甲状旁腺激素通过升高血钙间接促进 CT 的分泌。

三、维生素 D_3

维生素 D_3（Vitamine D_3，VD_3）即胆钙化醇。可来自食物，也可由皮肤中 7- 脱氢胆固醇经紫外线照射后转变而来。VD_3 不具有生物活性，必须在肝内经 25- 羟化酶将其转化成 25- 羟维生素 $D_3[25-(OH)D_3]$，这是 VD_3 在血液中存在的主要形式。$25-(OH)D_3$ 在肾脏中进一步羟化生成为 $1,25-(OH)_2D_3$ 后才有活性。

（一）生理作用

活化的 VD_3 生理作用是升高血钙和血磷：①对小肠的作用，促进小肠上皮细胞对钙、磷的吸收；②对骨的作用，既参与骨钙动员，又促进骨盐沉积，是参与骨更新重建的重要因素；③对肾的作用，促进肾小管对钙、磷的重吸收，使尿钙、尿磷排出减少。

儿童期缺乏 VD_3 可引起佝偻病，在成年人则导致骨质疏松症。

（二）维生素 D_3 分泌的调节

血钙和血磷浓度降低是促进 $1,25-(OH)_2D_3$ 生成的主要因素。此外，还存在自身负反馈调节，PTH、PRL、GH 等能促进 $1,25-(OH)_2D_3$ 生成，而糖皮质激素、CT 则抑制其生成。

考点与重点 维生素 D_3 的生理作用

? 思 考 题

1. 简述甲状腺素的生理作用。
2. 简述肾上腺皮质激素的生理作用。
3. 简述胰岛素的生理作用。

本章数字资源

第十二章 生 殖

📋 案例

患者，女，32岁，公司职员，因"未孕5年，要求辅助生殖助孕"就诊。女方：月经史 $14\frac{5-6}{28-30}$ 末次月经2025年1月1日，量中等，偶有痛经，G0P0。4年前外院诊断"双侧输卵管积水"，行腹腔镜下双侧输卵管切除术。1年前监测排卵指导同房3周期未孕。超声显示双侧卵巢窦卵泡计数（AFC）共12个，子宫形态正常，内膜厚度8mm（增殖期）。性激素检查（月经第3天）显示 FSH 6.8U/L，LH 5.2U/L，E_2 45pg/mL，AMH 2.1ng/mL，提示卵巢储备正常。男方：精液检查显示精子浓度 14×10^6/mL，前向运动力35%，形态正常率4%，诊断为轻度少弱精子症。不孕诊断原因：输卵管因素为主，男方轻度少弱精可能影响自然受孕。

问题：1. 人体是如何实现生殖的？
　　　2. 导致不孕的常见原因有哪些？

生殖（reproduction）是生命活动的基本特征之一，是生物体生长发育到性成熟阶段，具有产生与自己相似子代个体的功能。人类的生殖功能是通过两性生殖器官的共同活动实现的，其基本过程主要包括生殖细胞（精子和卵子）的形成、交配和受精、受精卵的着床、胚胎发育及分娩等。生殖过程是在神经和内分泌系统的共同调控下完成的，生殖功能异常可能导致不孕不育、流产或早产。

第一节　男性生殖

男性的主性器官是睾丸，附性器官包括附睾、精囊腺、输精管、射精管、前列腺、阴茎等。睾丸能够产生精子及分泌雄激素，附性器官在精子成熟、贮存、运输和排放方面发挥重要作用。

一、睾丸的功能

睾丸实质由曲细精管和结缔组织间质构成，其中曲细精管是精子生成的部位，间质中的睾丸间质细胞（Leydig cell）具有合成和分泌雄激素的功能。

（一）生精功能

男性自青春期开始，曲细精管上皮细胞中的精原细胞发育成初级精母细胞、次级精母细胞、早期精子细胞、晚期精子细胞（图12-1）。精子发育成熟后，脱离支持细胞进入管腔，储存于附睾中。从精原细胞发育成为精子约需2.5个月。

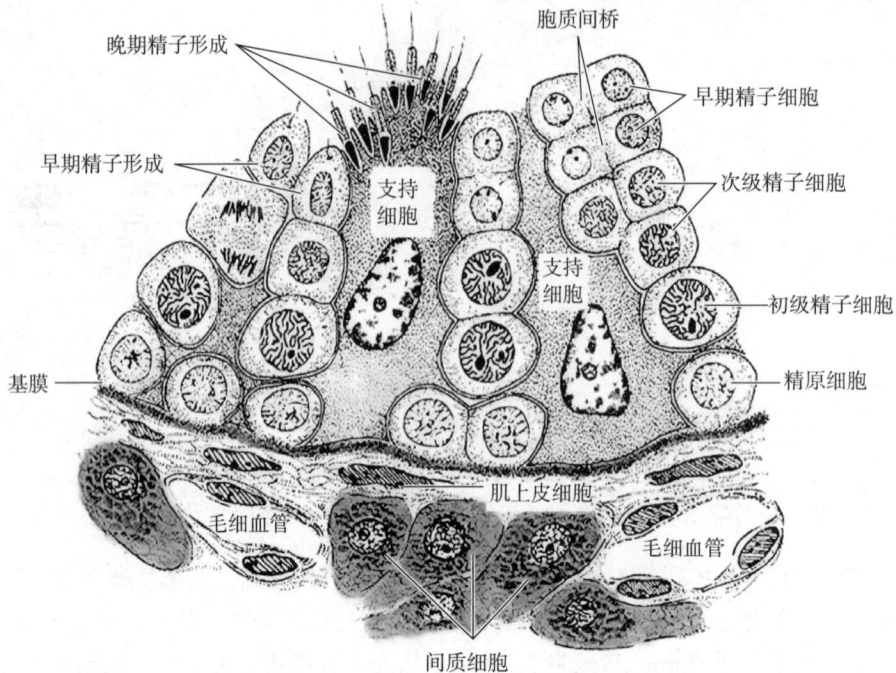

图 12-1　睾丸曲精小管生精过程

生精过程需要适当的理化环境。睾丸所在的阴囊温度比腹腔内温度低 2℃左右，因某种原因睾丸未降入阴囊内而滞留于腹腔或腹股沟管内，即为隐睾症，可导致生精障碍，这是因为腹腔内的温度较高，影响精子的生成。局部炎症、酒精中毒、高热、放射性物质、长期高温环境，一些维生素及微量元素缺乏也可能引起生精功能障碍，导致男性不育。

新生成的精子在曲细精管管腔内不具有运动能力，需要被运送至附睾停留 18 ~ 24h 后才能获得运动能力。射精时，贮存在附睾的精子连同附睾、精囊、前列腺和尿道球腺的分泌物一起混合成精液排出。正常男子每次射出 3 ~ 6mL 的精液，每毫升精液中含有 0.2 亿 ~ 4 亿个精子，如果每毫升精液中的精子少于 0.2 亿个，则不易使卵子受精。临床上常将精液分析作为评价男性生育力的重要指标。在女性体内或体温环境下精子功能活性可保持 1 ~ 2 天，如在这一时间段内与卵子相遇可发生受精。精子经严格的冷冻程序，在液氮中可保存多年，复苏后仍具有受精能力。冷冻精子库为不育症治疗及特殊人群生育需求提供了选择。

（二）内分泌功能

睾丸间质细胞分泌雄激素，支持细胞分泌抑制素（inhibin）。

1. 雄激素

（1）雄激素的生成与代谢　雄激素主要包括睾酮（testosterone）、脱氢表雄酮、雄烯二酮等，其中睾酮的分泌量最多，生物活性也最强。正常男子血中睾酮以 20 ~ 50 岁含量最高，为 19 ~ 24nmol/L，50 岁以上随着年龄增长而逐渐减少。

雄激素合成以胆固醇为原料，在线粒体内经侧链裂解酶的作用生成孕烯醇酮，孕烯醇酮经过羟化、脱氢等过程转变为雄烯二酮，雄烯二酮经 17β- 羟类固醇脱氢酶的作用转化为睾酮，后者可被靶细胞内 5α- 还原酶转化为活性更强的双氢睾酮。双氢睾酮促进前列腺细胞的增生和分化，可导致前列腺肥大。临床上，5α- 还原酶抑制剂被用于治疗前列腺肥大。睾酮分泌入血后，98% 的睾酮与血浆中的蛋白结合，仅约 2% 的睾酮以游离的形式存在，二者可互相转化，但只有游离的睾酮具有生物活性。睾酮主要在肝脏代谢、灭活，最终的代谢产物随尿液排出。

（2）睾酮的生理作用

1）对胚胎性别分化的影响：胎儿期胚胎型间质细胞分泌睾酮诱导男性内、外生殖器发育，促使男性第一性征形成。间质细胞发育不良或对胎盘绒毛膜促性腺激素反应低下所导致的睾酮分泌不足是男性假两性畸形的原因之一。女胎在母体内受到过多雄激素作用也可能导致女性的假两性畸形。

2）促进男性附性器官及第二性征发育：男性青春期后随着睾酮的分泌，阴茎、阴囊长大，其他附性器官也开始发育。男性表现出特有的体征，如阴毛、胡须出现，喉头隆起，声音低沉，骨骼、肌肉发达。

3）维持生精作用：睾酮可以直接作用于精原细胞上的睾酮受体，对精原细胞的增殖、分化和精子的发育、成熟及功能起到重要作用，也可通过结合支持细胞的雄激素受体，促进精子的生成。

4）对代谢的影响：睾酮促进蛋白质合成并抑制其分解，特别是促进肌肉、骨和生殖器官的蛋白质合成，加速机体生长。睾酮可以提高血中低密度脂蛋白含量，并降低高密度脂蛋白含量，因而男性患心血管疾病的风险高于绝经前的女性。睾酮还参与调节机体水和电解质的平衡，有类似于肾上腺皮质激素的作用，导致体内钠、水潴留。

5）其他作用：睾酮促进肾脏合成促红细胞生成素，刺激红细胞生成；刺激骨生长和骨骺的闭合；作用于中枢神经系统，刺激和维持正常性欲。

考点与重点 睾酮的生理作用

2. 抑制素 抑制素是由睾丸支持细胞分泌的糖蛋白激素，可选择性作用于腺垂体，对精子生成素（FSH，在女性又称促卵泡激素）的合成和分泌有很强的抑制作用，生理剂量的抑制素对间质细胞刺激素（LH，在女性又称黄体生成素）的分泌却无明显影响。

二、睾丸功能的调节

睾丸的生精作用和内分泌功能均受到下丘脑－腺垂体系统的调节，下丘脑、腺垂体、睾丸在功能上联系密切，构成下丘脑－腺垂体－睾丸轴。睾丸分泌的激素又通过负反馈机制影响下丘脑和腺垂体的功能，从而维持生精过程和各种激素水平的稳态。

（一）下丘脑－腺垂体系统对睾丸活动的调节

青春期前下丘脑促性腺激素释放激素（GnRH）的分泌和腺垂体 FSH 及 LH 的分泌都处于低水平。青春期开始后，下丘脑合成并以脉冲式释放 GnRH，GnRH 经垂体门脉系统作用于腺垂体，促进其分泌 FSH 和 LH。FSH 作用于曲细精管的支持细胞，促进支持细胞合成、分泌促精子生成所需的物质，如雄激素结合蛋白（androgen binding protein，ABP）等。LH 主要作用于睾丸的间质细胞，促进睾酮的合成与分泌。

（二）睾丸激素对下丘脑－腺垂体系统的反馈调节

当血中睾酮浓度达到一定水平后，通过负反馈机制直接抑制腺垂体分泌 LH，也通过抑制下丘脑分泌 GnRH，进而间接抑制腺垂体分泌 FSH 和 LH，从而维持血液中睾酮的浓度在相对稳定的水平（图 12-2）。睾丸支持细胞分泌抑制素，选择性抑制腺垂体 FSH 的合成和分泌，对 LH 的分泌无显著影响。

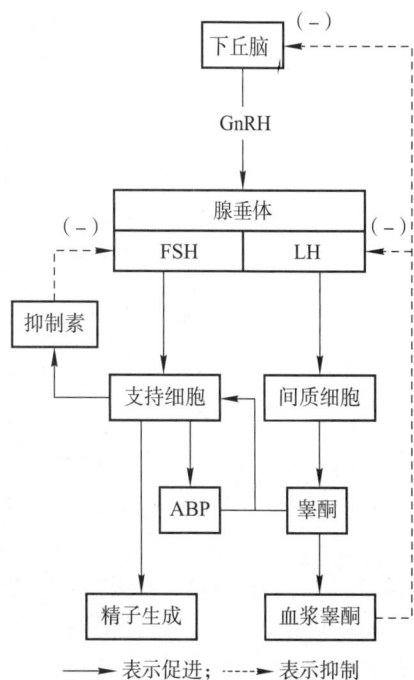

图 12-2　下丘脑－垂体－睾丸轴的功能联系

由于睾酮对下丘脑和腺垂体存在负反馈抑制作用，因某些原因（健身、塑形等）滥用雄激素可能造成睾丸生精障碍。临床上对雄激素分泌减少致性功能障碍但又有生育要求的男性，并不是直接补充雄激素，而是使用具有与 LH 结构和作用相似的人绒毛膜促性腺激素（human chorionic gonadotropin，hCG）或抑制雄激素向雌激素转化的芳香化酶抑制剂等药物。

第二节　女　性　生　殖

女性的主性器官为卵巢，附性器官包括输卵管、子宫、阴道、外阴等。卵巢具有生卵功能和内分泌功能，附性器官的主要作用是接纳精子、促进精子和卵子结合并孕育新的个体。女性的生殖功能受下丘脑-垂体-卵巢轴系统调控，具有周期性变化的特征，以卵巢周期和月经周期最为明显。

一、卵巢的功能

（一）生卵作用

卵巢生卵是指卵原细胞发育成能受精的卵子的过程。青春期开始后，在促性腺激素的作用下，卵巢的活动呈现规律性月周期变化，称为卵巢周期，可分为卵泡期（排卵前期）、排卵期和黄体期（排卵后期）3 个时期。

1. 卵泡期　原始卵泡发育并成熟的阶段。女性在婴儿时期卵巢中约有 200 万个未发育的原始卵泡，到青春期减少到 30 万～40 万个，绝经期仅存几百个。青春期前，卵泡长期处于静止阶段；青春期后，在腺垂体促性激素的调控下，部分静止的原始卵泡开始发育为生长卵泡，最终成为成熟卵泡（图 12-3）。卵泡是卵巢的基本功能单位，由卵母细胞和包绕在周围的卵泡细胞构成。通常情况下，育龄女性每月卵巢内有 15～20 个原始卵泡同时开始生长发育，但一般只有 1 个发育成熟为优势卵泡并排卵，其余的卵泡则可在发育的各个阶段自行退化萎缩形成闭锁卵泡。临床上常根据超声显示的卵泡大小及血中雌激素水平判断卵泡成熟程度。

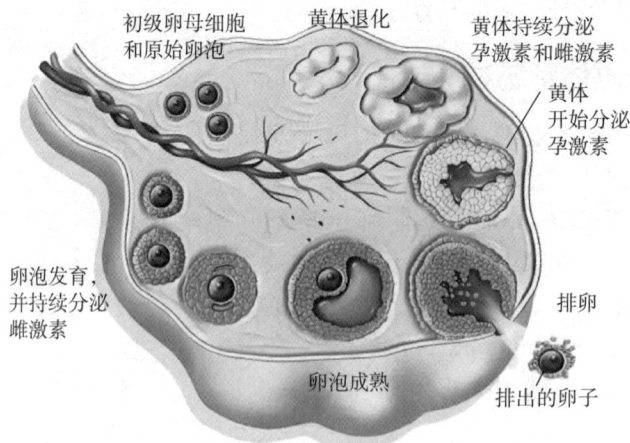

图 12-3　卵泡发育过程

2. 排卵期　卵泡在成熟过程中逐渐移向卵巢表面，排卵是指成熟卵泡的卵泡壁破裂，卵母细胞与放射冠一起随卵泡液排出卵泡的过程。排出的卵细胞与放射冠一起被输卵管伞捕捉并送入输卵管中，可在其中存活 10 多个小时等待受精。排卵由 LH 峰触发。

3. 黄体期　排卵后，卵泡壁塌陷，剩余的颗粒细胞和卵泡膜细胞在 LH 的作用下发生黄体化，分化为黄体细胞，形成一个新的暂时性内分泌结构——黄体。黄体的主要功能是分泌孕激素，同时也分泌雌激素，促使子宫内膜适应早期胚胎发育及着床的需要。如排出的卵子受精，则黄体在滋养层细胞分泌的

hCG 作用下继续发育成为妊娠黄体，直到孕 3 个月时胎盘形成，接替黄体的内分泌功能。如卵子未受精，黄体在 2 周后开始退化变为白体。临床上对黄体功能不健全的患者可用 hCG 促黄体发育，或直接补充孕激素防治早期流产。

考点与重点 卵巢的周期性变化

（二）内分泌功能

卵巢是重要的内分泌腺，排卵前的卵泡主要分泌雌激素（estrogen），排卵后的黄体分泌雌激素和孕激素。雌激素合成的前体是雄激素，原料是胆固醇。

1. 雌激素的生理作用 雌激素主要有雌二醇、雌酮和雌三醇，其中雌二醇的分泌量最大，活性最强。雌激素的生理作用如下。

（1）对生殖器官的作用：促进子宫发育、内膜增生；使排卵期子宫颈口松弛，子宫颈分泌大量清亮、稀薄的黏液，有利于精子穿过进入子宫腔；促进子宫平滑肌细胞增生肥大，收缩力增强，对缩宫素的敏感性也增加；促进输卵管的收缩和纤毛摆动，有利于精子和受精卵的运行；促进阴道上皮增生和角化，使阴道分泌物呈酸性，增强对感染的抵抗力；与 FSH 协同促进卵泡发育，参与优势卵泡选择，诱导排卵前 LH 峰的出现；促进外生殖器的发育。

（2）对第二性征的作用：刺激乳腺导管和结缔组织增生，促进脂肪组织在乳腺的聚集，形成女性乳房特有的外部形态；促进其他女性第二性征的形成，如全身脂肪和毛发的分布、女性体态、音调增高等。

（3）对骨骼生长发育的影响：刺激成骨细胞活动，促进钙、磷沉积，加速骨生长。因此，女性进入青春期后，身高快速增长；但又因其可促进长骨骨骺的闭合，使得女性往往较男性更早停止生长。绝经期妇女易发生骨质疏松、骨折，与雌激素水平降低导致的骨骼钙流失有关。

（4）对心血管系统的影响：提高血中高密度脂蛋白含量，降低低密度脂蛋白含量，改善血脂成分，防止动脉硬化。另外，雌激素可阻断血管平滑肌上的钙通道，维持血管正常的舒张功能，并通过调控内皮素等细胞因子对心血管发挥保护作用。

（5）对中枢神经系统的影响：促进神经细胞的生长发育、突触形成，调节许多神经肽和递质的合成、释放与代谢；雌激素缺乏可能与阿尔茨海默病的发病有关。

（6）其他作用：雌激素加速蛋白质合成，促进生长发育，高浓度的雌激素促进醛固酮分泌，进而导致钠、水潴留。

考点与重点 雌激素的生理作用

2. 孕激素的生理作用 卵巢黄体细胞分泌的孕激素以孕酮（progesterone）的作用最强。孕激素通常在雌激素作用的基础上发挥效应，主要作用于子宫内膜和子宫平滑肌，为受精卵的着床作准备，并维持妊娠。

（1）对子宫的"安宫保胎"作用：①孕酮使子宫内膜在增殖期基础上出现分泌期的改变，即子宫内膜进一步增生变厚，且有腺体分泌，有利于早期胚胎的发育和着床；②抑制母体免疫排斥反应，降低子宫平滑肌兴奋性及对缩宫素的敏感性，抑制子宫收缩，防止妊娠期胚胎排出；③闭合子宫颈口，黏液减少变稠，阻止精子通过；④促进输卵管上皮分泌黏性液体，为受精卵及卵裂球提供营养；⑤抑制阴道上皮增生，并使其角化程度降低。

（2）对乳腺的作用：在雌激素作用的基础上进一步促进乳腺腺泡发育、成熟，在妊娠后为泌乳做准备。

（3）抑制排卵：妊娠期间的女性由于血中高浓度的孕激素，负反馈抑制腺垂体 FSH 和 LH 的分泌，使卵泡的发育和排卵受到抑制，不会发生二次受孕。

（4）产热作用：促进机体产热，使基础体温升高。女性的基础体温在排卵前较低，排卵后基础体温可升高 0.2 ～ 0.5℃。临床上将基础体温的双相变化作为判断排卵的标志之一。

（5）其他作用：促进钠、水排出，降低血管和消化道肌张力。因此，妊娠期妇女因体内孕激素水平高易发生静脉曲张、便秘、痔疮、输卵管积液等。

考点与重点 孕激素的生理作用

二、月经周期及调控

（一）月经及月经周期的概念

女性自青春期开始，在下丘脑 – 腺垂体的调节下，卵巢的活动包括卵泡的生长发育、排卵、黄体形成和激素分泌等均呈周期性变化，称为卵巢周期。在卵巢激素周期性分泌的影响下，子宫内膜发生周期性剥脱、出血的现象，称为月经。以月经为特征的子宫内膜周期性变化称为月经周期。月经周期的长短因人而异，平均约为 28 天，20 ～ 40 天均属正常。但每个女性自身的月经周期是相对稳定的。一般情况下，我国女性成长到 10 ～ 12 岁出现第一次月经，称为月经初潮。月经初潮是青春期到来的标志之一。

考点与重点 月经、月经周期的概念

（二）月经周期的分期

根据子宫内膜组织学变化将月经周期分为以下几个时期。

1. 月经期　从月经开始到流血停止，相当于月经周期的第 1 ～ 5 天，历时 4 ～ 5 天，称月经期。本期主要特点是子宫内膜脱落、阴道流血。这是因为排卵后没有受精、着床，黄体退化，导致血中雌激素、孕激素水平骤降，致使子宫内膜缺血、变性、坏死，最后剥脱，血管破裂，出血。月经出血量因人而异，少至 20mL，多至 100mL，平均约 50mL，血色暗红。子宫内膜组织中含有丰富的纤溶酶原激活物，可激活纤溶酶，分解凝结的纤维蛋白为可溶解的纤维蛋白降解产物，因而月经血不凝固；但如果出血量过多，纤溶酶不足以使纤维蛋白溶解，则月经血中可出现血凝块。月经时子宫肌层收缩有助于月经血从子宫腔排出，可致腹部稍有不适。如果经血排出不畅，引发较明显的腹痛，即为痛经。月经期内，子宫内膜脱落形成的创面容易感染，应注意保持外阴清洁，并避免剧烈运动。

2. 增生期　月经周期的第 6 ～ 14 天，与卵巢周期中的卵泡期相对应。本期的主要特点是子宫内膜显著增生。该期卵泡快速生长、分泌的雌激素逐渐增加，子宫内膜在雌激素作用下开始修复，生长增厚至 8 ～ 10mm；腺体也增生但不分泌。

3. 分泌期　月经周期的第 15 ～ 28 天，与卵巢周期中的黄体期（luteal phase）相对应。本期的主要特点是子宫内膜的腺体出现分泌现象。排卵后形成的黄体分泌孕激素和雌激素，子宫内膜厚度增加，分泌功能增强，表现为内膜腺体变得更为弯曲，分泌大量黏液，在腺上皮细胞的基底部出现包含糖原的小泡，此时子宫内膜变得松软、血供充足并富含营养物质，子宫平滑肌相对静止。这些变化都有利于进入子宫腔的早期胚胎的存活和植入。

如果排出的卵子受精，黄体则不退化而生长发育形成妊娠黄体，继续分泌孕激素和雌激素，子宫内膜继续增厚形成蜕膜，月经不再来潮，月经周期停止，进入妊娠状态。直至分娩以后，月经周期才逐渐恢复。

链接

痛　经

在月经期或行经前后出现下腹坠胀、疼痛，伴有腰酸等不适现象较重，以致影响正常的生活和工作，称为痛经。痛经可分为原发性痛经和继发性痛经两种。原发性痛经指生殖器官无器质性病变的痛经，占90%以上，常发生在初潮后1～2年的青春期，其原因多为生冷食物、剧烈运动、精神紧张、寒湿侵袭等因素导致的经血运行不畅，或为子宫口狭小，子宫发育不良。继发性痛经多由于盆腔器质性疾病引起，如盆腔炎、子宫内膜异位症等。建议女性在月经期注意个人卫生、勿食冰冷与辛辣食物、避免剧烈运动、注意保暖和保持愉悦心情。近年来发现，子宫内膜前列腺素含量的增多可导致痛经的发生。

考点与重点 子宫内膜的周期性变化

（三）月经周期的形成机制

月经周期的形成主要是下丘脑－腺垂体－卵巢轴功能活动的结果（图12-4）。

1. 增生期的形成 青春期前，下丘脑、腺垂体发育尚未成熟，GnRH分泌很少，腺垂体FSH和LH分泌极少，不足以引起卵巢和子宫内膜的周期性变化。随着青春期的到来，下丘脑发育逐渐成熟，下丘脑分泌的GnRH增多，使腺垂体分泌FSH和LH也增多，FSH促使卵泡生长发育成熟，并与LH配合，使卵泡分泌雌激素。在雌激素作用下子宫内膜发生增生期的变化。在增生期末，相当于排卵前一天，雌激素在血中的浓度达到高峰，通过正反馈作用使GnRH分泌进一步增加，进而使FSH和LH分泌增加，尤其以LH分泌增加更为明显，形成LH峰。在高浓度LH作用下，诱发成熟卵泡排卵。

2. 分泌期和月经期的形成 卵泡排卵后，其残余部分在LH作用下进一步发育形成黄体，分泌雌激素和大量孕激素。在这两种激素特别是孕激素的作用下，子宫内膜呈现分泌期的变化。随着黄体的不断增长，雌激素和孕激素的分泌也不断增加，到排卵后的第7～8天，血中的孕激素

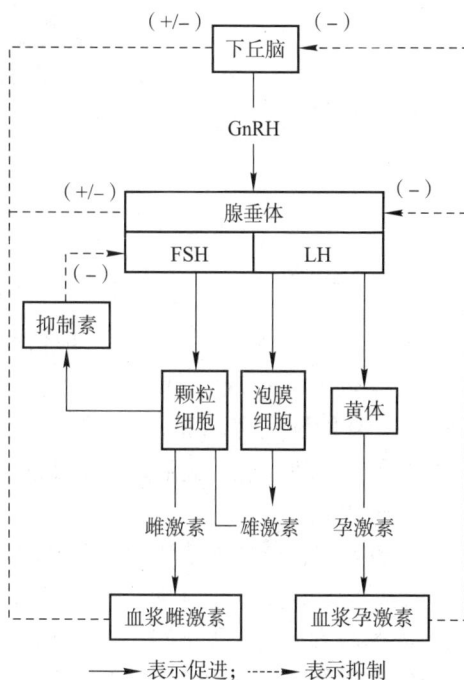

图12-4　下丘脑－垂体－卵巢轴的功能联系

浓度达到高峰，雌激素则出现第二次高峰，通过负反馈作用抑制下丘脑－腺垂体的活动，使GnRH、FSH和LH分泌减少。由于LH的减少，黄体开始退化、萎缩，导致雌激素和孕激素的分泌减少。血液中这两种激素的浓度迅速下降到最低水平，子宫内膜失去这两种激素的支持而发生脱落出血，形成月经。

随着血中雌激素、孕激素浓度的降低，逐渐解除了对下丘脑、腺垂体的抑制作用，GnRH、FSH和LH的分泌量逐渐增多，卵巢中的卵泡又在FSH和LH的共同作用下生长发育，新的月经周期又重新开始（图12-5）。月经周期中，卵巢提供成熟卵子，子宫内膜适时创造适合受精卵着床和发育的环境。因此，月经周期就是为受精、着床、胚胎发育做周期性准备的过程。

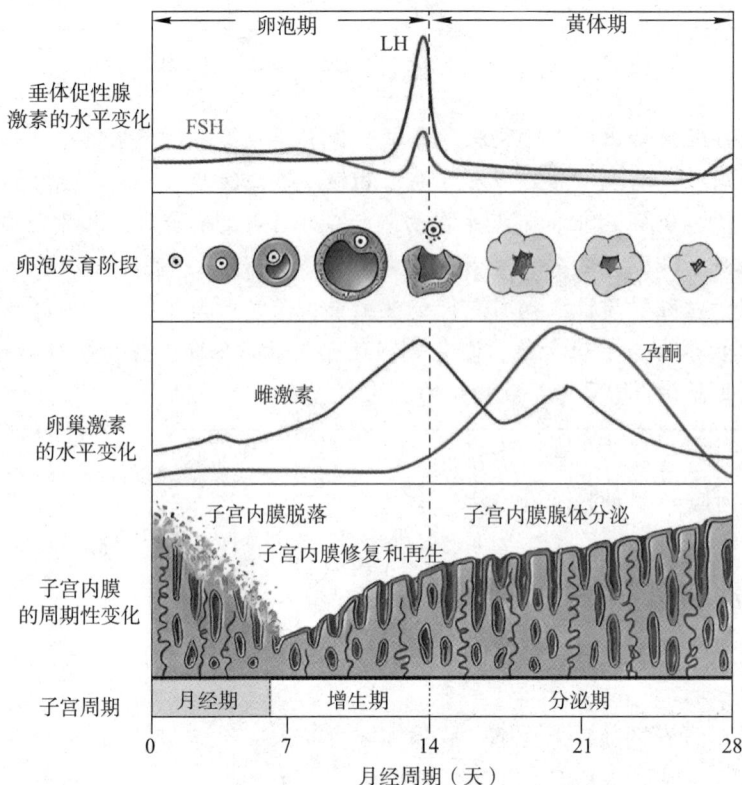

图 12-5 月经周期中生殖激素、卵巢和子宫内膜变化

三、卵巢功能的衰退

女性生育期持续约 30 年，一般情况下，40 ～ 50 岁女性的卵巢功能开始衰退。从卵巢功能开始衰退至完全丧失后一年的时期称为围绝经期（又称更年期），该期时间长短因人而异。在这一时期卵巢对 FSH 和 LH 的反应性下降，卵泡常停滞在不同发育阶段而不能排卵，雌激素分泌减少，子宫内膜不再呈现规律的周期性变化。此后，卵巢功能进一步衰退，卵巢中的卵泡几乎完全耗竭，生殖功能也随之完全丧失，进入绝经期。

女性绝经的年龄与遗传因素有关，同时受环境因素的影响，吸烟、环境雌激素、感染、盆腔肿瘤等都可能导致卵泡池的耗竭而提前绝经。一般 40 岁以前出现的绝经即为卵巢功能早衰。处于围绝经期的妇女因雌激素分泌水平下降，可能出现以自主神经功能紊乱为主的一系列症状，称为围绝经期综合征。围绝经期是女性的自然生理过程，大多数妇女可通过神经内分泌的自我调节适应这种变化，不出现自觉症状或仅有轻微症状；但也有少数妇女不能很快适应这种变化，症状比较明显，必要时可在专科医生的指导下适当补充雌激素以缓解症状。

第三节　妊娠与避孕

一、妊　娠

妊娠（pregnancy）是指子代新个体产生和孕育的过程，包括受精、着床和妊娠的维持以及胎儿分娩。卵子受精是妊娠的开始，胎儿及其附属物从母体排出是妊娠的终止。临床上，妊娠时间一般从最后一次月经的第一天开始算起，妊娠时间平均约为 38 周。推测预产期为末次月经来潮时间的月份 +9（或 −3），日期 +7。

（一）受精

受精是指精、卵识别，精子穿入卵细胞与卵子融合的过程。

1. 精子运动 精子射入阴道后，需要经过子宫颈、子宫腔、输卵管到达受精部位，即输卵管壶腹部。正常男性每次射出上亿个精子，但在经过女性生殖道的几个屏障后，只有极少数活动力强的精子（一般不超过 200 个）能到达受精部位，最后一般只有一个精子与卵子完成受精。

2. 精子获能 精子进入阴道后需要在女性生殖道内停留一段时间才能获得使卵子受精的能力，称为精子获能。

3. 受精卵的形成 卵子从卵巢排出后进入输卵管，停留在输卵管壶腹部等待受精。精子和卵子在女性生殖道内保持受精能力的时间很短，精子为 1～2 天，卵子仅为 6～24h。获能的精子与卵子接触后，精子顶体外膜与精子头部细胞膜融合、破裂，释放出包含多种蛋白水解酶的顶体酶，使卵子外围的放射冠及透明带溶解，这一过程称为顶体反应。只有完成顶体反应的精子才能与卵母细胞融合，实现受精。当精子进入卵细胞后，激发卵母细胞中的颗粒释放，释放物与透明带反应，封锁透明带，使得其他精子难以再进入。因此，一般只有一个精子能与卵子结合。

（二）着床

着床是指胚泡通过与子宫内膜相互作用，植入子宫内膜的过程。约在受精第 3 天，受精卵分裂成由 16 个细胞组成的实心细胞团，称为桑葚胚。约在受精第 4 天，桑葚胚进入子宫腔，此时已形成胚泡，在受精后第 7～8 天，胚泡开始着床。胚泡吸附在子宫内膜上，通过与子宫内膜的相互作用而逐渐进入子宫内膜，于排卵后 11～12 天，胚泡完全植入子宫内膜中，最常见的植入部位为子宫后壁靠中线的上部（图 12-6）。

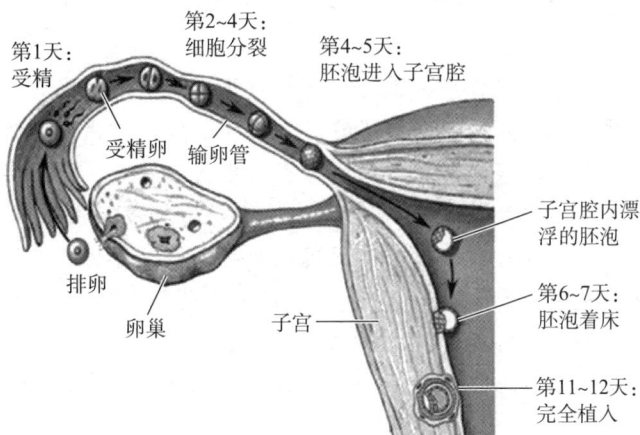

图 12-6 受精卵的形成、运行和着床

胚泡在子宫内膜的植入是一个同种异体植入过程，必须克服母体免疫系统的排斥反应。人绒毛膜促性腺激素（hCG）是胚泡最早分泌的激素之一，在胚泡植入过程中对于克服母体排斥反应发挥重要作用。临床上通过检测母体血液或尿液中的 hCG 可帮助诊断早期妊娠。

（三）妊娠的维持

正常妊娠的维持有赖于垂体、卵巢和胎盘分泌的多种激素相互配合。受精与着床之前，在腺垂体促性腺激素的作用下，卵巢黄体分泌大量孕激素和雌激素，使子宫内膜进入分泌期，为妊娠做好准备。如果受孕，在受精后第 6 天左右，胚泡滋养层细胞开始分泌 hCG，并刺激卵巢黄体转化为妊娠黄体，继续分泌孕激素和雌激素。胎盘形成后，即成为妊娠期一个重要的内分泌器官，大量分泌激素，对维持妊娠起着关键作用。

1. hCG   hCG 是早期胚泡和胎盘的合体滋养层细胞分泌的一种糖蛋白，结构和功能与 LH 相似。受精卵着床后 1 天，hCG 即可自母体血清中测出，妊娠 8 ～ 10 周达高峰，此后迅速下降，产后 2 周内消失。除上述促进胚泡植入的功能外，还使母体卵巢中的黄体变成妊娠黄体，继续分泌孕激素和雌激素以维持妊娠。

2. 雌激素和孕激素   在整个妊娠期内，孕妇血中雌激素和孕激素都保持在较高水平，对下丘脑 – 腺垂体系统起负反馈作用。因此，卵巢中没有卵泡发育、成熟和排卵，故不来月经，也不会怀孕。胎盘分泌的雌激素主要是雌三醇，其合成涉及胎儿和胎盘的共同参与，如果在妊娠期胎儿死于宫内，雌三醇会突然减少，临床上检测母体血或尿中雌三醇的水平可反映胎盘的功能状态或判断胎儿是否存活。

3. 人绒毛膜生长素   具有生长激素的作用，调节母体与胎儿的糖、脂肪和蛋白质代谢，促进胎儿生长。

（四）分娩

分娩是指胎儿和胎盘通过母体子宫和阴道排出体外的过程。生理情况下胎儿和胎盘的娩出有赖于子宫平滑肌的收缩。缩宫素是分娩中起重要作用的母体来源激素。应用缩宫素成功引产已有很长历史，然而缩宫素不是分娩发动的决定因素。分娩过程中，胎儿刺激宫颈可反射性引起神经垂体释放缩宫素，促使子宫肌收缩力度增加。

医者仁心

"万婴之母"——林巧稚

林巧稚（1901—1983）是北京协和医院第一位中国籍妇产科主任，是中国妇产科学的主要开拓者、奠基人之一。她一生没有结婚，却亲自接生了 5 万多例婴儿，被尊称为"万婴之母""生命天使"。

林巧稚不仅自己医术超群，还为我国的妇产科事业培养了很多优秀学生。她非常注重在细节处要求学生，强调所有的检查和治疗都不过是方法和过程，它指向的目的只有一个，就是对患者的关爱和呵护。一次，产房里待产孕妇因疼痛而呼叫、呻吟，一个实习医生不耐烦地呵斥产妇。林巧稚知道了非常生气，她严厉地批评了这个实习医生，并要她当面向产妇道歉、认错。回顾林巧稚的一生，她曾为自己的医学理想而坚定求学，曾坚守在妇产科的岗位数十年如一日勤勉工作，曾用她的双手迎接过千千万万个新生命的到来。在生活和事业不可兼得的条件下，她选择了事业，为事业终身未嫁。她曾说自己"唯一的伴侣就是床头那部电话机"，而"生平最爱听的声音，就是婴儿出生后的第一声啼哭"，这是生命的进行曲，胜过人间一切悦耳音乐。

二、避   孕

避孕是指采用一定的方法使妇女暂时不受孕，主要通过控制以下环节来实现：抑制精子与卵子产生；阻止精子与卵子结合；使女性生殖道内环境不利于精子获能、生存，或者不适宜受精卵着床和发育。如口服避孕药（主要成分为雌激素、孕激素）抑制排卵；使用安全套、子宫帽、外用避孕栓、避孕膏，实施男性输精管或女性输卵管结扎术等均可防止精子与卵子相遇；子宫内放置宫内节育器；在影响生殖早期的避孕措施失败后，可以采取早期人工流产、药物流产等方法终止妊娠。

思考题

1. 睾丸的生精过程受哪些激素调节？
2. 何为月经周期？简述月经周期中子宫内膜变化的特点。
3. 为什么妊娠期不来月经也不再受孕？

本章数字资源

附　　录

实验一　反射弧的分析

【实验目的】

分析反射弧的组成部分并探讨各部分的作用。

【实验原理】

反射弧分析实验的原理主要基于神经系统对刺激的传导和反应机制。神经系统中的反射弧是完成反射活动的结构基础，包括感受器、传入神经、神经中枢、传出神经和效应器5部分。当给予一定的刺激作用于感受器时，感受器会将刺激转化为神经冲动，并通过传入神经将冲动传导至神经中枢。神经中枢对传入的冲动进行分析和整合，然后通过传出神经将指令传递给效应器，引发相应的反应。

通过分别破坏反射弧的不同组成部分，观察反应的有无或变化，可以确定各个部分在反射活动中的作用。例如，切断传入神经后，刺激感受器不再能引起反射，从而证明传入神经在反射传导中的必要性。通过对反射弧各个环节的逐一分析，能够深入了解神经系统的功能和反射活动的机制。

【实验对象】

牛蛙

【实验器材】

手术刀、手术剪、粗剪、镊子各1把，止血钳2把，0.5%硫酸1份，小盆1只，小桶1只，探针1根，蛙板1块，大头针2根，铁支架1个，线1团，生理药理实验多用仪至少2台、保护电极2个。

【实验内容】

1.实验前准备：制备脊蛙。

取蟾蜍1只，用自来水冲洗干净，破坏脑和脊髓。

方法一：去头后再捣毁脊髓。用左手紧握蛙身及四肢，右手拿粗剪从口裂插入，沿两侧鼓膜后缘连线剪去头，然后用探针插入椎管，捣毁脊髓。

方法二：用探针经枕骨大孔插入向前毁脑，再向后插入椎管捣毁脊髓。用左手握蛙，示指下压吻端，拇指按压背部，使头前俯。右手持探针在头后缘枕骨大孔处，将探针垂直插入皮肤，然后将针折向前方插入颅腔并左右移动捣毁脑组织。针退至枕骨大孔处，针尖向后，插入椎管捣毁脊髓。

待四肢肌肉僵直消失，肌肉松弛，无自发运动，意味着脑、脊髓已经被完全破坏。操作过程中应注意使蟾蜍头部向外侧且勿对着他人（不要挤压耳后腺），防止耳后腺分泌物射入实验者眼内（如被射入，则立即用0.9%氯化钠溶液冲洗眼睛）。

2.实验观察　按实验表1-1进行操作并书写实验报告。

实验表 1-1 实验报告

序号	实验项目	实验结果	结果分析
1	用 0.5% H_2SO_4 刺激双后肢中趾趾尖皮肤		
2	剥净左后肢踝关节以下皮肤，重复"1"（刺激左后肢）		
3	分离右侧坐骨神经大腿段，穿两根线结扎、剪断，重复"1"（刺激右后肢）		
4	连续电刺激右侧坐骨神经中枢端，观察对侧后肢反应		
5	捣毁脊髓，重复"4"		
6	连续电刺激右侧坐骨神经外周端，观察双后肢反应		
7	剥尽左后肢膝关节以下皮肤，直接用电单刺激腓肠肌，观察有无肌肉收缩反应		

【注意事项】

1. 严格按实验步骤进行操作，如实记录实验结果。

2. 每一次用 H_2SO_4 刺激脊蛙后，用清水洗净，抹干水分再进行下一操作，以防 H_2SO_4 腐蚀实验者皮肤，H_2SO_4 被水分稀释。一旦 H_2SO_4 溅入实验者眼内或皮肤，请用大量清水冲洗，严重者送医院治疗。

【思考题】

1. 生理实验用什么刺激方式最好？

2. 如何合理安排反射弧实验？

3. 什么叫曲肌反射和对侧伸肌反射？

实验二　刺激强度与反应的关系

【实验目的】

观察电刺激强度的变化对骨骼肌收缩张力的影响，理解阈值、阈刺激、阈上刺激和最大刺激的概念。

【实验原理】

活的神经肌肉组织具有兴奋性，能接受刺激发生兴奋反应。但刺激要引起组织兴奋，其强度、持续时间和强度－时间变化率都必须达到阈值。一般来说，兴奋性高的组织其阈值低，相反，兴奋性低的组织则阈值高，因此，阈值常作为衡量组织兴奋性高低的客观指标。

不同种类组织的兴奋性不同，同一组织的不同单位其兴奋性也不同。例如腓肠肌是由许多肌纤维组成的，各条肌纤维的兴奋性并不相同。实验中，当用刺激时间一定的单个刺激直接（或通过神经间接）刺激腓肠肌时，如刺激强度太弱，则不能引起肌肉收缩，只有达到一定强度时，才能引起肌肉发生最微弱的收缩。这种刚能引起最小反应的最小刺激强度称阈强度（或称强度阈值、简称阈值）。刚达到阈强度的刺激称阈刺激。这时引起的肌肉收缩称阈收缩。随着刺激强度的增加，肌肉收缩也相应地逐步增大，这时刺激的强度超过阈值故称为阈上刺激。当刺激强度增大至某一数值时，肌肉出现最大收缩反应。此时如再继续增加刺激强度，肌肉收缩不再增大。这种能使肌肉发生最大收缩反应的最小刺激强度称为最适强度，具有这种强度的刺激称为最大刺激，最大刺激引起的肌肉收缩称最大收缩。可见在一定范围内，骨骼肌收缩的大小决定于刺激的强度，这是刺激与组织反应之间的普遍规律。

【实验对象】

蟾蜍。

【实验器材】

BL-420 生物机能实验系统、蛙类手术器械、张力换能器、铁支架、双凹夹；任氏液等。

【实验步骤】

1.标本的制备

（1）捣毁脑和脊髓：取蟾蜍1只，用自来水冲洗干净。左手握住蟾蜍，并用示指压住其头部前端，拇指压住背部使头前俯，右手持金属探针由头前端沿中线向尾方划触，触及凹陷处，即枕骨大孔，将探针由此垂直刺入，然后向前倾斜刺入颅腔，左右搅动，以破坏脑组织；而后将探针抽出，再由枕骨大孔转向尾方，与脊髓平行刺入椎管，以破坏脊髓。如果蟾蜍的四肢先强直后松软、呼吸消失，表示脑和脊髓已被完全破坏，否则应按上法重复操作。

（2）用蛙钉固定已捣毁脑和脊髓的蟾蜍四肢于蛙板。

（3）在跟腱上方用剪刀把小腿皮肤剪开，暴露出腓肠肌，用玻璃分针分离腓肠肌的跟腱，穿线结扎，连同结扎线将跟腱剪下，一直将腓肠肌分离到膝关节。在膝关节旁钉蛙钉，以固定住膝关节。至此在体标本制备完毕。

2.仪器及标本的连结

（1）对于离体标本：将肌槽、张力换能器均用双凹夹固定于支架上，标本的股骨残端插入肌槽的小孔内并固定之，腓肠肌跟腱上的连线连于张力换能器的应变片上（暂不要将线拉紧）。夹住脊椎骨碎片将坐骨神经轻轻平搭在肌槽的刺激电极上（实验图 2-1）。

（2）对于在体标本：可将腓肠肌跟腱上的连线连于张力换能器的应变片上（暂不要将线拉紧），调整换能器的高低，使肌肉处于自然拉长的状态（不宜过紧，但也不要太松）。调整刺激电极，使刺激电极与腓肠肌标本接触良好（实验图 2-2）。将张力换能器与生物机能实验系统 CH1 通道相连。

（3）打开计算机，进入 BL-420 生物机能实验系统操作界面，点击实验项目→肌肉神经实验→刺激强度与反应的关系→设置各项参数→确定。

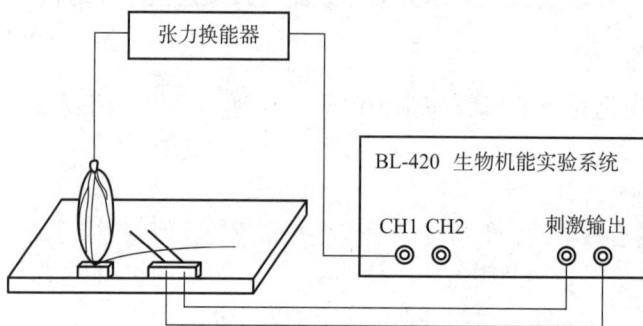

实验图 2-1   离体坐骨神经 - 腓肠肌标本实验装置

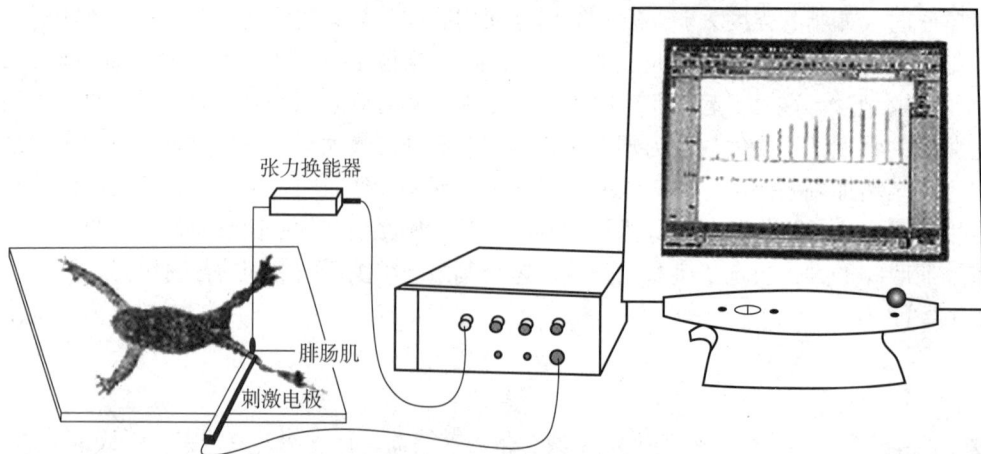

实验图 2-2   在体腓肠肌标本实验装置

3.实验项目

阈刺激与最大刺激的测定。选用单刺激，刺激强度从零开始逐渐增大，记录肌肉收缩曲线，刚能引起腓肠肌收缩的刺激强度为阈强度（阈值）。强度达到阈值的刺激为阈刺激。此前未产生收缩波的刺激为阈下刺激。继续增大刺激强度，可记录到收缩曲线逐步升高的曲线图，直到最后收缩曲线的幅度不再随刺激强度的增加而升高，使收缩曲线达到最高的最小刺激强度的刺激，即为最大刺激。产生最大刺激的强度为最适强度，由最适强度产生的收缩称为最大收缩（实验图 2-3）。

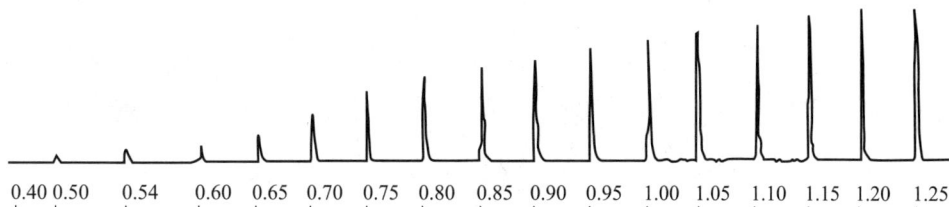

0.40 0.50　0.54　0.60　0.65　0.70　0.75　0.80　0.85　0.90　0.95　1.00　1.05　1.10　1.15　1.20　1.25

实验图 2-3　不同刺激强度对骨骼肌收缩的影响曲线

【注意事项】

1.标本与张力换能器相连，线张力要适中，尽可能保持标本自然长度。

2.实验中每次肌肉收缩后必须间隔一定的时间（0.5 ～ 1min）再给予刺激，以防止肌肉疲劳。

3.经常用任氏液湿润标本，以防止标本干燥。

【思考题】

1.组织兴奋性与阈值的关系。

2.为什么在阈刺激和最大刺激之间，骨骼肌收缩会随刺激强度的增大而增强？

实验三　刺激频率与反应的关系

【实验目的】

1.观察刺激频率的变化对骨骼肌收缩形式的影响，记录骨骼肌单收缩和强直收缩曲线。

2.分析骨骼肌产生不同收缩形式的基本条件。

【实验原理】

收缩是肌肉兴奋的外在表现。给活的肌肉一个短暂的有效刺激，肌肉会发生一次收缩，称为单收缩。单收缩的全过程可分为潜伏期、收缩期和舒张期。其具体时间和收缩幅度因不同动物和肌肉以及肌肉当时的功能状态不同而有所不同。给予肌肉连续有效刺激时，可因刺激频率的不同出现不同的收缩形式。随着刺激频率的增加，使后一个刺激总是落在前一个刺激引起的肌肉收缩的舒张期，肌肉则呈现锯齿状的收缩波形，称为不完全性强直收缩。再增大刺激频率使后一个刺激总是落在前一次肌肉收缩的收缩期，肌肉将处于完全的持续的收缩状态，称为完全性强直收缩。强直收缩的幅度大于单收缩的幅度，并且在一定范围内，当保持刺激的强度和作用时间不变时，肌肉的收缩幅度随着刺激频率的增大而增大。

【实验对象】

蟾蜍。

【实验器材】

BL-420 生物机能实验系统、蛙类手术器械、张力换能器、铁支架、双凹夹；任氏液等。

【实验步骤】

1.标本的制备　在体标本制备参见实验二。

2.仪器及标本的连结

（1）对于在体标本参见实验二。

（2）打开计算机，进入 BL-420 生物机能实验系统操作界面，点击实验项目→肌肉神经实验→刺激频率与反应的关系→设置各项参数→确定。

3. 实验项目　逐渐增加刺激频率，观察收缩曲线的变化，可分别记录到肌肉的单收缩、不完全性强直收缩和完全性强直收缩的曲线（实验图 3-1）。找出引起单收缩、不完全性强直收缩和完全性强直收缩的刺激频率。

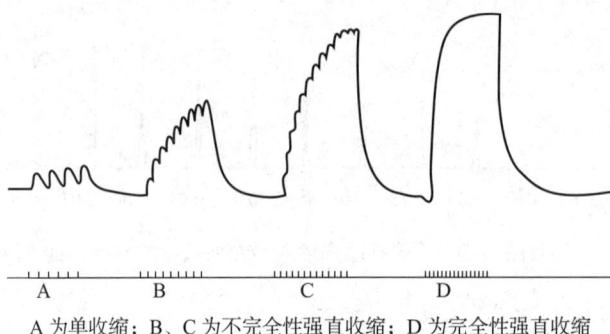

A 为单收缩；B、C 为不完全性强直收缩；D 为完全性强直收缩

实验图 3-1　不同刺激频率的肌肉收缩曲线

【注意事项】

1. 实验中每次肌收缩后必须间隔一定的时间（0.5 ～ 1min）再给予刺激。

2. 经常用任氏液湿润标本，以使其保持更好的兴奋性。

【思考题】

1. 若给予肌肉连续有效刺激时，随着刺激频率的增高，肌肉收缩的形式有何变化？

2. 在体情况下，骨骼肌的收缩为什么都是完全性强直收缩？

实验四　影响血液凝固的因素

【实验目的】

理解血液凝固的基本过程及加速和延缓血液凝固的因素。

【实验原理】

血液凝固是血液从流动的液体状态转变成不能流动的凝胶状态，其化学本质是溶胶状态的纤维蛋白原转变成凝胶状态的纤维蛋白。这个过程有凝血因子的参与。

影响血液凝固的因素众多，例如温度，低温会使凝血酶活性降低，延缓血液凝固；血液接触面的光滑程度，接触面粗糙会加速凝血因子的激活，促进凝血；钙离子在凝血过程中起着重要作用，缺乏钙离子会导致凝血障碍；某些药物如肝素可以增强抗凝血酶的活性，抑制凝血过程。

通过在实验中改变这些因素，观察血液凝固时间的变化，从而分析各个因素对血液凝固的影响。

【实验材料】

20mL 注射器 1 具，12 号针头 1 个，3.8% 柠檬酸钠，1% 肝素，液体石蜡油 1 瓶，棉花少许，小烧杯 3 个，冰水、38℃温水各 1 烧杯。

【实验对象】

家兔。

【实验内容】

1. 取 7 支试管编号，按实验表 4-1 加入试剂。

实验表 4–1　血液凝固的影响因素分析

实验条件	试管号、方法步骤	凝血时间（s）
接触面	1 号在管底放入少许棉花	
	2 号加 10 滴液体石蜡油润滑管内表面	
温度	3 号加血后置于 38℃温水中	
	4 号加血后置于冰水中	
钙离子被螯合	5 号放入 3.8% 柠檬酸钠 0.5mL（10 滴）	
肝素的作用	6 号放入 1% 肝素 0.5mL（10 滴）	
空白管	7 号空白对照	

2. 血液凝固观察。自兔心抽取 20mL 血液，每管注入 2mL，每隔 20 秒倾斜试管 1 次，至管内血液不流动为止，记下凝血时间。

【思考题】

1. 何谓血液凝固？其基本过程如何？

2. 正常人体内血液为什么不发生凝固？

3. 凝血实验结果不理想的常见原因有哪些？应该如何避免？

实验五　ABO 血型的鉴定

【实验目的】

掌握测定 ABO 血型的原理和方法，根据实验结果正确判断血型。

【实验对象】

人。

【实验器材】

抗 A、B 标准血清，采血针，双凹玻片，牙签，生理盐水，75% 酒精，棉球，微量采血管，小试管，记号笔。

【实验步骤】

1. 取清洁双凹玻片一块，在玻片两端标明 A、B，在 A 侧滴入 1 ～ 2 滴抗 A 抗体，在 B 侧滴入等量抗 B 抗体，待用。

2. 小试管内滴入 20 滴生理盐水，置于试管架上待用。

3. 75% 酒精棉球消毒采血部位（手指或耳垂），再用无菌采血针刺破皮肤，用微量采血管取 1 滴血，加入盛有生理盐水的小试管内，混匀，即为红细胞悬液。

4. 取等量红细胞悬液滴入双凹玻片两侧的抗体中，注意不要滴入太多以免溢出，用竹签两头分别将血清和红细胞悬液混匀，不可交叉混匀，以免污染影响结果判断。

5. 10min 后观察有无凝集反应。若出现红细胞凝集成团块状或沙粒状为凝集，若为云雾状为不凝集。根据有无凝集对血型进行判断（实验图 5–1）。

【注意事项】

1. 所用双凹玻片和试管实验前必须清洗干净并烘干，以免出现假凝集现象。

2. 红细胞悬液浓度不宜过浓或者过淡，否则会出现假阴性反应。

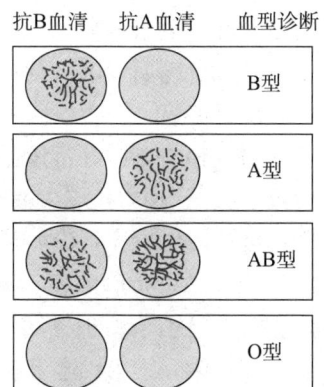

实验图 5–1　ABO 血型诊断

3. 注意区别凝集现象与红细胞叠连。发生红细胞凝集时，肉眼观察呈朱红色颗粒，且液体变得清亮。红细胞叠连则指红细胞彼此以凹面相贴而重叠成串钱状，液体混浊。如结果判断有困难时，可借助显微镜，在低倍镜下观察是否出现凝集现象。

【思考题】

1. 根据自己的血型，说明你能接受和输血给何种血型的人，为什么？

2. 假如有标准 A 型红细胞与标准 B 型红细胞，但无标准血清，能否进行血型鉴定？

实验六　人体心音的听诊

【实验目的】

掌握心音听诊方法，了解正常心音的特点及其产生原理，为临床心音听诊奠定基础。

【实验原理】

心动周期中，由于心脏收缩和舒张、瓣膜关闭、血液撞击心室与大动脉壁、血流速度的改变以及涡流的形成等因素引起的机械振动所产生的声音，称为心音。心音经周围组织传到胸壁，可用听诊器在胸壁表面听到。由于心音产生的位置和传导方向不同，心脏各瓣膜部位的音响常在相应的体表部位听得最清楚，这些部位称为心音听诊区（即心瓣膜听诊区）。在每一心动周期内都可以听到至少两个心音，即第一心音和第二心音。第一心音标志着心室收缩的开始，主要由心室收缩、房室瓣突然关闭引起的振动而产生，第一心音音调较低、强度较响、历时较长。第二心音标志着心室舒张的开始，主要由心室舒张、动脉瓣关闭引起的振动而产生，第二心音音调较高、强度较低、历时较短。第三心音通常仅在儿童及青少年可听到。第四心音正常情况下很少听到。通过心音听诊可了解心脏搏动、瓣膜及血流等有关信息，具有重要的临床诊断意义。

【实验对象】

人。

【实验器材】

听诊器。

【实验步骤】

1. 确定听诊部位

（1）受检者解开上衣，坐在检查者对面。

（2）检查者仔细观察（或用手触诊）受检者心尖搏动的位置与范围，确认心音听诊部位。

二尖瓣听诊区：左锁骨中线第五肋间稍内侧，即心尖部。

三尖瓣听诊区：胸骨下端左缘，即胸骨左缘第四、五肋间。

主动脉瓣听诊区：胸骨右缘第二肋间；第二听诊区在胸骨左缘第三肋间，主动脉瓣关闭不全时产生的杂音在此处最响亮。

肺动脉瓣听诊区：胸骨左缘第二肋间。

2. 听心音

（1）检查者戴好听诊器，以右手拇指、示指和中指持听诊器胸件，平置于受检者胸壁皮肤（不宜过紧或过松），通常按二尖瓣听诊区→肺动脉瓣听诊区→主动脉瓣听诊区、主动脉瓣第二听诊区→三尖瓣听诊区逆时针顺序听诊。

（2）心音听诊内容。①心率：正常成年人安静状态下为 60～100 次／分。②心律：正常成年人心律整齐。③心音：根据第一、第二心音特点，区分第一、第二心音，并比较不同部位两心音的声音强弱。如果第一、第二心音难以分辨，可用左手指触诊心尖搏动或颈动脉搏动，当手指触及搏动时所听见的心音即为第一心音。

【注意事项】

1.听诊时，室内保持安静，注意保护受检者的隐私。

2.正确佩戴听诊器，注意听诊器耳件方向应与外耳道方向一致（凸向前），橡皮管不得交叉、扭结或与其他物体摩擦，以免产生杂音影响听诊。

3.如果呼吸音影响心音听诊，可令受检者暂时屏气。

【思考题】

比较不同听诊区第一、第二心音的听诊特点。

实验七　人体心电图的描记

【实验目的】

1.学习人体心电图的描记方法和心电图波形的测量方法。

2.了解人体正常心电图各波的波形及其生理意义。

【实验原理】

正常心电图因测量电极位置和导联方式不同，波形有所不同，但一般包括 P 波、QRS 波群和 T 波 3 个波形和两个间期。P 波反映心房去极化过程，QRS 波群反映心室去极化过程，T 波反映心室复极化过程；P-R（或 PQ）间期为心房开始兴奋至心室开始兴奋的传导时间；S-T 段为心室去极完毕到心室复极开始的时间，Q-T 间期为心室开始去极化到完全复极所经历的时间。

【实验对象】

人。

【实验器材】

心电图机、检查床、导电膏、分规、放大镜；75%酒精棉球。

【实验步骤】

1.准备

（1）将心电图机接好地线，导联线及电源线；接通电源，预热约 5min。

（2）让受试者安静、舒适平卧在检查床上，肌肉放松。

（3）在前臂屈侧腕关节上方及内踝上方安放肢体导联电极（红色—右手，黄色—左手，绿色—左足，黑色—右足）；在相应部位（实验图 7-1）安放胸导联电极（一般先选用 V$_1$、V$_2$、V$_3$、V$_4$、V$_5$、V$_6$）。准备安放电极的局部皮肤应先用酒精清洁，减少皮肤电阻，然后涂上导电膏（或垫一小块浸润生理盐水的纱布棉花），再将电极与皮肤固定，保证导电良好，以防干扰和基线漂移。

实验图 7-1　心前导联的电极安置部位

2.描记心电图

（1）校正输入信号电压放大倍数：按动校正键，1mV 标准电压应使描笔振幅恰好为 10mm（记录纸上纵坐标 10 小格）。

（2）描记导联心电图：用导联选择开关分别选择标准肢体导联 I、II、III，加压单极肢体导联 aVR、aVL、aVF，胸导联 V$_1$、V$_2$、V$_3$、V$_4$、V$_5$、V$_6$ 等 12 个导联进行描记。走纸速度 25mm/s。

（3）在记录纸上注明各导联代号，被试者姓名、年龄、性别及记录日期。

3.分析心电图

（1）取下心电图记录纸，辨认 P 波、QRS 波群、T 波，P-R 间期、S-T 段以及 Q-T 间期。如实验图 7-2 所示。

（2）测量波幅及时间。纵坐标表示电压，每小格代表 0.1mV，横坐标表示时间，每小格代表 0.04s

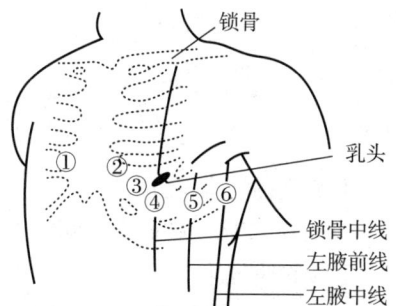

（每小格实为 1mm）。用分规测量。测量波幅值时，凡向上的波均应测量从基线上缘至波峰顶点的距离；凡向下的波，均应测量下缘至波谷底点的距离。

（3）心率的测定。心律规则时，测量相邻两个心动周期的 R–R 间期（或 P–P 间期），代入心率 =60/R–R 间期（次 / 分），计算即可得到心室率、心房率。如心律不齐，应测量 5 个 R–R 间期，求其均值，再代入公式：心率 =60/R–R 间期（次 / 分），计算出心率。

（4）心律的分析。包括主导心律的判定、心律是否规则、有无期前收缩或异位节律。分析时，首先要认出 P 波、QRS 波群、T 波，根据 P 波决定基本心律。窦性心律心电图表现为：P 波在 II 导联中直立，aVR 导联中倒置；P–R 间期正常范围（0.12～0.20s）。成年人正常窦性心律的心率为 60～100 次 / 分。

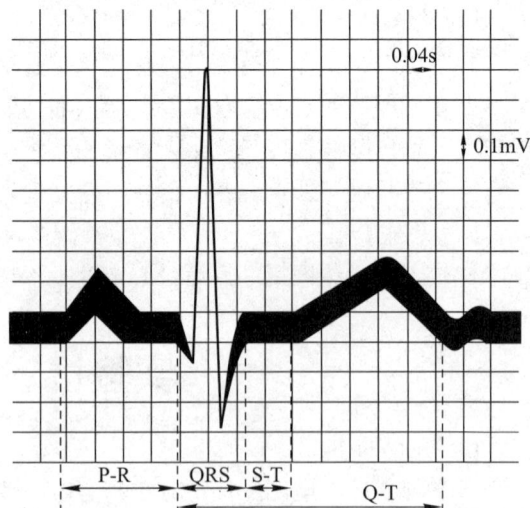

实验图 7–2　心电图各波各段的测量方法

必要时，可适当增加或减少记录的导联和分析的项目，以基本上满足本实验目的和要求为度。

【注意事项】

1. 受试者宜静卧至少数分钟，肌肉尽量放松，避免大呼吸动作；防止寒冷引起肌紧张，甚至寒战，影响记录。

2. 记录心电图时，先将基线调到中央，使图形能在纸中央描出。防止造成基线不稳和干扰的因素。基线不稳或有干扰时，应排除后再进行描记。

3. 记录完毕后，将电极等擦净，心电图各控制旋钮转回关的位置，最后切断电源。

【思考题】

1. 正常人体心电图可分哪几个波？各代表什么生理意义？

2. 为什么不同导联引导记录出来的正常心电图波形有很大区别？为什么各波形和间期总是规律地出现？

实验八　人体动脉血压的测量

【实验目的】

掌握人体肱动脉血压的测定方法及正常值范围，了解人体动脉血压测定的原理。

【实验原理】

动脉血压是指动脉内血液对管壁的侧压力。人体动脉血压测量的部位通常为肱动脉，一般采用 Korotkoff 听诊法。血液在血管内顺畅流动通常是没有声音的，如果血流流经狭窄处形成涡流，则可发出声音。将血压计的袖带缠缚于上臂肱动脉外，当袖带内的压力超过收缩压时，完全阻断了此段肱动脉内的血流，在置于肱动脉远端的听诊器中听不到任何声音，也触不到桡动脉的脉搏；逐渐降低袖带内压，当其压力低于或等于肱动脉的收缩压而高于舒张压时，血液将断续地流过受压迫的血管，产成涡流而发出声音，此时即可在肱动脉远端听到声音，也可触到桡动脉搏动，在刚听到声音时血压计上所指示的压力数即为收缩压。继续降低袖带内压，当其压力等于肱动脉的舒张压时，则血管内血流由断续变为连续，声音突然由强变弱或消失，此时血压计上所指示的压力数即为舒张压。

【实验对象】

人。

【实验器材】

血压计，听诊器。

【实验步骤】

1. 熟悉血压计的结构　血压计由检压计、袖带和气球 3 部分组成（实验图 8-1）。水银柱式血压计的检压计是一个标有 mmHg（或 kPa）刻度的玻璃管，上端通大气，下端和水银储槽相通。袖带是一个外包布套的长方形橡皮囊，借橡皮管分别与检压计的水银储槽及气球相通。气球是一个带有螺丝帽的球状橡皮囊，供充气或放气之用。

2. 测量动脉血压的方法

（1）让受试者静坐桌旁休息 10min，脱去一臂衣袖，常取右上臂（右上臂的动脉血压较左上臂高 5～10mmHg）。

（2）将气球上的螺丝帽旋松，驱出袖带内的残余气体，然后将螺丝帽旋紧。

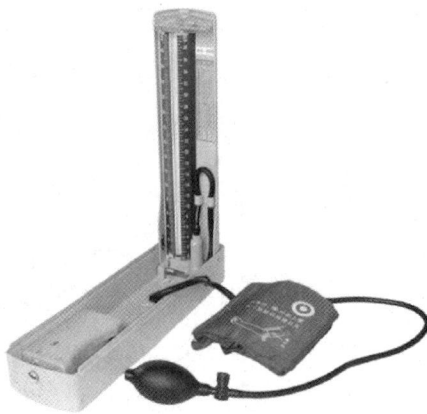

実验图 8-1　水银柱式血压计

（3）让受试者前臂平放于桌上，手掌向上，使上臂、心脏位置与检压计 0 刻度等高，将袖带缠在该上臂，袖带下缘至少位于肘关节上 2cm，松紧须适宜，开启水银槽开关。

（4）戴上听诊器，务必使听诊器耳件的弯曲方向与外耳道一致（凸向前）。

（5）在肘窝内侧先用手指触及受试者肱动脉脉搏所在位置，以左手拇指、示指和中指持听诊器胸件平置于其上。

（6）测量收缩压。挤压气球将空气打入袖带内，使血压计水银柱逐渐上升到听不到肱动脉血流声音为止，继续打气使水银柱再上升 20mmHg，随即松开气球螺丝帽，徐徐放气，以降低袖带内压，在水银柱缓慢下降的同时仔细听诊，当听到第一声"崩崩"样脉搏音时，此时血压计上所示水银柱刻度即代表收缩压。

（7）测量舒张压。继续缓慢放气，这时声音有一系列变化，即先由低而高，而后由高突然变低，最后则完全消失。在声音由强突然变弱这一瞬间，血压计上所示水银柱刻度即代表舒张压。

（8）记录血压。血压记录常以收缩压 / 舒张压 mmHg（kPa）表示。例如，收缩压为 120mmHg，舒张压为 76mmHg 时，记为 120/76mmHg。

（9）血压计用毕，将检压计向水银槽方向倾斜 45°，使玻璃管内水银退回水银储槽内，然后关闭，防止水银泄露。将袖带内气体驱尽，整齐卷好后连同气球一起放入盒内，关上盒盖。

【注意事项】

1. 室内保持安静，以利于听诊。

2. 受测者必须保持安静状态，使上臂、心脏位置与检压计 0 刻度处于同一水平。

3. 袖带应缚在肘窝上，松紧合适。听诊器胸件应放在肱动脉搏动处，不应可放在袖带下，轻重合适。

4. 袖带充气或放气时，速度不宜太快，也不宜太慢，一般以每秒下降 2～5mmHg 为宜。

5. 测血压可重复 1～2 次，不可重复多次。每次测量应在半分钟内完成，否则将影响实验结果，且受试者将有手臂麻木感。

6. 发现血压超出正常范围时，应让受试者休息 10min 后复测。重复测量时，压力必须降到零后，休息片刻再打气。

7. 关闭盒盖时，防止玻璃管受压折断。

【思考题】

1. 如何判定收缩压和舒张压？

2. 为什么不能在短期内反复多次测量血压？

3. 测量血压时，为何不能将听诊器胸件放在袖带下面？

4. 动脉血压的正常值范围是多少？影响动脉血压的因素有哪些？

本章数字资源

参考文献

[1] 罗自强，管又飞 . 生理学 [M]. 北京：人民卫生出版社，2024.

[2] 马丽华 . 正常人体功能 [M]. 北京：中国医药科技出版社，2022.

[3] 杨桂染，彭丽花，刘海霞 . 生理学 [M]. 北京：高等教育出版社，2021.

[4] 孙秀玲，刘慧霞 . 生理学 [M]. 北京：北京大学医学出版社，2020.

[5] 杨桂染，杨宏静 . 生理学 [M]. 北京：中国中医药出版社，2018.

[6] 张文忠，陈亚奇 . 生理学 [M]. 上海：第二军医大学出版社，2016.

[7] 黄春，叶颖俊 . 基础医学概论 [M]. 武汉：华中科技大学出版社，2023.

[8] 唐晓伟，刘海霞 . 生理学 [M]. 北京：人民卫生出版社，2023.

[9] 王光亮，谢晓丽 . 生理学 [M]. 武汉：华中科技大学出版社，2022.

[10] 崔颜宏，邱爱珠 . 正常人体结构与功能 [M]. 上海：复旦大学出版社，2025.

[11] 杨宏静，伍爱荣 . 人体生理学 [M]. 第 5 版 . 北京：北京大学医学出版社，2019.

[12] 武新雅，张国栋 . 生理学 [M]. 武汉：华中科技大学出版社，2023.